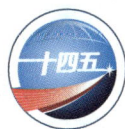

国家卫生健康委员会"十四五"规划教材

全国高等学校教材
供卫生管理及相关专业用

卫生项目管理

Health Project Management

第 **2** 版

主　编　王亚东
副主编　王德斌　吴　建

编　委　（以姓氏笔画为序）

王亚东　首都医科大学
王萱萱　南京医科大学
王德斌　安徽医科大学
关丽征　首都医科大学
吴　建　郑州大学
邱五七　中国医学科学院医学信息研究所
张　皓　杭州师范大学

岳　琳　四川大学
周志衡　南方医科大学坪山总医院
郝晓宁　国家卫生健康委卫生发展研究中心
郭　蕊　首都医科大学
康　正　哈尔滨医科大学
蒋　帅　郑州大学第一附属医院

编写秘书

郭　蕊　（兼）
苏　岱　首都医科大学

人民卫生出版社
·北 京·

图书在版编目（CIP）数据

卫生项目管理/王亚东主编. —2 版. —北京：
人民卫生出版社，2023.5
全国高等学校卫生管理专业第三轮规划教材
ISBN 978-7-117-34789-1

Ⅰ. ①卫…　Ⅱ. ①王…　Ⅲ. ①卫生管理－项目管理－
高等学校－教材　Ⅳ. ①R19

中国国家版本馆 CIP 数据核字（2023）第 083928 号

人卫智网　www.ipmph.com	医学教育、学术、考试、健康， 购书智慧智能综合服务平台	
人卫官网　www.pmph.com	人卫官方资讯发布平台	

卫生项目管理
Weisheng Xiangmu Guanli
第 2 版

主　　编：王亚东
出版发行：人民卫生出版社（中继线 010-59780011）
地　　址：北京市朝阳区潘家园南里 19 号
邮　　编：100021
E - mail：pmph @ pmph.com
购书热线：010-59787592　010-59787584　010-65264830
印　　刷：人卫印务（北京）有限公司
经　　销：新华书店
开　　本：850×1168　1/16　　印张：16
字　　数：451 千字
版　　次：2013 年 7 月第 1 版　　2023 年 5 月第 2 版
印　　次：2023 年 7 月第 1 次印刷
标准书号：ISBN 978-7-117-34789-1
定　　价：66.00 元

全国高等学校卫生管理专业
第三轮规划教材修订说明

我国卫生管理专业创办于 1985 年，第一本卫生管理专业教材出版于 1987 年，时至今日已有 36 年的时间。随着卫生管理事业的快速发展，卫生管理专业人才队伍逐步壮大，在教育部、国家卫生健康委员会的领导和支持下，教材从无到有、从少到多、从有到精。2002 年，人民卫生出版社成立了第一届卫生管理专业教材专家委员会。2005 年出版了第一轮卫生管理专业规划教材，其中单独编写教材 10 种，与其他专业共用教材 5 种。2011 年，人民卫生出版社成立了第二届卫生管理专业教材评审委员会。2015 年出版了第二轮卫生管理专业规划教材，共 30 种，其中管理基础课程教材 7 种，专业课程教材 17 种，选择性课程教材 6 种。这套教材出版以来，为我国卫生管理人才的培养，以及医疗卫生管理事业教育教学的科学化、规范化管理作出了重要贡献，受到广大师生和卫生专业人员的广泛认可。

为了推动我国卫生管理专业的发展和学科建设，更好地适应和满足我国卫生管理高素质复合型人才培养，以及贯彻 2020 年国务院办公厅发布《关于加快医学教育创新发展的指导意见》对加快高水平公共卫生人才培养体系建设，提高公共卫生教育在高等教育体系中的定位要求，认真贯彻执行《高等学校教材管理办法》，从 2016 年 7 月开始，人民卫生出版社决定组织全国高等学校卫生管理专业规划教材第三轮修订编写工作，成立了第三届卫生管理专业教材评审委员会，并进行了修订调研。2021 年 7 月，第三轮教材评审委员会和人民卫生出版社共同组织召开了全国高等学校卫生管理专业第三轮规划教材修订论证会和评审委员会，拟定了本轮规划教材品种 23 本的名称。2021 年 10 月，在武汉市召开了第三轮规划教材主编人会议，正式开启了整套教材的编写工作。

本套教材的编写，遵循"科学规范、继承发展、突出专业、培育精品"的基本要求，在修订编写过程中主要体现以下原则和特点。

1. 贯彻落实党的二十大精神，加强教材建设和管理　二十大报告明确指出，人才是第一资源，教育是国之大计、党之大计，要全面贯彻党的教育方针、建设高质量教育体系、办好人民满意的教育，落脚点就是教材建设。在健康中国战略背景下，卫生管理专业有了新要求、新使命，加强教材建设和管理，突出中国卫生事业改革的成就与特色，总结中国卫生改革的理念和实践经验，正当其时。

2. 凸显专业特色, 体现创新性和实用性　本套教材紧扣本科卫生管理教育培养目标和专业认证标准; 立足于为我国卫生管理实践服务, 紧密结合工作实际; 坚持辩证唯物主义, 用评判性思维, 构建凸显卫生管理专业特色的专业知识体系, 渗透卫生管理专业精神。第三轮教材在对经典理论和内容进行传承的基础上进行创新, 提炼中国卫生改革与实践中普遍性规律。同时, 总结经典案例, 通过案例进行教学, 强调综合实践, 通过卫生管理实验或卫生管理实训等, 将卫生管理抽象的知识, 通过卫生管理综合实训或实验模拟课程进行串联, 提高卫生管理专业课程的实用性。以岗位胜任力为目标, 培养卫生领域一线人才。

3. 课程思政融入教材思政　育人的根本在于立德, 立德树人是教育的根本任务。专业课程和专业教材与思想政治理论教育相融合, 践行教育为党育人、为国育才的责任担当。通过对我国卫生管理专业发展的介绍, 总结展示我国近年来的卫生管理工作成功经验, 引导学生坚定文化自信, 激发学习动力, 促进学生以德为先、知行合一、敢于实践、全面发展, 培养担当民族复兴大任的时代新人。

4. 坚持教材编写原则　坚持贯彻落实人民卫生出版社在规划教材编写中通过实践传承的"三基、五性、三特定"的编写原则:"三基"即基础理论、基本知识、基本技能;"五性"即思想性、科学性、先进性、启发性、适用性;"三特定"即特定的对象、特定的要求、特定的限制。在前两轮教材的基础上, 为满足新形势发展和学科建设的需要, 与实践紧密结合, 本轮教材对教材品种、教材数量进行了整合优化, 增加了《中国卫生发展史》《卫生管理实训教程》。

5. 打造立体化新形态的数字多媒体教材　为进一步推进教育数字化、适应新媒体教学改革与教材建设的新要求, 本轮教材采用纸质教材与数字资源一体化设计的"融合教材"编写出版模式, 增加了多元化数字资源, 着力提升教材纸数内容深度结合、丰富教学互动资源, 充分发挥融合教材的特色与优势, 整体适于移动阅读与学习。

第三轮卫生管理专业规划教材系列将于 2023 年秋季陆续出版发行, 配套数字内容也将同步上线, 供全国院校教学选用。

希望广大院校师生在使用过程中多提宝贵意见, 为不断提高教材质量, 促进教材建设发展, 为我国卫生管理及相关专业人才培养作出新贡献。

全国高等学校卫生管理专业
第三届教材评审委员会名单

顾　　问　李　斌

主任委员　梁万年　张　亮

副主任委员　孟庆跃　胡　志　王雪凝　陈　文

委　　员（按姓氏笔画排序）

马安宁　王小合　王长青　王耀刚　毛　瑛
毛宗福　申俊龙　代　涛　冯占春　朱双龙
邬　洁　李士雪　李国红　吴群红　张瑞华
张毓辉　张鹭鹭　陈秋霖　周尚成　黄奕祥
程　峰　程　薇　傅　卫　潘　杰

秘　　书　姚　强　张　燕

主编简介

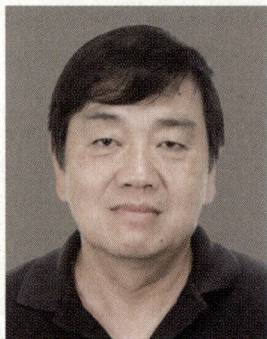

王亚东

男，1961 年 8 月出生于安徽阜南。现任首都医科大学公共卫生学院教授。中华预防医学会卫生应急分会常务理事，中国卫生经济学会卫生政策与技术评估专业委员会常委，中国医学救援协会社区救护分会副会长，中国康复医学会康复大数据工作委员会副主任委员，北京市卫生健康委员会专家咨询委员会委员。

长期从事卫生事业管理的教学和科研工作，主要研究领域为卫生应急管理、急救医疗服务管理及卫生项目管理。曾主持各类卫生政策研究课题 30 余项，出版专著 5 部，参与编写各类教材 10 余部，发表研究论文 100 余篇，获北京市高等教育教学成果二等奖 1 项。

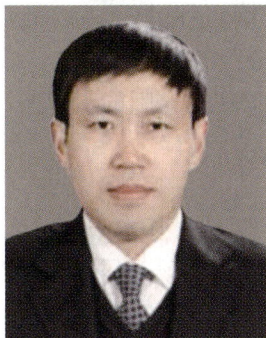

王德斌

男，1960年9月生于安徽巢湖。现任安徽医科大学教授，硕士、博士研究生导师。

拥有30余年卫生管理教学研究经验。主持国内、国际科研项目数十项，其中包括中国国家自然科学基金项目、国家自然科学基金与英国医学研究会合作项目、美国国立卫生研究院项目、中英繁荣基金战略研究项目、世界艾滋基金项目等。先后以第一或通讯作者发表国内外学术期刊论文数十篇。曾参与亚洲区域性艾滋病防治项目中期独立评估、国家艾滋病综合防治示范区项目评估等。曾主持世界银行卫生Ⅸ项目（性病／艾滋病防治子项目）终末评价。

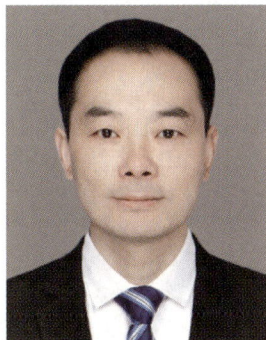

吴　建

男，1974年6月生于河南南阳。现任郑州大学公共卫生学院副院长，教授，博士研究生导师，河南省卫生健康经济与技术评估（工程研究）中心主任，河南省特聘教授。国务院健康中国行动推进委员会专家咨询委员会委员，国家卫生健康委员会分级诊疗与医联体建设专家组成员，美国杜兰大学高级访问学者。

长期从事医疗卫生服务体系、卫生经济、医保改革研究，主持起草《"健康中原2030"规划纲要》《河南省"十四五"公共卫生体系和全民健康规划》等重大决策咨询任务。承担国家重点研发计划、世界银行、国家卫生健康委员会等政府部门和国际组织研究50余项，出版著作16部，发表SSCI、SCIE和中文核心高质量论文120余篇，主持研究成果获得河南省科学技术进步奖二等奖等10余项。

前　言

随着我国医药卫生体制改革不断深入推进及卫生健康事业发展全球化特征凸显，卫生项目管理扩展到卫生健康事业各个领域，成为改革创新和提供高质量卫生健康服务的主要方式，因此，卫生项目管理的基础人才培养和现代化知识更新迫在眉睫。为此，我们在上一版的基础上，开展了第2版的编写工作，我有幸再次作为主编，组织了本书的编写工作。

本教材的教学对象是卫生管理及相关专业的本科生，也可用作研究生及卫生管理干部培训的参考用书。在编写中，我们坚持"三基五性"的基本原则，即在保持第1版教材基本结构的基础上，对编写内容进行了适当组合和修订，按照全周期管理、全领域操作两条主线设计了14个章节，适当突出了集成管理和信息化在现代项目管理中的应用，形成了比较系统、完备的现代卫生项目管理知识体系。

在本书的编写过程中，我们得到了首都医科大学等单位的大力帮助，对此表示衷心的感谢。来自国内兄弟高校的编委们对本书的编写工作倾注了大量的心血与精力；王德斌、吴建两位副主编承担了大量的编写和审稿工作，郭蕊教授和苏岱副教授承担了大量的审稿和统稿工作，对于他们的辛勤劳动表示诚挚的谢意。

本书在编写过程中经过了反复推敲和多次修订，但是由于水平所限，书中错误和问题在所难免。恳请使用本书的老师、学生和读者提出宝贵意见和建议。

王亚东

2022 年 10 月

目 录

第一章 绪 论

章前案例

　　某社区是市郊的一个居民区，随着周边新建楼盘不断增加和居民入住，看病问题日显突出。按照规划，"十四五"期间该社区将会新入住8万人，形成一个规模20万人的大型社区，原有医疗服务体系难以满足居民的需求。为此，区政府在"十四五"规划中确定了"建设某社区卫生服务体系，满足居民就医需求"的目标，并组成了由区政府领导负责，由区财政、规划、建设、卫生健康、街道等部门参加的项目组，项目办公室设在区卫生健康委，负责制定项目方案，前期工作主要有两项。

　　第一，确定项目思路，即回答项目如何提高医疗服务能力。通过调查了解，项目组发现主要存在两种项目建设思路。一是提升能力为主。通过加强基础建设、增加床位、购买设备等，将原来的社区卫生服务中心（一级医院）提升为二级医院，同时新增2个社区卫生服务站。这样可在保证居民就医可及性的同时，提升服务能力，使更多的疾病救治不出社区；二是增加数量为主。新建1个社区卫生服务中心（一级医院）和3个社区卫生服务站，重点增加居民就医可及性，并通过与附近三级医院建立医联体，解决疑难杂症的救治问题。

　　两种建设思路都能实现目标，但各有利弊。决策者需要学会"下棋"，通盘考虑，兼顾全局，作出最符合本区经济社会发展实际的项目决策。而项目组则需要为此开展充分的调查研究，了解服务需求，测算服务能力，预测服务利用，模拟服务过程……为项目决策提供科学依据。

　　第二，形成项目计划，即回答如何在"十四五"期间高效率地完成项目建设工作。一旦项目思路确定，接下来就需要制定详细、具体、可操作的项目计划，需要回答社区卫生服务中心、服务站需要建设多大面积的工作用房，需要购置多少仪器、设备，需要招聘多少医生、护士；各项活动何时开始、何时结束，需要多少经费，如何保证各项活动的质量，在项目执行过程中存在哪些风险，如何在项目各利益相关者之间进行有效沟通，如何取得社区居民的支持，如何评价项目的效果……，需要在综合协调的基础上，形成一个全面、综合、系统的项目计划。

　　近年来，卫生健康领域内这种目标任务明确，要求利用一定经费并在一定时间内完成的工作越来越多，如创建慢性病防控示范区、开展妇女"两癌"筛查、结核病及艾滋病控制、农村卫生人力开发等，并逐步成为解决公共卫生问题的一种重要方式。因此，如何对项目进行有效管理，对卫生管理人员提出了新的挑战。

第一节　卫生项目与卫生项目管理概述

一、卫　生　项　目

（一）卫生项目的定义

卫生项目（health project）是各类社会组织为解决卫生领域中存在的特定问题以实现既定的组织目标，在一定的时间、人员和其他资源的约束条件下，所开展的一种有一定独特性、一次性的工作。卫生项目可以是冬季奥林匹克运动会医疗保障体系建设、全国结核病控制计划这样的大型项目，也可以是某医院开展的一项患者满意度调查或义诊活动这些小型项目；可以是开发一种新技术、提供一种新服务，也可以是建立一项卫生制度或制定一项健康政策。只要是为解决卫生健康领域存在的特定问题、创造特定的卫生产品或服务而开展的一次性的活动，均属于卫生项目的范畴。

（二）卫生项目的特征

1. 项目的一般特征　不同的项目在内容上可以千差万别，开展一项卫生应急演习与建设一座病房大楼，在项目的内容上相差甚远，研制一种抗癌新药与举办一期乡村医生培训在规模上更是不可同日而语。但不管项目的规模大小、性质如何，从本质上说，任何项目都具有如下的特征。

（1）目的性：任何项目都有明确的项目目标。各类社会组织，无论是卫生组织还是非卫生组织，他们所发起的卫生项目都是针对卫生领域中存在的各种问题来确定项目活动，将项目作为实现组织战略目标的具体手段。项目目标可分为两个方面，一是项目的成果目标，即项目针对的卫生问题是否得以解决或缓解，项目产出的功能、特性、效果等，是否满足项目目标要求，表现为项目的效果。二是项目的管理目标，也称约束性目标，即是否在预定的时间、经费、质量等约束条件下实现项目目标，表现为项目的效率。例如，一个结核病控制项目，其希望解决的问题是"结核病发病率居高不下"，其成果目标是结核病发病率是否降低到控制水平，而其管理目标则是实现项目目标的时间、成本是否在计划之内，是否存在超支、延期等现象。显然，项目管理追求的不仅是成果目标，还要追求项目的管理目标。

（2）独特性：任何项目都有其与众不同之处，表现在不同的项目所针对的卫生问题不同，或解决问题的思路不同，或采用的方法、手段、技术不同。例如，针对本社区居民特殊需求而开发一种卫生服务模式、针对某疾病而研制一种新药，都是做项目，项目产生的服务模式和新药一定具有严格的针对性，它们是独一无二的，至少具有一定的独特方面。这种开发与研制工作是在做项目，而新服务模式在多个社区的推广应用、新药的批量生产就不是做项目了。

（3）一次性：项目的一次性（也称时限性）是指每一个项目都有自己明确的起点和终点。项目的起点是项目开始的时间，项目的终点是项目的目标已经实现，或者项目的目标已经无法实现，从而中止项目的时间。项目的一次性与项目持续时间的长短无关，例如，一个"社区诊断"项目只需要几周，而一个艾滋病控制项目可能需要持续五年。不管项目持续多长时间，任何一个项目都是有始有终的。

（4）制约性：每个项目都在一定程度上受到客观条件和资源的制约。例如，一个项目可能会受到人力资源、财力资源、物力资源、时间资源、技术资源、信息资源等各方面资源的制约。无论什么项目，其资源都不会是无限的，因此，合理地分配和利用现有资源，是项目管理的重要内容。

（5）其他特征：由于项目具有独特性，项目的产出与众不同，所以项目一般都具有创新性；由于项目具有独特性、制约性和一次性的特点，造成了项目具有风险性；由于项目活动是一次性的，所以项目成果一旦形成，多数是无法改变的，这造成了项目成果的不可挽回性；项目团队常常是因为实施一个具体的卫生项目而组建的，项目完成后，项目团队就会解散，表现为项目组织的临时性。

2. 卫生项目的特征　一般意义上的"项目"多指工业及工程建设类项目，它们多以确定的有形产品为项目目标，项目对象一般为"物"，如建设一座大桥、开发一款新型手机。而卫生项目的根本目的是保护和增进人群的健康水平，其干预对象主要是人群，包括患者、健康人及亚健康人群。因此，卫生项目除具有上述项目的一般特点外，还有其他特征。以下以艾滋病药物研发项目与艾滋病防治项目为例，来说明卫生项目的这些特征。

（1）利益相关者众多：例如，开发一种治疗艾滋病的新药可认为是一类工业项目，该项目的利益相关者主要包括药品研制人员及公司的股东；而一项针对高危人群的艾滋病防治项目则属于公共卫生项目，其利益相关者不但包括发起项目的卫生组织、卫生人员，还包括当地政府、公安、教育、文化等多个部门，包括同性恋者、吸毒者、性交易者，以及每个人群后的家庭、社交人群，各利益相关者的态度和行为都可能对项目的设计、实施及效果产生影响。

（2）项目范围边界模糊：例如，艾滋病药物研制项目的任务明确，从基础研究、动物试验、临床试验到批准上市，路径清晰；而艾滋病高危人群防治项目则难以形成一条清晰的路径：健康教育、指导戒毒、增加安全套及治疗药物的可及性、严格采供血制度、加强娱乐场所管理等，根据环境和条件的不同，可能有多种干预策略，难以形成确定的任务范围。

（3）受政策因素影响大：例如，从药物概念的提出到批准上市，艾滋病药物研发需要相当长的时间，这个过程主要受到研发思路与能力、市场需求及竞争产品的影响，受政策因素的影响一般较小；而艾滋病高危人群防治项目则需要充分考虑相关政策的变化：发展经济、稳定社会、治安管理、繁荣文化市场等政策与高危人群艾滋病防治策略总体是一致的，但在特定的时期和区域，也会产生冲突和矛盾，影响到项目的实施。

（4）结果不易评价：例如，艾滋病药物研发项目的目标在项目立项时已经确定，包括药物的有效性、安全性以及研制时间、成本等，判断项目是否成功的方法是评价项目目标的实现程度；而艾滋病高危人群防治项目的效果评价则相对困难，一方面需要评价项目设计是否有效，即项目干预与期望的结果之间是否存在因果联系，如需要回答"在娱乐场所提供免费安全套服务是否能降低艾滋病发病率"；另一方面，需要评价项目设计是否得到严格执行：假设娱乐场所放置安全套是有效的干预措施，但放置在人们不易发现的位置，即没有严格执行计划，也会没有效果。另外，在项目干预到效果之间，存在多种干扰因素，都可能影响到对项目效果的判断。

（三）项目与日常运营

卫生领域的各项工作可分为两大类：一类是具有独特的、创新性的工作，这就是项目，如医院创立一种新的收费方式；另一类是具有重复性的、周而复始的、持续性的工作，称为日常运营（operation），这类工作基本有章可循，工作的内容与方式基本确定，如医院开展常规医疗收费。项目与日常运营在工作性质与内容、工作环境与方式、组织与管理等方面都存在不同之处（表1-1）。

表1-1　项目与日常运营的不同

不同点	日常运营	项目
工作性质	大量的常规性、不断重复的工作，强调效率和效果	创新性的一次性工作，面向目标
工作环境	相对封闭和确定	相对开放和不确定
工作产出	标准化的服务	独特的服务
工作组织	组织是相对不变的，基于部门的职能管理，直线指挥管理系统	组织是临时性的，基于过程的系统管理，以团队组织为主
工作时间	持续运作	确定的开始和结束日期

对于多数卫生项目来说，项目是日常运营的基础，日常运营是项目的最终目标。例如，在卫生健康领域，当居民对某些卫生服务"不满"时，就产生了"需求"；卫生机构通过"项目"，产生出新的、针对这种"需求"的卫生服务；通过"日常运营"，将新的服务日复一日地提供给患者，使"不满"得以缓解。旧的"不满"减轻了，新的"需求"又出现了，卫生机构又通过新"项目"，产生出新的服务……卫生健康服务，就是通过这种"项目"与"日常运营"的不断交替运行，持续发展和进步，满足居民不断增长的对医疗卫生服务的需求。

（四）项目的层次

在英文中，与"项目"相对应的单词有"program"和"project"两个。两者既有关联又有区别，弄清两者的区别与联系，对于理解卫生健康项目具有重要意义。

1. 两者规模不同，存在从属关系 一般认为，"program"是指规模较大且功能综合的项目，而"project"是指规模较小和功能单一的项目，一个"program"往往由一系列"project"和活动所构成。因此，有人也将"program"翻译成"计划"或"工程"。如"星球大战计划""西气东输工程"等。

2. 两者目标不同 "program"是针对社会和自然界中存在的问题而形成的，其目的是解决项目针对的问题；而"project"是按照各利益相关者的明确要求形成的，项目目标是提供预定的项目产品或服务，实现目标的思路比较明确。"project"产生的是"产出（output）"，是项目的资源分配后，项目必须提供的服务或货物，是在项目控制范围之内的，如修建一所医院、开展社区咨询服务；而"program"产生的是"结果（outcome）"，是解决项目所针对的问题，如缩短患者在医院就诊的等待时间、降低社区居民吸烟率。

3. 两者的管理思路不同 "program"不仅是比"project"更大，或是由多个"project"所构成，它还试图利用"规模经济"来减少协调成本和风险。"project"经理的职责是对项目的时间、成本、质量、风险等进行综合管理，以确保"project"成功；而"program"经理需要关心整个项目的综合结果或最终状态，他经常被描述为"下棋"或进行全局性思考，需要综合考虑"program"中的每一个"project"，甚至考虑牺牲某个（些）"project"。

4. 两者成功的标志不同 对于"project"，管理成功的标志是按照既定的时间、预算和质量标准，提交项目产品或服务；而"program"管理成功的标志，则是对组织绩效的长期改善，组织可以从这种改善中获得长期利益。

例如，在开篇案例中的社区卫生服务体系建设项目，其以满足社区居民医疗服务需求为目标，在协调利益相关各方诉求、考虑各种影响因素和权衡各种方案利弊的基础上，形成综合性建设项目（program），包括新建、扩建社区卫生服务中心（站），培训社区卫生人员，建立双向转诊机制，改革卫生服务提供模式等一系列活动，这些活动的综合效果是满足社区居民的医疗卫生服务需求；而其中新建的一所社区卫生服务中心可视为是一个"project"，其目的是在规定的时间、以确定的成本提交一所功能齐备的社区卫生服务中心。

（五）卫生项目的类别

卫生项目可以按项目性质分类，如房屋、设备、环境改造等方面的硬件建设项目，人力资源开发、规范标准建设、政策开发等软件建设项目；可以按机构类型分类，如医疗服务项目、疾病预防与控制项目、妇幼保健项目、康复服务项目及卫生管理项目等；也可按规模分为大型项目、中型项目及小型项目。按照项目的功能与性质，可将卫生项目分为5类。

1. 以预防控制重大疾病和解决重大公共卫生问题为目标的公共卫生项目 这类项目多由政府主导，规模一般较大，是解决较大行政区域内主要公共卫生问题的重要方式。如世界银行贷款"全国结核病控制项目""基本公共卫生服务项目""综合妇幼卫生项目""农村贫困人口基本卫生服务项目"等。

2. 以提供新服务、新产品、新技术、新方法、新模式为目标的卫生技术开发项目 此类项目以创新为主题，以满足医疗、预防、保健、康复等卫生服务领域的需求为目标，可以探索新的医疗技术方法，也可探索新的卫生服务模式。此类项目广泛开展，种类繁多，形式各异，规模不一，可以是新的诊断、治疗方法的发明，也可以是服务模式的转变、服务流程的改进，是推动卫生服务发展的主要动力。

3. 以提高卫生服务能力为目标的能力建设项目 满足居民对卫生服务的需求，有赖于卫生系统的服务提供能力，加强卫生服务能力建设是卫生项目的重要领域。此类项目既包括机构、房屋、设备、仪器等方面的硬件建设项目，也包括人力资源开发、信息系统建设、各种制度规范的建立与完善等软件建设。大到新建一所医院，小到举办一次新技术推广培训班，都可作为一个卫生项目。

4. 以适应政策与管理需要为目标的卫生管理项目 提高卫生服务的质量和效率，不仅需要提高服务能力，更需要设计合理的卫生制度，提高管理水平。从宏观角度讲，卫生体制的改革与创新、卫生系统运行机制的建立与完善、卫生政策的开发与实施，都可视为在做卫生项目。从微观角度讲，一种卫生服务管理模式的开发、一个部门组织的重新构建、一项聘任制度的改革，也属于卫生项目；还可以是一种卫生服务支付方式的建立、一种医疗保障制度的开发、一种筹资模式的探索。可以看出，卫生项目在卫生政策与管理领域也具有广泛的应用。

5. 以满足卫生服务短暂需求为目标的特殊卫生项目 在卫生领域，还有一些工作是一次性的，对卫生服务的需求是暂时的，在项目目标实现后该项工作即告结束。如奥运会医疗保障项目、地震灾后防疫项目等，此时，事件是一次性的，项目将随着事件的结束而结束。

（六）卫生项目的作用

1. 项目是卫生服务创新的基本途径 随着居民生活水平的提高，人们更加关注自身的健康，对各类卫生服务的需求不断增加。与此相适应，在医疗、预防、保健、康复、卫生管理及生物医药等各领域的新产品、新方法、新技术、新手段、新模式层出不穷，更新换代速度不断加快。卫生项目是实现这种变化的基本方式。

2. 项目是重点疾病预防与控制的主要手段 在现代社会，对人群健康产生威胁的疾病主要集中在慢性非传染性疾病和艾滋病、结核、肝炎等少数与生活行为相关的传染病。这类疾病往往病因复杂、影响因素众多，单纯依靠技术手段难以有效预防和控制，必须动员各种社会力量参与，相关部门密切配合，综合采取多种方法、技术和手段，才能取得良好的效果。项目为这一复杂的过程提供了有效的途径。

3. 项目是提高卫生管理水平的重要方式 社会的发展使卫生服务变得越来越复杂，许多过去一个专业小组和一类机构能够完成的工作，现在则需要多专业、多部门合作才能完成。大到缓解一个地区看病难问题，小到一个社区居民的卫生服务可及性问题，都不是一个卫生机构能够解决的，只有通过多部门合作，共同贡献于"价值链"，才能有效地解决各类复杂的卫生问题；在卫生系统内部，多专业、跨学科形成的服务团队变得更加常见。这种发展趋势对管理者的管理水平提出更高的要求，战略视野、系统思维、顶层设计、沟通协调等方面的能力，日益成为对卫生事业管理者的迫切要求。项目提供了打破部门界限、实现各种组织间跨部门合作以解决复杂问题的思路、方法和技能。

4. 项目是增强卫生服务能力的有效方法 卫生服务能力的提升是发展卫生事业永恒的任务，无论是各类卫生人才培养，还是医疗卫生机构的硬件建设，多以卫生项目的方式进行的。各类卫生人员培训项目，卫生机构的新建、改建、扩建项目等，是卫生项目的传统领域，项目管理方法和技术应用，有效促进了卫生服务能力的提高。

二、卫生项目管理

　　21世纪初，艾滋病在某国高中生中流行，HIV阳性率达到30/万。为保护青少年身体健康，有效抑制艾滋病的上升趋势，某市卫生相关部门在世界卫生组织（WHO）的支持下，拟开展"高中学校艾滋病控制"项目。项目通过在某市高中学校实施有效的干预措施，在五年之内将HIV感染率降至5/万以下。由于当时艾滋病发病率在该国快速上升，形成对公众健康的严重威胁，从专业机构到政府、公众、媒体、各类社会组织，对在高中学校控制艾滋病流行形成高度共识。政府提供财政支持，WHO提供专业技术，疾控机构负责设计与质量控制，各学校负责具体实施，形成项目组织体系。尽管项目相关各方对于项目目标没有疑义，但对于什么是"有效的干预措施"却存在不同的看法：WHO和疾控机构提出的干预措施是"在学校提供方便、可及的安全套服务，配合多项相关的健康促进活动"。该项干预措施得到多数学生和教师的认可，但学校管理部门却认为此法不妥，认为加强道德和纪律教育更加重要；多数学生家长更是坚决反对，认为安全套在学校的普及不但不会减少艾滋病的发生，还会鼓励学生间的性行为；媒体和社会公众立场相互矛盾，但高度关注……作为项目决策者的卫生行政部门，需要在他们之间寻求平衡，通过宣传、沟通、游说、协商和妥协，形成利益各方都能够接受的"有效的干预措施"，作为高中学校艾滋病控制方案的基础。

（一）卫生项目管理的概念

　　卫生项目管理是为满足项目各利益相关者对项目的要求和期望，运用项目管理及相关学科的知识、技能、方法与工具，对卫生项目的全过程进行计划、组织、领导和控制的活动。

　　1. 卫生项目管理的目的是满足各利益相关者对项目的要求与期望　项目利益相关者（project stakeholder）是指参与项目，或者是利益会受项目影响的个人或组织。卫生项目管理的对象是各类卫生项目，一旦项目目标确定，在预定的时间、经费、质量等约束条件下有效地实现项目目标，就成为卫生项目管理者所追求的目标。然而，项目的不同利益相关者对什么是项目的最佳目标以及如何有效实现项目目标，可能存在相同的看法，也可能存在不同的观点，这就使卫生项目管理表现出复杂性和多变性。卫生项目管理的目标，实质上是项目各利益相关者就如何有效地管理项目和实现项目目标所达成的共识或妥协。因此，项目管理首先必须全面识别出项目的各种利益相关者，分析、确认主要利益相关者的要求和期望，作为确定项目目标的基础。

　　2. 有效的卫生项目管理需要运用多学科的知识、技能、方法与工具　卫生项目管理是项目管理在卫生领域中的应用，充分体现出各学科知识交叉融合的特点：它属于管理学科，适用于管理学的一般原理和方法；它以卫生项目为管理对象，需要应用项目管理的独特方法和技术；它应用于卫生领域，以解决存在于卫生领域的各类问题为目的，需要遵循医疗卫生工作的一般规律，体现卫生项目的特点。因此，需要运用项目管理、一般管理、医药卫生等各学科的知识，才能对卫生项目实施有效的管理。

　　3. 卫生项目管理的基本职能是计划、组织、领导和控制　卫生项目管理首先需要确定项目目标、形成项目理论，主要应用医学专业知识；一旦目标确定，管理者需要根据项目目标来制定项目计划、建立项目组织、开展项目领导、实施项目控制和对项目进行评价。

　　4. 卫生项目管理过程包括项目概念、项目计划、项目实施与控制和项目评价四个阶段　项目的一个重要特点是有明确起点和终点，将项目从开始到结束划分为多个阶段，这些阶段就共同构成了项目的生命周期，卫生项目基本按此思路展开，构成管理循环。

（二）卫生项目管理的特点

1. 普遍性 项目作为一种创新活动，普遍存在于卫生健康领域的各个方面：保护人类健康、预防和治疗疾病的各种方法与技术，最初都可认为是通过项目的方式实现的；现行卫生体系的常规运行、各种卫生服务的日常提供、卫生人才的持续培养等，都可认为是项目的延伸和延续。由于项目越来越广泛地应用于卫生领域的各个方面，使得卫生项目管理更具有普遍性。

2. 集成性 卫生项目管理的集成性是相对于卫生领域中各种专门化的管理而言的。在卫生事业管理中，有医政管理、疾病预防与控制管理、妇幼保健管理、社区卫生服务管理等；在医院管理中，有医疗质量管理、急诊急救管理、护理管理等，这些管理活动多为针对卫生领域中某一具体职能而开展的专业管理，这种专业管理由于管理对象单一、管理环境明确，可通过详细分工而提高工作效率和效果。项目管理主要针对项目目标，要求各种管理职能通过系统集成共同服务于项目目标的实现，虽然也有一定的分工要求，但更强调管理的集成特性。例如，一个以降低院内感染率为目标的项目，管理者必须对本项目涉及的医疗、护理、公共卫生、实验室、人力资源、财务等各方面进行综合协调，对项目范围、时间、资源和质量等进行不断调整，使各项目要素相互适应，达到系统功能的最大化。卫生项目管理的集成性体现在三个方面。

（1）项目范围的整体性：项目管理把项目看成一个完整的系统，依据管理学的"整分合"原理，将项目分解为若干具体的工作，由责任者分别按要求完成，然后汇总、综合成项目成果。因此，在设计项目活动时须综合考虑，将必需的工作全部纳入项目范围，工作分解结构是实现这一过程的重要工具。

（2）项目目标的整体性：卫生项目存在众多利益相关者，他们对项目的要求可能存在一定差异，目标的整体性是指对不同利益相关者互相冲突、矛盾的需求加以权衡，寻求各方都能接受的结果作为项目目标的基础。卫生项目目标的整体性特点还体现在项目目标的制定过程，由于卫生项目往往涉及广泛的专业领域，而项目管理者又不可能是每一个领域的专家，只能通过综合协调，与各方面的专家协商确定目标。

（3）项目过程的整体性：项目是由多个项目阶段组成的，每个阶段又可进一步细分为若干个过程，这些过程既相互独立又紧密联系，而每一过程都需要个人和组织共同努力才能完成。在项目管理过程中，需要强调部分对整体的重要性，不要忽视其中任何阶段；还需要强调整体设计对项目各阶段和过程的指导性，以免造成总体缺陷。

3. 独特性 项目管理的独特性，表现为项目管理具有独特的管理对象、独特的管理活动和独特的管理方法与工具。虽然项目管理具有相对完整的知识体系，但任何一个项目都有其独特性，对独特的项目进行管理，也不可能有一成不变的模式和方法，都需要通过管理创新去实现对于具体项目的有效管理。在现实生活中，即使是一个社区卫生服务中心的建设项目，由于服务对象不同、居民的卫生问题不同，服务中心的建设目标及实现目标的方式也需要改变。

卫生项目由于深受政府、公众和公共政策的影响，对其管理也将更加复杂。因此，将工程建设领域的项目管理方法和技术应用于卫生领域往往是比较困难的，有时是不适宜的，需要根据卫生项目的特点进行取舍。

4. 创新性 项目管理的创新性包括两层含义，一是指项目管理是对于"创新"的管理。任何卫生项目都具有独特性，各项目之间存在着目标、对象、内容、环境等方面的变化，沿用一个确定的管理方式对变化的管理对象实施管理是不现实的，因此，每个卫生项目都需要形成独特的项目思路、项目计划、控制方式和评价方案；二是指项目的管理模式和方法是不断发展和变化的。随着项目管理理论研究的不断深入和实践经验的积累，新的管理理论、方法、技术和工具不断出现并应用于项目管理的实践，使项目管理知识体系不断发展和完善。因此，项目管理不但是将现有知识体系应用于实践、提高项目管理水平的过程，也是推动项目管理创新的主要动力，可以促进管理知识体系的不断完善。

三、卫生项目利益相关者

医疗卫生服务涉及社会各类人群,卫生改革关系到千家万户,卫生项目往往涉及社会各方面的利益,受到各类社会组织、人群或个体的关注,因此,识别项目的主要利益相关者,分析其在项目中的作用及可能产生的影响,能够帮助项目管理者明确项目目标和理清实现项目目标的思路,增加项目的可行性。

1. 项目发起人 项目发起人(project sponsor)是指项目的投资人和所有者,是项目的最终决策者,拥有对项目是否开始、继续、中止、调整,以及项目目标、范围、工期、成本、质量和集成管理等方面的决策权。卫生项目的发起人可以是卫生组织,也可以是其他社会组织;可以是政府,也可以是非政府组织。

政府是各类卫生项目的主要发起者。政府卫生行政部门是多数公共卫生项目、卫生体系建设项目及卫生政策开发项目的主要发起人,其通过发起重大疾病防治、妇女儿童健康促进、服务体系建设与能力提升等项目,解决行政区域内的主要卫生问题,如国家基本公共卫生服务项目、"两癌"筛查项目及艾滋病控制项目等;政府科技行政部门是卫生健康科技研发项目的主要发起人,通过各类科技支撑计划和专项,推动卫生健康技术创新、方法创新、服务创新及管理创新;政府发改、医保、药监、教育、民政等其他职能部门,通过发起卫生健康相关项目,支持医疗卫生机构能力建设、改进医疗保障、加强药品监管、创新医学教育与培训、扩大医养结合等工作。

卫生第三方组织一般根据本组织的性质与特点发起卫生项目,如医学会、预防医学会、医学基金会等,它们也可作为政府项目的执行者或中介机构,负责项目的招标、管理或评价工作,在卫生项目管理中发挥着独特的作用。

医疗卫生机构是卫生项目的主要发起人,其针对本机构在提供医疗卫生服务过程中存在的各类问题,通过发起卫生项目,以增强机构能力、创新医疗技术、提升管理水平、改进服务质量。

另外,一些国际组织,也根据其宗旨和特点,通过与中国政府合作,或独立在中国发起一些特殊的卫生健康项目。如世界卫生组织、世界银行、联合国儿童基金会、比尔及梅琳达·盖茨基金会(Bill & Melinda Gates Foundation)、美国中华医学基金会(China Medical Board,CMB)等。

2. 项目对象 项目对象是指项目用户(project customer)或项目目标人群(target population),他们将使用项目成果或从项目干预中受益,是项目效果的最终评判者,如"高中学校艾滋病控制项目"的项目对象是高中学生。在确定项目管理目标时,必须认真考虑项目对象的要求:考虑共同的要求,也要平衡不同的要求。

工程建设类项目的用户要求基本一致,而卫生项目对象对项目的要求可能存在较大差异。例如,住宅项目的业主对项目要求基本一致,即物美价廉;而社区居民对卫生服务站的建设要求却存在较大差异,高收入者认为应增加高技术手段,老人认为应提高可及性,而慢病患者更关心药物是否齐全,项目设计者对这些要求须统筹考虑。

3. 政府 政府是卫生项目的重要利益相关者。中国的卫生事业是政府实行一定福利政策的社会公益性事业,这种性质决定了政府对公众卫生健康服务起主导作用。一方面,重大卫生项目多由政府发起,包括重大疾病防治、卫生服务体系建设、提高综合能力、突发事件应对及新技术的研发与应用等,各级政府往往把卫生项目作为执政为民的重要方式;另一方面,由各类社会组织、卫生组织发起的卫生项目,均需要政府的批准和监管,各类卫生项目都需要符合国家政策法规的规定和当地政府的关切。

4. 卫生项目管理者 主要包括项目经理与项目团队。

(1)项目经理:项目经理是项目的领导者、组织者、管理者和项目管理的决策者,也是项目重大决策的执行者,项目经理对于一个项目的成败至关重要,他需要理解和服从项目发起人的要求，熟悉国家相关法规和政府的相关政策，领导组织好项目团队，考虑各利益相关者的要求与期望，充分理解项目目标的实现思路，做好计划、组织、实施、控制、激励、沟通等管理工作，对项目范围、工期、质量、成本、风险负责。

（2）项目团队：项目团队是在项目经理的领导下，由一组个体成员为实现一个具体项目的目标而组建的协同工作队伍。团队成员之间高度的相互信任、强烈的相互依赖、统一的共同目标、全面的互助合作、关系平等与积极参与、自我激励与自我约束的团队精神，是实现项目目标的决定因素。

（3）管理层次：一些大型卫生项目的项目管理者可分为多个层次。例如世行贷款卫生 IV 项目，其管理组织包括原卫生部贷款办、省级项目办、地市项目办、县项目办等，分别负责对各级项目的监督与管理。这种项目管理组织体系包括多个管理主体，需要建立有效的领导与指挥关系、明确的职能分工与协调机制，共同承担对整个项目的管理任务。

5. 项目其他利益相关者　卫生项目的利益相关者还包括政府相关部门、医疗卫生机构、公众利益群体、项目所涉及的社区以及居民等，他们对项目的期望、要求和行为都会对项目的成败产生影响。

四、卫生项目管理的发展历程

从金字塔的建造到都江堰水利工程的设计与实施，项目管理实践虽然从人们开始社会生产活动之日起就产生了，但是项目管理理论却是从管理学科中发展起来的一个新领域。一般认为，近代项目管理是第二次世界大战后的产物，早期的项目管理主要是应用于发达国家的国防工程建设方面。从 20 世纪 60 年代起，随着世界经济的快速发展，项目管理的理论与实践也经历了一个快速的发展阶段，项目管理的理论、方法和技术不断发展，应用领域逐步扩大，在经济社会建设中发挥了越来越大的作用。在此期间，国际上建立了两大项目管理协会，即以欧洲国家为主的国际项目管理协会（International Project Management Association，IPMA）和以美洲国家为首的美国项目管理协会（Project Management Institute，PMI）。20 世纪 80 年代以后，随着项目管理知识体系逐步完善，其应用领域迅速扩展到社会生产与生活的各个领域。今天，项目已经成为人类社会创造精神财富、物质财富和社会福利的主要方式，项目管理也就成了发展最快和使用最为广泛的管理领域之一。项目管理已发展成为一门学科，形成了较为完善的项目管理知识体系；成为一个专业，很多学校开设了"项目管理"专业，可授予学士、硕士和博士学位；成为一种职业，通过项目管理专业资质认证，形成职业项目经理队伍。

我国引入现代项目管理理论并开展的第一个项目，是 1984 年由世界银行贷款的鲁布单水电站建设项目，由于本项目的经济效益明显，形成了所谓的"鲁布革冲击"，大大促进了项目管理在建设、电力、化工、煤炭等领域的推广应用。1991 年，中国项目管理研究委员会（Project Management Research Committee，China，PMRC）成立，开展了项目管理知识体系、学历与非学历教育、资质认证等方面的研究与实践，对推动中国项目管理学科的发展，提高项目管理水平和促进经济社会发展，起到了积极的作用。

我国卫生系统是最早引入现代项目管理理念的社会发展领域之一。1984 年，卫生部利用世界银行贷款发起的"农村卫生与医学教育项目"（简称卫生 I 项目）是我国利用外资开展的第一个大型综合性卫生项目，该项目的实施标志着我国卫生项目管理进入了一个新的阶段。随后，又相继发起了"农村卫生和预防医学""综合区域卫生发展""农村卫生人力开发"等 10 多个世界银行贷款项目，累计使用世行贷款超过十亿美元。世界卫生组织、联合国儿童基金会、比尔及梅琳达·盖茨基金会等国际组织，也在中国支持了一批公共卫生项目，涉及疾病预防与控制、控烟、人员培训等领域。这些项目的开展，在改善我国卫生状况、提高人群健康水平等方面发挥了探索和引导作用，也培养了一批具有现代项目管理知识与技能的卫生管理队伍。

随着我国经济社会的快速发展,各级政府对卫生健康领域的投入不断提高,卫生项目成为解决卫生健康领域中的重大问题、实现政府规划目标的重要方式。20世纪90年代以来,中央和各级人民政府,根据不同时期我国居民面临主要公共卫生问题,开展了"全国结核病控制项目""全国血吸虫病控制项目""妇女宫颈癌、乳腺癌筛查项目""全国消化道肿瘤筛查项目"等大型全国性重大疾病控制项目。特别是我国政府于2009年开始实施的"国家基本公共卫生服务项目",其主要针对城乡居民存在的主要健康问题,以儿童、孕产妇、老年人、慢性病患者为重点人群,通过向全体居民免费提供14项最基本的服务,有效促进公共卫生服务的均等化。随着各级政府对公众健康的重视和对卫生健康领域的投入增加,我国在卫生信息化建设、重大疾病防治、公共卫生体系建设、卫生人才培养、卫生机构基础建设等方面所开展的卫生项目,种类越来越多,规模越来越大,成为与计划方式、法律方式、经济方式和行政方式平行的卫生管理方式,在卫生健康领域获得了越来越广泛的应用。因此,学习和掌握卫生项目管理的基本理论、方法和技能,对提高卫生领域的改革创新能力具有十分重要的意义。

五、本教材的设计思路

与一般工程建设项目不同,卫生健康项目多为综合性项目,强调从卫生问题出发,以需求为导向,以项目理论为指导,制定并实施项目计划,用客观的评价来说明项目效果。同时,在开展上述项目工作中,特别在制定和实施项目计划时,需要对项目的范围、时间、成本、质量、风险、沟通等方面进行统筹计划和周密安排,以期高效率地实现项目目标。

在卫生项目管理过程中,不同项目阶段对管理知识有不同的要求,如果从单一维度来介绍卫生项目管理知识体系,无论从纵向(项目管理的四个阶段)还是横向(项目管理十大知识领域),都容易产生交叉与重叠。因此,本教材的编写思路是:在对项目及项目组织进行概括性介绍(第一、二章)后,以项目生命周期为主线,即从"纵向"介绍项目管理四个阶段的目标任务、管理原理和主要内容(第三至六章),说明卫生项目管理做什么;再以项目知识领域为主线,即从"横向"介绍项目管理的方法、技术、手段和工具(第七至十三章),说明卫生项目管理如何做。通过"纵向"和"横向"两个维度的描述,使学生对项目管理知识有系统的了解;最后(第十四章)介绍项目管理软件,简要说明通过计算机实施卫生项目管理的过程。

第二节　卫生项目的生命周期与管理过程

一、卫生项目的生命周期

(一)项目生命周期的定义

生命周期是一个生物学概念,指具有生命现象的有机体从出生、成长到成熟衰老直至死亡的整个过程。生命周期的理论基础是生物进化论,即生物系统是一个不断演化的系统,它在外部环境变化和内部结构调整的交互作用中,随着时间的推移而不断演变进化,产生出独具特色的生命阶段。例如,人的生命周期包括新生儿期、婴儿期、幼儿期、少年期、青年期、中年期、老年期等不同阶段,婴儿期需要营养与照顾、少年强调学习、中年关注事业与家庭……每个阶段都有其独特的工作任务和管理特点。

借鉴生物进化理论,将卫生项目的完整过程划分为一系列项目阶段,按照各阶段管理活动的变化规律和特点,对项目工作任务实施管理和控制。项目从始至终的各个阶段共同构成了一个项目的生命周期(project lifecycle)。

（二）典型的项目生命周期

项目的性质不同，项目实现过程的阶段划分也不相同，一般卫生项目可划分为项目概念阶段（project concept formulation）、项目开发或计划阶段（project development/planning）、项目实施或执行阶段（project implementation/executing）和项目结束或终止阶段（project termination/close-out）4个项目阶段，其中，前两个阶段被称为项目可行性阶段，后两个阶段被称为项目获得阶段（图1-1）。在项目的不同阶段中，项目管理的内容是不相同的。

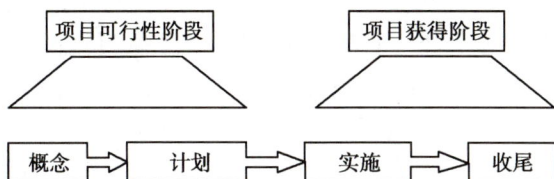

图1-1 典型的项目生命周期

（三）项目生命周期的特点

项目管理是按阶段进行的，卫生项目各阶段一般具有如下特点（图1-2）。

1. 项目资源 项目成本和人员的配备在项目开始时是最低的。随着项目的进展，项目资源的投入逐步增加，在项目接近收尾时快速降低。

2. 项目风险 成功完成项目的概率在项目开始时最低，而项目的不确定性是最高的。随着项目的进展，项目的不确定性逐步降低。

3. 项目利益相关者对项目的影响 项目各利益相关者影响项目的能力在项目开始时是最高的，然后随着项目的继续而逐渐降低。

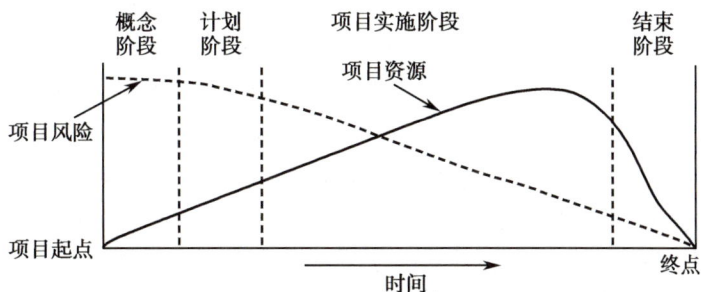

图1-2 项目生命周期的特性示意图

二、卫生项目的管理过程

卫生项目一般是由"卫生问题"而发起的。项目发起者在对"卫生问题"进行相关的需求分析、利益相关者分析和项目约束条件分析后，确定项目目标；为实现项目目标，须在多个能够实现项目目标的逻辑路径中作出最佳选择，以此作为项目理论；在项目理论的指导下，应用项目管理及相关学科的理论、方法、技术和工具，将实现项目目标的过程，变为详细、具体、可操作的实施方案，形成规范的项目计划；将项目计划付诸实施，并通过项目监测体系收集、分析项目信息，将项目的执行情况与项目计划进行对比，及时发现偏差，通过项目控制机制进行纠偏，保证项目严格按照计划执行；当项目执行结束，需要对项目的效果进行综合评价，确定项目目标是否实现，项目各利益相关者对项目的需求是否得到满足，项目所针对的问题是否得到解决或缓解。根据项目生命周期理论，以上过程可划分为项目概念、项目计划、项目实施与控制、项目评价等四个阶段，展现对卫生项目从头到尾的整个管理过程。

（一）卫生项目概念阶段

卫生项目概念阶段，即卫生项目的形成阶段或起始阶段。此阶段是卫生项目管理的第一步，也是决定项目成败与价值关键的阶段，充分体现出"好的开始就是成功的一半"。

一般来说，任何一个卫生项目都会有确定的约束条件，如项目经费、完成时间、质量要求以及项目范围等。例如，世界银行贷款中国农村卫生人力开发项目（卫生Ⅳ项目）的约束条件是世界银行贷款资金为 1.1 亿美元，项目执行期为六年，项目主要加强乡、村两级卫生人员的数量和质量，这些条件是不能变的。在此约束条件下，本阶段项目管理的要点是：通过需求分析，确定优先解决的卫生问题；通过问题分析与目标分析，确定卫生项目目标及项目范围；通过构建项目理论，形成实现项目目标的逻辑路径；按照项目管理的一般程序，完成项目的立项。

1. 选择正确的项目领域　政府及各类社会组织在实现其战略目标的过程中，会遇到各种各样的卫生问题，如本地艾滋病发病率上升、农村卫生人力不足、缺乏安全饮用水等，需要通过项目的方式来解决，从而发起一个卫生项目。项目决策者所面临的第一个问题，就是在众多卫生问题中作出正确的选择。例如"高中学校艾滋病控制项目"，在被艾滋病威胁的众多人群中，选择高中生这一重点和脆弱人群，项目拟解决的问题与政府重视、公众关心、社会关注的问题一致，项目就会得到支持和产生良好效果。

2. 构建合理的项目理论　在明确项目目标后，接下来需要选择实现目标的路径。卫生项目的复杂性，表现在解决同一个卫生问题，可能有多种方法和途径，项目管理者需要作出最符合实际情况的选择，建立项目干预与项目目标之间的逻辑关系。例如"高中学校艾滋病控制项目"，道德教育、严格纪律、限制活动、保安介入和提供安全套服务等措施，都可能降低发病率，但项目需要一个最合理的选择，其不但需要考虑干预措施的有效性，还需要考虑干预的可行性和可接受性，使项目能够持续发挥效用。

3. 评估项目的假设与风险　卫生项目干预构成了实现项目目标的必要条件，但不是充分条件，卫生项目受多种因素干扰，任何项目内部或外部因素的变化，都可能影响项目目标的实现。例如"高中学校艾滋病控制项目"，开明的学校校长在项目开始后被撤换为一位保守校长；安全套消耗量被媒体获得并传播，对该校学生产生不良影响；国家教育当局修订高中学生管理办法，其中有规定与本项目相抵触……这些变化均可能导致项目中止、失败或效果受到影响。因此，需要在项目设计时充分评估风险，提前做好应对准备。

4. 完成项目起始程序　一个卫生项目在立项之前往往需要完成一定的程序。这个程序的复杂程度因项目的规模和性质不同而不同，一般的小型项目比较简单，一些大型项目、国际合作项目，往往需要履行较严格的项目起始程序，包括完成项目建议书，开展项目可行性研究，形成标准项目文件等过程。

（二）卫生项目计划阶段

项目计划阶段，也称项目的设计阶段、规划阶段或开发阶段。需要将"务虚"的项目概念转变为"务实"的项目计划。好的项目计划不但能够对项目的范围、工期、进度、资源、成本、质量等进行周密的安排和合理的计划，而且是具体、详细和可操作的，使一个没有参与计划制定的人，也可按计划执行而不走样。本阶段项目管理的目的是：依据项目概念阶段确定的项目目标和项目理论，形成一份详细的、具有可操作性的实施计划。具体内容主要包括对项目活动及项目活动的时间、资源进行合理的安排，提出项目的质量、信息沟通的要求，评估项目可能存在的风险，确定项目资源的采购方式等，即形成一份详细、具体和可操作性强的卫生项目实施方案。

1. 逻辑框架　项目逻辑框架（logic framework, logframe）通过建立项目目的、目标、产出、活动之间的逻辑关系，明确实现项目目标需要开展的活动，相当于在项目目标与项目活动之间架起一座桥梁，实现从项目概念向项目计划的转变，为制定项目计划提供基本框架。

2. 分项计划　为了完成项目逻辑框架确定的所有项目活动，需要利用项目管理知识体系提供的理论、方法、技术和工具，从项目的范围、时间、成本、质量、风险、沟通等多个方面，对所有项目活动进行分解、排序、时间资源估计等，形成具体项目范围计划、时间计划、成本计划等分项计划，使每一项活动都得到合理的安排。

3. 集成计划　分项计划是为总体计划服务的，分项计划主要考虑项目单一要素，而项目各要素间相互影响、相互作用，有时相互协调，有时相互矛盾，需要综合平衡，对项目各要素进行系统集成，形成各要素相互协调的项目集成计划或总体计划，这是项目计划阶段的最终产出，是项目执行的唯一计划。

（三）卫生项目实施与控制阶段

项目生命周期的第三阶段是具体实施项目。此阶段卫生项目管理者的任务包括两个方面：一是项目实施，按计划开展项目活动，完成项目任务，获得项目产出，实现项目目标，贡献于项目的最终目的；二是项目控制，项目控制是项目管理的主要工作内容。

本阶段项目管理的目的是：严格执行项目计划，及时发现和纠正在实施项目计划过程中出现的各种偏差，使项目执行与计划保持一致。

本阶段的具体内容包括：制定严格的规章制度，使项目严格按照计划实施；比较计划与实际执行情况，及时识别、分析项目在范围、时间、成本、质量等方面出现的偏差，采取有效措施纠正偏差。虽然修订项目计划不是项目管理者所希望看到的，但在偏差无法纠正时，应随时做好修订项目计划的准备。本阶段项目管理的核心是项目控制，通过制定详细的项目目标控制标准、严格执行项目计划、开展项目控制工作，以保证实现项目目标。该阶段的主要工作包括：制定项目实施与控制计划、建立督导组织、开展督导活动、发现问题并及时纠正。

（四）卫生项目评价

卫生项目生命周期的最后阶段是项目完成、形成项目成果的阶段。

对于工程建设类项目，本阶段的主要任务是项目产出物的交付与验收，而对于大多数卫生项目来说，此阶段最主要的工作是对项目进行全面客观的评价，确定项目产生的效果，判断项目目标的实现程度；总结项目成功的经验，发现项目管理中存在的不足及产生的原因，促进卫生项目管理水平的不断提高。

本阶段的主要工作包括：确定项目评价目标，建立项目评价理论，形成项目评价计划，按计划收集相关数据，采用有效的评价方法、技术和工具，对项目的成败作出定性和定量的判断。

第三节　卫生项目管理的知识体系

卫生项目管理的知识体系是指在卫生项目管理中所要开展的各种管理活动、所要使用的各种理论、方法和工具，以及所涉及的各种角色的职责和他们之间的相互关系等一系列项目管理知识的总称，主要由项目管理学、管理学和医学等三个学科知识融合而成（图1-3）。这个知识体系应用于卫生项目的每一个阶段，为各种管理活动提供理论、方法、技术和工具。

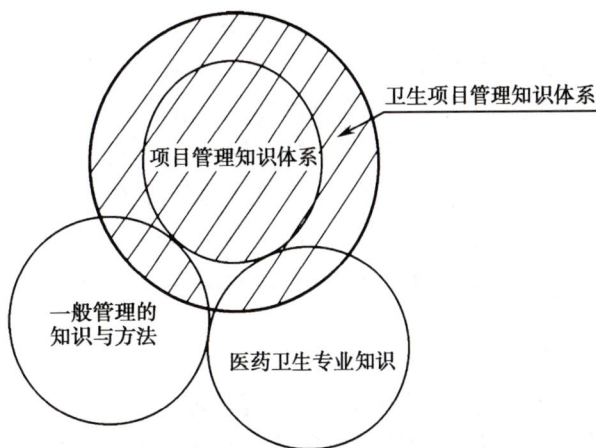

图1-3　卫生项目管理知识体系

一、项目管理学知识

卫生项目管理是项目管理理论与方法在卫生领域中的应用,项目管理知识构成了卫生项目管理知识体系的主要部分。现代项目管理理论认为,在项目管理的每一个阶段,特别在项目计划、实施与控制阶段,都会涉及项目的范围、进度、成本、质量、风险、沟通等管理内容,这些管理内容在长期的项目管理实践中,不断积累,逐渐丰富,形成独特的理论、方法、技术和工具,构建起系统的项目管理知识体系。

(一)项目管理知识体系概念

项目管理知识体系首先是由美国项目管理学会提出。1987 年,PMI 公布了第一个项目管理知识体系(project management body of knowledge,PMBOK),1996 年以后不断进行修订,最新的版本为 2021 年的第七版。PMBOK 把项目管理的知识划分为十个领域,分别是利益相关者管理、范围管理、时间管理、成本管理、质量管理、人力资源管理、沟通管理、风险管理、采购管理和集成管理。

国际项目管理协会在项目管理知识体系方面也作出了卓有成效的工作。IPMA 从 1987 年就着手进行"国际项目管理协会能力基准(IPMA Competency Baseline,ICB)"的开发,在 1999 年正式推出了 ICB。在这个能力基准中,IPMA 把项目管理中知识和经验划分为 42 个要素,个人素质的 8 个方面和总体印象的 10 个方面,并要求参与该体系的成员国必须建立适应本国项目管理背景的项目管理知识体系、按照 ICB 转换规则建立本国的国际项目管理专业资质认证国家标准。

1993 年,中国项目管理研究委员会开始研究适合我国国情的中国项目管理知识体系(China Project Management Body of Knowledge,C-PMBOK),2001 年正式推出《中国项目管理知识体系与国际项目管理专业资质认证标准》。C-PMBOK 是以项目生命周期为线索展开的,即从项目及项目管理的概念入手,按照项目生命周期的四个阶段,分别阐述每一阶段的主要工作及相关知识,同时考虑项目管理过程所需要的共性知识及方法工具,将项目管理的知识领域划分为 88 个模块。

上述项目管理知识体系,主要是在工业及工程建设项目管理领域中发展起来的,特别适合于有明确项目产品或服务的项目,而将这些管理方法和技术直接应用于解决社会性卫生问题则比较困难,需要有一个适应的过程,如果能够合理应用,它将会有利于提高卫生项目的管理水平。

(二)项目管理知识体系的具体内容

1. 项目利益相关者管理　项目利益相关者管理是指识别利益相关者、分析他们对项目的期望和影响,制定合适的管理策略来有效调动各利益相关者参与项目决策和执行的过程。一般包括识别利益相关者、规划利益相关者管理、管理和控制利益相关者参与等内容。

2. 项目范围管理　项目范围管理是指在一个项目从立项到完结的全过程中,对所涉及的项目工作的范围进行的管理和控制活动。一般包括项目起始、界定项目范围、确认项目范围、项目范围计划和项目范围变更控制等内容。

3. 项目时间管理　项目时间管理又称项目工期管理或项目进度管理,是为确保项目按时完工所开展的一系列管理活动与过程。一般包括项目活动界定、项目活动排序、项目活动工期估算、制定项目工期计划和对项目进度进行管理与控制等内容。

4. 项目成本管理　项目成本管理是指在项目管理过程中,为确保项目在不超出预算的情况下完成全部项目工作而开展的管理工作。一般包括项目的资源计划、成本估算、成本预算、成本控制和成本预测等内容。

5. 项目质量管理　项目质量管理是指为确保项目质量目标要求而开展的项目管理活动,分为项目工作质量管理和项目产出物质量管理两个方面。一般包括项目质量规划、项目质量保证和项目质量控制等内容。

6. 项目人力资源管理 项目的人力资源是指完成项目所需要的各种人力，广义上项目人力资源包括项目的所有利益相关者。项目人力资源管理是指为有效利用项目的人力资源，通过开展有效规划、积极开发、合理配置、准确评估、适当激励等方面的工作，以实现项目目标所进行的管理工作。一般包括项目组织计划、项目人员的获得与配备、项目团队建设三部分内容。

7. 项目沟通管理 在项目执行过程中，由于项目各利益相关者的文化背景、工作背景、技术背景等方面的差异，造成人们对同一事件理解的偏差很大，只有建立起项目各利益相关者之间有效的信息沟通机制，才能确保项目工作的顺利开展。项目沟通管理是为了确保及时有效地生成、收集、储存、处理和使用项目信息以及合理地进行项目信息沟通而开展的管理工作，目的是对项目所需的信息和项目利益相关者之间的沟通进行有效的管理，以确保项目的成功，一般包括项目信息沟通计划、信息的传送、项目报告和项目决策信息与沟通管理等内容。

8. 项目风险管理 项目风险是指由于项目所处的环境和条件的不确定性，以及项目各利益相关者不能准确预见或控制的影响因素，使项目的最终结果与项目利益相关者的期望背离，带来损失的可能性。项目风险管理，指通过各种手段来识别和评估项目风险，进而合理应对，有效控制，妥善处理，达到以最小成本实现项目总体目标的管理工作。一般包括项目风险的识别、风险评估、风险的对策设计和风险的应对与控制等内容。

9. 项目采购管理 项目采购管理是指从项目系统外部获得项目所需产品或服务的过程。一般包括项目采购计划、采购过程、采购询价、资源供应来源选择、招投标、采购合同等内容。

10. 项目集成管理 也称项目综合管理，是指为确保项目各项工作能够有机地协调和配合所开展的综合性和全局性的项目管理工作，包括协调各种相互冲突的项目活动，选用最佳的项目备选行动方案，集成控制项目的变更和持续改善项目工作等内容。

二、一般管理学知识

管理学是系统研究管理过程的普遍规律、基本原理和一般方法的科学，卫生项目管理从根本上讲仍属于管理学科，管理学的一般原理与职能是卫生项目管理的理论基础。

（一）管理职能

1. 计划 计划是项目管理的首要职能。项目计划是根据项目目标对项目的各项活动作出的合理安排，它系统地确定项目的各项任务、进度安排、质量要求和所需资源等，使项目在各种资源约束的条件下得以完成。掌握计划管理的理论、方法和技术，是有效开展卫生项目管理的基本要求。

2. 组织 组织是项目管理的基本职能。项目的组织职能是指为开展项目管理、完成项目计划、实现项目目标而进行的项目组织机构的建立、组织运行与组织调整等组织活动。有效的项目管理，需要掌握确定项目分工和部门化职能，确定组织中的责、权、利关系和指挥命令系统，构建组织的分工协作体系等方面的知识，为卫生项目目标的实现提供保障。

3. 领导 领导是运用项目组织赋予的职权和个人的影响力，去影响他人的行为。主要表现在项目经理在确定团队任务、指导任务方向、激励团队士气等方面，是卫生项目管理者需要学习和掌握的知识。

4. 控制 控制是项目管理的基本职能，它通过对照项目控制标准，找出项目实际执行中出现的偏差，采取纠偏措施，使项目工作按计划进行。因此，卫生项目管理应包括制定项目管理控制标准，度量实际项目工作，发现偏差、问题和原因，解决问题、消除偏差，使项目工作恢复到正常状态等。

（二）资源管理知识

资源管理是指为实现组织目标而对组织拥有的各类资源进行优化、合理配置的管理过程，包括人力资源管理、财务管理、固定资产管理、信息资源管理等。卫生项目需要资源作为保障,有限的资源构成了卫生项目的关键约束边界,因此,学习项目资源管理知识,提高资源配置和使用效率,对卫生项目管理者十分关键。

(三)专业管理知识

专业管理是指为实现组织目标而针对组织内部各专项领域开展的专门化管理过程,包括信息系统的管理、产品与服务质量的管理、物流管理、形象管理等。在长期的医疗卫生实践中,卫生领域中各种专业已经初步形成独特的知识体系,如医院管理、医学教育管理、医疗质量管理、卫生服务管理、急救管理等,这些专业管理知识为卫生项目管理提供专业支持。

三、卫生专业知识

卫生项目适用于整个卫生领域,适用于基础医学、预防医学、临床医学、康复医学等多个学科,适用于疾病控制、妇幼保健、卫生监督、医疗服务和社区卫生服务等各类医疗卫生机构,也适用于医疗、护理、药剂、检验、影像等不同专业;开展有效的卫生项目管理,不仅需要一般管理知识和项目管理知识,更需要相关领域的医学知识,通常包括医学专业知识和卫生行业知识。

(一)医学专业知识

医学专业知识是指医药卫生各专业知识的总称。医学是关于人体疾病与健康的科学,是人类社会和自然界最复杂和最重要的专业领域之一。随着医学科学技术的发展,人们通过长期的理论探索和实践积累,形成了医学科学的高度专业化,而每一个细分的专业领域都具有丰富而系统的专业知识,非本专业人员难以学习和掌握。医药卫生专业知识是开展卫生项目管理的基础知识,从主要卫生问题的识别与筛选、卫生项目目标的确定、项目理论的形成,到项目效果的评价,都需要坚实的医学知识作为支撑,因此,无论是公共卫生项目、卫生技术开发项目,还是卫生能力建设项目、卫生管理项目或特殊卫生项目,都需要具有相关专业医学背景的医务人员作为项目管理团队的主要力量。

(二)卫生行业知识

卫生行业知识是指卫生项目所涉及的具体行业领域中的一些专门的知识,主要包括与项目有关的卫生法规政策,以及相关管理规定、行业标准、技术规范等,这些政策、规范、标准等规章制度,是设计和实施卫生项目时必须遵从的。例如,一个人群传染病控制项目必须遵从《中华人民共和国传染病防治法》的相关规定;在一个社区人群高血压控制项目中,高血压患者诊断、治疗等必须符合最新版《中国高血压防治指南》的相关标准。同时,对卫生项目的管理,不仅涉及卫生领域的各项规章制度,还会涉及其他领域的政策法规和技术规范。例如,一个人禽流感控制项目,不仅需要遵循国家关于人传染病相关的法规制度,还需要遵从农业部门关于动物疫病管理的政策法规和技术标准;一个医院病房建设项目,不但需要满足临床服务的要求,还需要满足建筑规划、消防安全等部门的规范要求。

(王亚东)

思考题

1. 如何理解卫生项目管理的复杂性?
2. 如何理解卫生项目管理是对卫生项目全面、系统的管理?

第二章 卫生项目组织工作与项目团队

章前案例

五路并进,研审联动——科研攻关组应急推动新型冠状病毒疫苗研发

新型冠状病毒(简称新冠病毒)感染疫情暴发初期,疫苗作为防控传染病最经济、最有效的手段,新冠病毒疫苗研发的呼声日渐高涨。

按照习近平总书记"要统筹各方面科研力量,提高体系化对抗能力和水平"的指示精神,2020年1月22日,科学技术部"新型冠状病毒感染的肺炎疫情科技应对"第一批应急攻关项目启动,将快速实现疫苗研发作为重要任务之一。基于国家下达的项目方案和要求,各级机构迅速着手准备,但面临的问题是:如何建立项目组织?建立什么样的组织?具有何种职能?应该有个什么样的团队?是否需要建立项目办公室?等等。

与此同时,为加强对项目的管理,国务院联防联控机制科研攻关组疫苗研发专班成立,即项目领导小组,直接协调统筹各职能部门的工作,制定项目计划,履行管理职能。在项目组织内部,科学技术部、国家卫生健康委、国家药品监督管理局等多部门联动,形成领导组、专家组、工作组,各司其职,组成各项目团队。因该项目涉及政府多个行政职能部门,还有国家科研单位、企业等多方参与,混合型项目组织便由此产生。

第一节 概　　述

美国管理学家哈罗德·孔茨提出"为了使人们能为实现目标而有效地工作,就必须设计和维持一种职务结构,这就是组织管理职能的目的。"

一、卫生项目组织及特性

(一)卫生项目组织的定义

卫生项目组织是指为实现特定卫生目标或解决特定卫生问题,按照一定目的和程序而组成的一种权责角色结构。卫生项目组织包括组织机构、职务系统和相互关系,是在卫生项目生命周期内临时组建,为实现特定的卫生目的或卫生项目任务服务的。从静态意义上看,卫生项目组织是为实现项目组织目标而形成的体现分工与协作关系的框架,即项目组织结构。从动态意义上看,卫生项目组织是指设计、维持与变革项目组织结构,以实现组织目标的过程,也称为项目组织工作。

(二)卫生项目组织的特性

卫生项目组织虽然是组织的一种,但其与基于职能的组织或一般的项目组织相比,既有相同点,又有其独特性。

1.目的性　任何项目组织都有其明确的目的,目的既是项目组织产生的根源,也是项目组织使命的体现；同时，组织的目的性还表现在组织成员对目的的共享性，即组织成员共同认可组织目的。在卫生项目目的明确后，进而产生具体的卫生项目目标，为完成一个或多个目标并最终改善人群的健康状况，减少或消除一个或多个卫生问题。卫生项目组织设定的项目目标通常比较复杂，可能需要实现领域内尚未实现的技术绩效，项目目标较多涉及无形结果。

2. 临时性 项目是为了创造独特的产品、服务或成果而进行的临时性工作。一般地，当项目达到预期目标，或确认项目目标已无法实现，卫生项目组织即解散。例如，某项目的目的是在三个月内对某地居民进行一次大肠癌筛查，从而发现癌前病变和早期癌症患者，一旦检查完成，患者得以治疗，筛查项目团队即告解散。

3. 动态性 动态性与临时性有关，但并不完全等同。临时性强调项目结束后组织解散，动态性则强调组织需要保持动态平衡。卫生项目组织不是一成不变的，而是随着组织内外部要素的变化而变化。例如，大肠癌筛查项目由宣传动员、采样、检验、腔镜检查、手术治疗等活动组成，不同时期需要不同专业的人员，项目组成员需不断变化，以适应项目活动的需要。由于卫生项目具有软项目特点，不同于建筑项目，其目标和范围在项目启动后更容易发生变化，活动之间的逻辑关系也不是十分具体明确。因此必须根据环境条件的变化，不断地修正目标。目标的变化自然又会影响到追随目标而产生的组织结构，为使组织结构能切实起到促进组织目标实现的作用，就必须对组织结构作出适应性的调整。可以说，卫生项目组织是在一个动态情境中不断地更替和变化的。

4. 依存性 卫生项目组织内部的不同职务或职位并非孤立存在，而是相互联系、相互依存的，根据项目的规模和发展阶段，可能会需要很多不同的专业团队、组织的不同部门、不同职能和资源的参与，而且这些要素必须为了实现项目阶段目标而共同努力。与专业化的职能组织不同，卫生项目组织是以团队的方式开展项目工作，不同专业的项目成员之间保持高度的依存性。例如在大肠癌筛查中，检验试剂的准备计划需由宣传动员人员参与制定，而影像学检查的准备则有赖于实验室检验的结果。

5. 复杂性 在项目实施的过程中，所有组织都与外界环境存在着资源及信息的交流。卫生项目利益相关者众多，项目组织需与项目内部和外部的许多方面发生联系，这就注定了卫生项目组织运行环境和工作内容的复杂性。例如大肠癌筛查项目，项目组不仅需要协调社区卫生、样本采集、实验室检验、腔镜检查、临床治疗等不同机构的项目工作，还要争取当地政府、社区（村）居委会、相关医院、企事业单位等多方面支持；需要癌症防治的专业知识，还需要组织动员、宣传推动及沟通协调等社会知识。

二、卫生项目组织管理及作用

（一）卫生项目组织管理的定义

在管理学中，组织一词既有名词意义又有动词意义，名词意义的"组织"是指人的集合体，动词意义的"组织"则是指组织工作，是指设计和维护合理的分工协作关系，以有效地实现组织目标的过程。组织工作的要点，一是组织结构的设计和变革，二是组织内部相互关系的确定和维护。

卫生项目组织管理是指为完成特定的项目任务，管理者将组织内各要素进行合理组合，建立和实施一种特定项目组织结构的过程。包括组织设计、组织权责分配、人力资源配备、组织变革全过程，其中良好的组织设计是卫生项目组织实现其功能的基础。

（二）卫生项目组织管理的作用

1. 项目组织管理能够明确组织的共同价值观 "项目是一次性任务"的属性是产生投机主义的可能诱因，即卫生项目作为一次性任务，一旦完成，项目即告结束，这可能会导致项目的"共同利益"这一概念变得模糊。高效的项目组织管理有助于明确团队的共同价值观，通过专业分工和各部分的协调配合,明确组织结构和相互关系,使项目成员合作开展工作,共同为实现项目的目标而奋斗。

2. 卫生项目组织管理能够提高项目运行效率　开展项目组织管理工作,建立有效的组织结构和责权对等的规章制度(组织结构图、部门职能说明书、岗位结构图和岗位职责说明书等),能够为项目活动开展提供明确的指令和参考,确保政令统一、指挥有序,也有利于推动参与各方的积极性,实现协作配合。通过项目组织与内外部各要素的动态平衡和适应,组织管理不断创新和变革,能提高项目的灵活性、适应性和效益。

3. 卫生项目组织管理是配置资源的有效手段　通过组织结构,可以清楚地了解项目组织资源配置是否与组织发展战略相匹配,从而找到落实项目组织发展战略的薄弱环节并加以改进,使项目组织的分工协作体系与战略要求相一致,实现资源价值最大化和组织绩效最大化。

第二节　卫生项目组织设计和构建

卫生项目组织具有动态的性质,它不但贯穿于项目管理的全过程和所有方面,且随着政治、经济、技术、文化等环境因素的变化而变化;由于项目组织具有临时性的特点,客观上存在着组织设计、组织运行、组织更新和组织终结的生命周期。因此,要有效地开展卫生项目活动,就需要明确卫生项目组织工作原则,分析项目系统结构、进行权责分配、设计信息流和物质流,从而建立合理的项目组织结构,明确组织内部的相互关系。

案例 2-1

五路并进,研审联动——科研攻关组应急推动新冠病毒疫苗研发(续)

在章前案例中,为有效加强疫苗研发项目管理,国务院联防联控机制在第一时间成立了疫苗研发专班,即项目领导小组,负责统筹协调科学技术部、国家卫生健康委、国家药品监督管理局等多部门间的关系。

在项目组织成立之初,项目的任务目标非常明确,即"高效、高质量推动新冠病毒疫苗研发"。疫苗研发项目立项后,疫苗研发专班要求每个科研团队制定疫苗研发"作战图",确定工作目标、具体任务、工作机制等,并对关键节点给出时间目标。同时,明确各项目团队的负责人,确保责任落实,全面推进项目工作有序开展。在组织结构方面,实行管理宽度大、管理层次少的扁平化组织,以利于信息纵向传输和降低管理成本,并能充分发挥科研人员的积极性和自主性。

此外,在各企业独立研发的同时,国家科研单位运用各自的技术优势和经验积累给予支持,形成紧密衔接的产学研合作;同时开展平行检验,缩短研发周期。在审评疫苗过程中,药审中心建立了"研审联动,随研发随提交,随提交随审评"的审评工作机制,研发与审评并联,研发结束即审评结束,第一时间将疫苗推向临床,提高效率。

在整个新冠病毒疫苗研发过程中,我国制度优势通过有效的项目管理转化为高质量和高效率,卫生项目团队为这一过程提供了有力的组织保障。

一、卫生项目组织工作的基本原则

卫生项目组织工作的基本原则，就是对各种结构形式的组织设计普遍适用的要求，是评价组织结构合理与否的一般性标准。卫生项目组织工作的基本原则包括以下五个方面。

1. 项目目标至上原则 卫生项目组织工作的根本目的，是使各项项目工作得到切实的落实，以实现项目目标。在设计项目组织时，应保持人力资源配置、组织结构设计与项目目标的一致。项目组织的每个组成部分，都应该与项目分目标有关联，所有分目标共同支持总目标的实现。项目目标的层层分解，使每一个人都了解自己在项目目标的实现中承担的具体任务；相互关联的项目组织是一个有机整体，为项目目标的实现奠定组织基础。由于项目组织具有临时性的特点，应根据项目目标来抽调合适的人员，并使其进入合适的岗位。例如：在某癌症筛查项目中，为了实现"通过全面开展社区居民潜血便试验和腔镜检查，以便早发现、早诊断、早治疗结直肠癌患者"的项目目标，该项目吸纳了村居委会、疾控中心、医院检验科和腔镜科、社区医生等人员，共同组建"结直肠癌筛查小组"，对项目实行统一管理。

2. 分工协作原则 分工就是按照提高管理专业化程度和工作效率的要求，把项目组织的目标和任务分成各级、各部门以至每个人的目标和任务，使项目组织的各个部门、各个层级、每个人都了解自己在实现项目目标中应承担的工作职责和职权。有分工就必须有协作，协作包括部门之间、部门内部、层级之间各项职权的协调与合作。这一原则要求分工合理，协作明确。例如在社区人群结直肠癌筛查项目中，居委会主任、采样人员、检验人员须分工明确，相互配合，如果居委会主任在短时间内动员来太多人，采样压力大，检验能力不够，场面混乱；反之，动员人数太少，采样和检验人员闲置。需要指出的是，随着分工程度提高，协调的难度增大，如果协调不好，将会导致组织效率降低，项目成员的工作积极性受影响。

3. 责权对等原则 为了保证分工协作原则的落实，在明确分工与协作关系的同时，要明确每一个部门和岗位的职责，并赋予其相应的职权。职权是组织成员为了履行岗位职责所拥有的开展活动或指挥他人的权力。职责是担当组织某项职位而必须履行的、完成某项指定任务的义务。职权是履行职责的必要条件与手段。职责则是对职权的约束，有多大的权力就要承担多大的责任。例如在结直肠癌筛查项目中，居委会主任的责任是动员居民参与筛查，项目组赋予他的权力是确定赠送礼品的种类和数量，如毛巾、牙膏、洗衣粉等；而责任更大的筛查组长，则有权确定每天的筛查人数、工作时间、试剂和礼品的准备等。这一原则强调，组织工作中应坚持有责有权、权责一致，避免出现有权无责或有责无权的现象。有权无责，权易滥用；有责无权，责易落空。

4. 精干高效原则 项目组织的人员设置，应以项目必须完成的工作任务为依据，在服从由项目目标所决定的业务活动需要的前提下，力求精简部门和人员、减少管理层次，发挥项目成员的积极性，提高管理效率。例如，社区癌症筛查项目设有动员组、登记组、采样组、检测组和统计组等，与基于职能的组织不同，动员组成员上午参加动员，下午进入登记组和采样组，晚上则参加检测和统计，不同时间段完成不同业务工作。

5. 有利于人才成长和合理使用原则 为创造独特的产品或服务，卫生项目团队通常需要多样的专业知识和技能，这就需要充分考虑项目团队成员的可得性和人事匹配性，考虑项目生命周期的不同阶段纳入不同的专业人员，建立基于项目目标的共同价值追求，发挥项目成员的积极性、主动性和技术专长，营造有利于各级各类人员成长、成才的机制。在社区癌症筛查项目中，社区医生作为项目团队成员，可参与多项工作，包括上午的宣传动员、下午的收集样本、晚上的检验结果，一个项目完成后，可全面掌握筛查过程，成为癌症筛查专家，也成为各类疾病的社区筛查储备人才。

案例2-2

卫生项目组织的调整与优化

武汉市疾控中心监测发现不明原因肺炎病例,相关部门迅速反应、积极应对,开展了一系列的处置措施。2020年2月政府进行了项目组织的调整,即以目标至上和高效精干原则为指导,采用扁平化管理模式,力求精简部门和人员,最大限度压缩指挥层级,减少中间环节,旨在发挥项目成员的积极性,提高组织的工作效率。

最初,工作组有物资保障组、交通保障组、社会捐赠组和科技攻关组四个项目组;调整后,湖北省防控指挥部下设办公室和综合组、医疗救治与疾控组、物资与市场保障组、宣传组、社会稳定组五个项目组,前后的组织结构变化甚大。以下是关于其中三个工作组的简要情况。

(1)宣传组:疫区中真假消息甚多,普通民众难以辨别真相,由此滋生出各种谣言,放大民众的恐慌情绪。宣传组最大的工作,即加强宣传报道,做好防控知识普及,传播正能量。2月4日由中宣部调集300名记者进入湖北,宣传组的成立,有利于加强沟通,向外界传递出更多的湖北声音,提高一线医护人员的士气。湖北之役的成败,关系着全国局势的变化。

(2)医疗救治与疾控组:之前很多地区感染率居高不下,而床位紧缺,感染者和非肺炎患者无法得到医疗救治。这一工作小组,肩负着协调优质医疗资源,加大医疗救治力度,提高收治率、治愈率,降低感染率、死亡率的重任。此外,工作组将围绕检测、救治等疫情防治关键环节,积极组织科研攻关,确保有效药物尽快投入市面使用。

(3)物资与市场保障组:之前某组织的诸多负面新闻,暴露出了防护物资调配的问题。该组主要负责对物资统筹优化调配,畅通物资配送渠道,提高配送效率。

总体而言,五个新的工作项目组各有职责与使命,目的都是一致的,尽快稳定局势、扭转局势,打赢疫情防控阻击战。

二、卫生项目组织工作流程

(一)卫生项目组织工作的逻辑过程

一般的社会组织结构相对稳定,组织变革不常发生,组织工作主要强调组织效率和功能的最大化。项目组织具有临时性、动态性和复杂性的特点,项目的组织工作不仅要强调组织的功能,也需要强调组织的设计、建立和维护,根据项目任务需要,构建科学、合理的组织结构和分工协作关系,作为实现项目目标和任务的有效行动之一。这个过程由一系列的逻辑步骤所组成。

1. 确定卫生项目目标。
2. 对卫生项目目标进行分解,拟定派生目标。
3. 明确为了实现项目目标所必需的各项任务活动,并加以分类。
4. 根据可以利用的信息和资源以及利用它们的最佳途径来划分各类任务活动。
5. 授予执行有关各项任务的各类人员以职权和职责。
6. 通过职权关系和信息系统,把各层次、各部门联结成为一个有机的整体。

这个过程的前两步实际上是卫生项目组织工作的依据,有了项目目标的依据,卫生项目组织工作才有必要性和可能性;其后步骤是项目组织管理工作的实质内容,通过计划、实施、领导、控制等过程,对项目的各种资源进行合理配置,以确保实现项目目标。

（二）卫生项目的目标和任务结构分析

卫生项目目标，是实施卫生项目所要达到的期望结果，是卫生项目所能交付的成果或服务。为了实现项目目标，需要系统化地开展各项任务活动，而这些任务活动决定了项目机构的组织形式、成员和责任，成为建立卫生项目组织的依据。

卫生项目组织结构的设计是一项系统性工作，这个系统存在三层含义：由人组成的组织结构、由工作任务形成的组织结构和组织结构间的相互联系。卫生项目组织结构的设计主要包括系统结构分析、组织规划和系统内流程设计三个步骤。

1. 卫生项目的系统结构分析　分析卫生项目的结构，回答项目的组成和项目各组成部分之间的相互关系。

（1）分析项目组成：描述项目的结构特点，应用项目分解工具，展现项目各组成部分、构成要素和相互关系，形成对卫生项目的总体认识。小的项目可直接分解，较大的项目可理解为由多个小项目构成。卫生项目的分解是项目目标和资源的分解过程，这种分解方式称为项目分解结构（project breakdown structure, PBS），指大的项目分为多个具体项目，例如，某重大国际赛事的医疗保障项目可分为现场保障、院前急救、公众医疗和院内医疗等具体项目。在 PBS 分解的基础上，再将具体项目分解为工作任务，并将这些任务进行分类，这种分解称为工作分解结构（work breakdown structure, WBS），形成实现项目目标的所有工作任务，以完成这些任务作为组织设计的基本依据，进而产生组织分解结构（organization breakdown structure, OBS）。例如上述院前急救项目可分解为建立急救站点、配置急救车组、制定急救规则、开展急救演练等具体任务。

（2）分析项目关系：通过对项目结构的分解，就能清楚地了解到项目的范围、项目的组成部分、各部分之间的组织和技术联系。卫生项目组织是依据项目任务而建立的，项目任务的相互联系，使承担任务组织之间建立起相互联系，这种组织联系包括行政关系、利益关系、合同关系、管理关系等；这种组织关系与项目目标体系一致，构成完整的责、权、利一致的组织系统。例如，在某重大国际赛事的医疗保障项目中，通过行政隶属确定了项目与现场保障、院前急救和院内医疗等子项目之间的关系；院前急救通过合同确立政府与 999 急救中心的关系；急救站点通过管理关系确定其与各车组之间的关系。

2. 卫生项目的组织规划　卫生项目组织规划是根据项目目标和任务，确定相应的组织结构，划分和确定相应的部门，建立部门间联系和协调机制。

项目组织规划应该明确：做什么？谁去做？谁要对何种结果负责？确定各部门及个人之间的任务分工和管理职能分工，以消除由于分工含糊不清而造成的执行中的"矛盾墙"；此外，还要建立能反映和支持卫生项目目标控制、决策的信息沟通渠道。

在卫生项目中，任何部门的设置和分工都是为项目目标和任务服务的。没有任务的部门或对卫生项目没有贡献的部门，对于项目管理来说都是毫无意义的。任何部门职位的设立，必须具有明确定义的目标、主要责任、有关活动以及职权范围。

3. 卫生项目系统内流程设计　在卫生项目内部，组织结构会对系统功能产生重要影响，一个项目能否成功，在很大程度上取决于项目组织结构的合理性、组织关系网络联结和这种相互关系的运行机制。

通过项目结构分解可得到完成项目的工作单元，通过组织规划可得到完成工作任务的组织单元，这些工作单元、组织单元之间的相互关系，以及它们与外部环境之间的相互关系，可以划分为信息关系和物质关系，前者与管理活动相关，后者与生产活动相关，两者相互影响，共同发挥作用。信息关系主要存在于管理活动中，贯穿于各工作单元、管理组织单元、实施组织与外部项目环境之间。项目组织工作通过制定项目计划，执行、调节计划，通报、反馈情况等方式，建立起信息在组织结构中的流动规则，要求信息随着物质的流动而流动，并为物质的流动指明方向，这就是信息流。例如，某重大国际赛事的院前急救项目，需要建立调度指挥、现场抢救、转送、途中监护等院前急救单元间的信息流，需要建立院前急救与现场医疗、院内急诊、ICU 等项目内部信息流，还需要建立与通信、交管、宣传等项目外部信息流。信息流的设计，是以卫生项目系统内各工作单元和组织单元的信息，及其内部流动着的各种业务信息和目标信息等作为对象，确定信息在卫生项目组织内部和外部的流动方向及交流渠道。信息流的设计直接影响到卫生项目管理工作的效率，必须密切结合组织结构，满足卫生项目有关各方对信息交流和沟通的要求。

在卫生项目中，物质是指人、财、物等项目投入资源，以及由投入资源产生的项目产品与服务；物质关系是指项目工作单元、管理组织单元、实施组织与外部项目环境之间的各种物质流动。与信息流相比，物质流动是有形的，故称物质流。例如，在某重大国际赛事的医疗保障项目中，120 急救中心提供人员、车辆、设备等物资，建立急救点；与现场医疗保障和院内急诊科配合，实现对伤患的医疗救治，都是项目物质流的具体表现。在卫生项目中，物质流是基础，物质的流动和转换，带动了信息的流动和转换，两者密不可分。物质流程的设计，需要考察项目实施过程中，各工作单元之间的序列关系和它们对资源的利用。

（三）卫生项目的组织结构设计

1. 卫生项目组织结构的定义　卫生项目组织结构是项目组织内的全体成员为实现组织目标，在管理过程中进行的分工协作，通过职务、职责、职权及相互关系构成的结构体系。项目组织结构的本质是组织成员间的分工协作关系。项目组织结构的内涵是人们的职、责、权的关系。因此，项目组织结构又可称为权责结构。

2. 卫生项目的组织结构设计和类型　组织结构设计，是为实现卫生项目的组织目标而形成的体现分工与协作关系的基本架构，是一个由人员、工作、责任关系、沟通渠道所构成的系统。任何一个组织都是为完成特定的目标而设立的，由于每个组织的目标和资源条件等不同，组织结构也会不同。常见的卫生项目组织结构类型包括职能型、项目型、矩阵型和混合型等四种（表 2-1）。

表 2-1　几种类型的组织结构的特点和优缺点比较

类型	特点	优点	缺点
职能型	根据项目管理中工作任务的相似性来设立管理部门；管理层次比较分明；多体现在新项目开发上	在人员的使用上具有较大的灵活性；技术专家可以同时被不同的项目所使用；可以保持项目的连续性；职能部门可以为本部门的专业人员提供一条正常的晋升途径	项目的利益往往得不到优先考虑；责任不明确；管理层次多使得效率较低；项目成员积极性不高；各职能部门间缺乏交流
项目型	集中决策、分散运行	项目经理对项目全权负责；沟通途径简洁；能够充分发挥团队精神；命令协调一致，决策速度快；结构及控制较为灵活	资源配置重复；不适于规模小的项目；对项目成员要求较高；不利于项目与外界沟通
矩阵型	按职能划分部门和按项目划分部门相结合；有效运转关键在于两种类型部门的协调和职责分工明确	可分享各个部门的技术人才；减少项目组成员的忧虑；平衡资源使用以保证多个项目的完成	权力的均衡影响工作效率；项目与职能部门的责权利不清；违反了命令单一性的原则

（1）职能型组织结构：职能型组织即根据卫生项目管理中工作任务的相似性来设立管理部门，通过层级管理形成一个金字塔形的结构，高层管理者位于金字塔的顶部，中层和低层管理者则沿着塔顶向下分布（图 2-1）。在职能型组织结构中，工作人员基本按照专业分工协作。采用职

能标准来设计部门,是一种最方便、最符合逻辑的思维,目前卫生项目涉及的大多数政府职能部门和医疗卫生机构都普遍采用这种组织结构。例如,"基本公共卫生项目"的组织成员分布在政府、疾控、妇幼保健、精神卫生等多个职能部门,通过协调机制,共同完成项目任务。

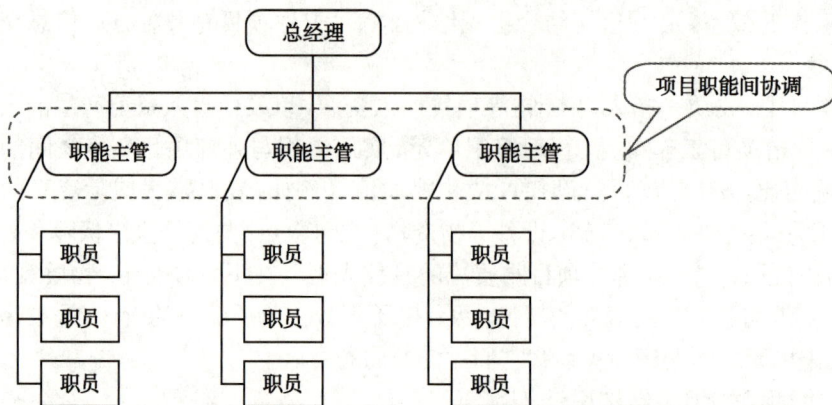

图2-1 职能型卫生项目组织框架图

(2)项目型组织结构:项目型组织结构是一种专门为开展一次性和独特的项目任务而建立的组织结构,组织以项目为基础,组织的主要任务就是完成项目任务。项目一旦结束,项目组织即告解散(图2-2)。例如,某重大国际赛事的医疗保障项目组织,是由来自市卫生行政部门、医院、急救中心、疾控机构等的人员共同组建的临时性机构,其基本职能就是保障赛事活动中的医疗安全。

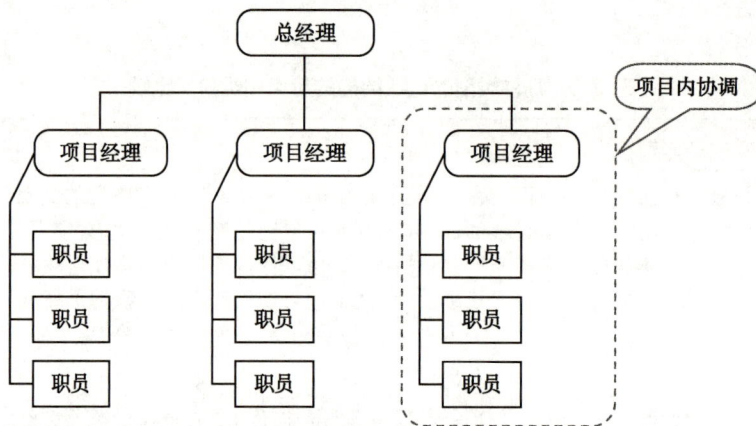

图2-2 项目型卫生项目组织框架图

从职能型的组织结构到项目型的组织结构,最突出的变化就是"集中决策、分散运行"。最明显的不同就在于:前者有自己独立、完整的组织及卫生项目成员,卫生项目经理对成员有完全的控制权;而后者的组织结构趋于松散,人员具有一定的随机性,由于卫生项目人员的双重隶属关系,卫生项目经理往往难以控制。

(3)矩阵型组织结构:矩阵型组织结构是介于职能型和项目型之间的一种组织类型,主要按照专业职能划分纵向领导系统(专业职能部门),按项目划分横向管理系统(项目团队)(图2-3)。总体而言,职能型组织强调按专业技术分工、纵向管理力度强,项目型是一种单目标任务的垂直组织方式,矩阵型组织加强了各专业分工之间的横向管理能力。

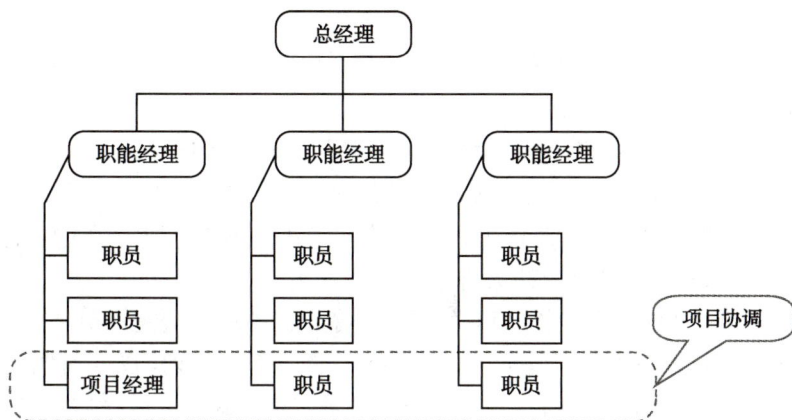

图2-3 矩阵型卫生项目组织框架图

（4）混合型组织结构：混合型组织结构是一种职能型组织、项目型和矩阵型组织的组合。主要适用于大型卫生项目，其具有较大的灵活性，但也存在一定的风险，因为若干个子项目采取不同的组织方式，由于利益分配和沟通渠道上的不一致性，容易产生资源的浪费和各种矛盾（图2-4）。

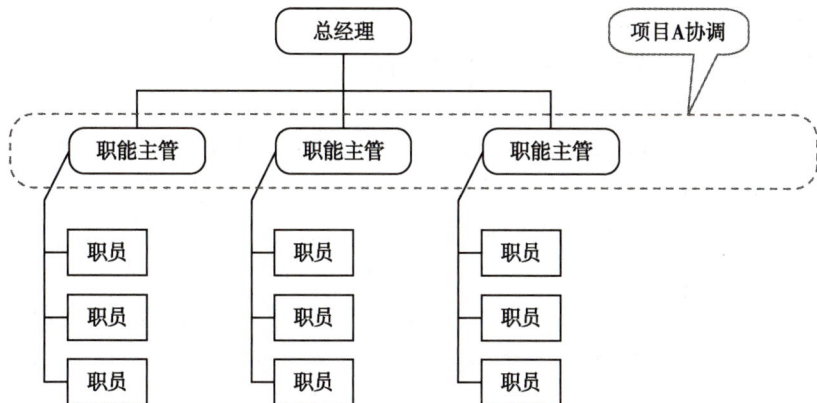

图2-4 混合型卫生项目组织框架图

3. 卫生项目管理办公室 在卫生项目的组织结构中，项目管理办公室发挥着至关重要的作用。项目管理办公室（project management office，PMO）简称项目办，它是卫生项目的具体管理者，是为创造和监督整个卫生项目管理系统而建立的组织。

（1）项目办的工作目标：建立健全卫生项目管理体系，对项目实施有效管理，确保项目目标的实现。项目办不能取代高层管理者和项目经理，它与其他职能部门同属一个序列，但其他职能部门属于管理层、执行层，项目办则属于中介层，直接辅助项目经理。

（2）项目办的作用：卫生项目办公室在项目管理过程中处于中心、窗口和枢纽地位。

1）参谋作用：收集项目决策所需的信息；对呈阅的文件进行调查研究；对会议提出建议和意见。

2）助手作用：协助项目经理承办好各项事务。例如，做好与各利益相关方的沟通、协调工作，做好各种决策的布置、督促和检查工作。

3）服务作用：为同一级各职能部门和下级各单位以及卫生项目团队提供项目服务。

4）信息反馈作用：了解、掌握和报告项目情况，负责收集和传递信息，并及时进行信息反馈。

（3）工作原则：一是迅速，相关工作要做到及时、高效。二是准确，注重工作的准确性，否则很可能会导致项目的工作出现偏差和失误。三是保密，由于掌握项目的详细信息，要求项目办必须要把保密作为一项重要的工作原则。

（4）服务对象：项目办的服务对象主要包括项目高层决策者、项目经理、项目团队成员、职能部门的经理、其他利益相关者等。

（5）项目办的运行：项目办设立后，须按照预定的权限和流程运行。

1）摆正位置：项目办在卫生项目经理和决策层之间，能够站在中立者的角度客观地来审视项目，平衡项目控制者和项目支持者角色之间的关系。其存在的目的是预见性地发现项目管理中的问题，而不是对项目人员和项目决策进行控制。

2）连续稳定：项目办应具有连贯性和稳固性，不能随意更换办公室人员。

3）重视培训：项目办应为项目管理人员提供系统的教育和培训，以提高他们的卫生项目管理水平。例如：世界银行贷款项目每年都举办各领域多次项目人员培训，结合具体项目要求和出现的新情况进行实时培训，以解决重点问题。

4）加强沟通：项目办应采用定期的经验交流会、研讨会、问题解决会、实时通信等多种形式来加强卫生项目经理间的沟通，提高卫生项目的管理水平。

（四）卫生项目组织的控制和变革

在卫生项目中，任何部门、职位的设置和分工都是为项目目标和任务服务的。当目标和任务发生变化时，组织结构就应进行相应调整，而非静止不变，基于此，应及时、有效地对项目组织进行合理控制。例如，某重大国际赛事医疗保障项目的前期目标是建立现场医疗点、院前急救点和定点医院，项目组织的成员包括站点选择、规划和建设专家，在开幕式后这些专家离开项目组织，而急救专家更多参与项目。

此外，组织变革本身就具有项目的特点，可以将组织变革按照项目的方式组织实施，即：将一个变革周期作为一个项目的全过程进行管理。如：组织变革管理的 PDCA 模式。这种模式是一种循环模式，也叫作戴明环。它包括四个循环往复的过程，即计划（plan）、执行（do）、检查（check）、行动（action）。首先，确定工作目标和行动计划；其次，按照计划去工作，完成计划之后，检查计划完成的结果，包括工作质量；再次，处理检查的结果，总结成功的经验和失败的教训，以及需要解决的问题；最后，根据这一轮的经验、教训和发现的问题，重新计划，并启动下一轮的PDCA 循环。

第三节　卫生项目团队

一、卫生项目团队的概念和特点

（一）卫生项目团队的概念

一般来说，团队是"联合在一起共同行动的一个群体"。按照管理学的看法，团队（team）就是由两个或者两个以上的、相互作用、相互依赖的个体，为了特定目标而按照一定规则结合在一起的组织。许多人把团体（group）和团队（team）不加区别地使用。从一般意义上来讲，团体（group）指的是彼此接近的一群人的集合，它可以是某些实体的成员，也可以是因为某种相似性而被划分成的某个类别。相比之下，团队（team）则是多个个体的组合，他们主动聚集在一起或者被安排在一起，是因为有着共同的目的或者目标。区分团体和团队的方法有许多种，比如，团体是由没有共同目标的个体组成，如只有相同邮政编码的一群人；但团队则不然，他们拥有共同的愿景。

卫生项目团队是指由一组熟悉卫生工作或与之有关的人员，为实现一个具体的卫生项目目标，而临时组成的协同工作的队伍。卫生项目团队不是一群人机械组合的团体（group），而是一组相互联系、为实现项目目标而团结奋斗的团队（team），其构成要素可概括为"5P"：团队目标（purpose）、团队成员（people）、团队定位（place）、团队权限（power）、团队计划（plan）。

（二）卫生项目团队的特点

1. 共同价值观　项目团队是为完成某项特定的任务、实现项目既定目标而建立的。共同的价值观决定着团队每一个成员的态度与行为，并与团队的目标保持一致。只有对团队有认同感，把参与团队看作是实现自我价值的一个重要方面，才能愿意为实现项目目标而付出努力。

2. 分工协作　有效的分工与协作是项目团队实现项目目标的基础。明确的分工则必须以有效的协作机制为前提，没有协作则团队功能就不可能充分发挥。项目团队成员在项目目标和共同价值观的指引下，明确分工，高效协作，创造更大的价值。

3. 高度凝聚力　凝聚力是项目团队成员之间的相互吸引力，其维持着项目团队正常运转。团队成员以共同价值观为基础，才能拥有高度凝聚力，积极热情地为项目成功付出必要的时间和努力。

4. 相互信任　项目团队成员在感情上相互关心、相互信任和相互依赖，专业、技能上相互弥补，这是项目团队区别于一般群组的重要特征。

5. 有效沟通　团队成员拥有全方位的、各种正式的和非正式的信息沟通渠道，保证沟通的直接和高效。良好的沟通有助于团队成员迅速而有效地了解和分享彼此的想法和情感，增强团队凝聚力，从而在完成项目任务中更自觉地采取一致行动，顺利实现项目目标。

案例 2-3

一封感谢信背后的故事

　　某医科大学收到国家卫生健康委统计信息中心发来的一封感谢信，感谢该校在时间紧、任务重、人手少的情况下，高效率地完成该中心发起的医院互联网信息公开的现状调查项目。该项目的调查对象为 6 省市 80 家三级医院、230 家二级医院以及 44 家委属委管医院，要求按时完成抽样方案、问卷调查、模拟线上调查、数据收集整理与分析、撰写研究报告等全部项目工作。

　　基于明确的项目目标和任务要求，该校组建由教师和学生参加的项目团队。通过项目任务分解，形成多个功能小组，明确各组负责人，划分工作职责，落实工作任务，建立项目信息沟通渠道，完善人员、物资在各组的调配机制，使各项项目工作高效运行。

　　由于时间紧，任务重，团队成员本着必须按时完成各项项目任务的共同目标，发挥各自优势和专长，擅长设计的设计，擅长计算的计算，各尽其能。在完成各自工作的基础上，及时补缺、补差，相互信任、相互依赖，使内卷最小化。团队内部的信息沟通平台上展现的是技术求助、专业指导、友情提示和查错技巧。师生的相互信任、有效沟通和共同的荣誉，使工作效率大大提高，全面推进各项目的有序开展。在本次项目实践中，项目团队负责人较强的组织能力、团队成员较高的专业素养及该学校丰富的项目经验，都是项目成功的因素，但一个高效的项目团队，团队成员拥有共同的价值观，成员之间分工协作、有效沟通、互相信任，形成了高度的凝聚力，才是本项目得以高效完成的关键所在。

（三）卫生项目团队的任务

　　卫生项目团队是实现项目目标的组织保障，在实现项目目标的过程中发挥主导作用，主要任务包括以下五项。

1. 执行项目计划　项目计划是对实现项目目标各项活动的具体安排，执行项目计划，就是实践项目目标的实现过程，这是卫生项目团队的基本工作。

2. 保证项目质量 为了严格执行计划，需要不断将项目计划与实际执行情况进行对比，发现偏差并及时纠正，以确保卫生项目的整体绩效满足项目目标的要求。

3. 发展项目团队 项目具有一次性和独特性等特点，项目团队和团队成员往往要面对前所未有的困难和问题，要求创新思维和创造性的工作，这使发展项目团队成为提高个人和团队能力的重要方式，也成为项目团队的一项基本任务。

4. 沟通与信息交换 在执行项目计划的过程中，需要及时了解外部环境的要求与变化，了解项目内部各部门的任务进展与变化，了解团队内部的计划、进度与搭配，这些都需要有效的信息沟通。项目团队一方面要建立起全面和畅通的信息沟通渠道，还需要配以灵活规范的沟通机制，使项目各利益相关者能及时了解所需信息，保证卫生项目工作的顺利推进。

5. 利益相关者管理 卫生项目的一个重要特点是利益相关者众多，了解各利益相关者的要求和期望，及时发现各种利益诉求的变化并采取有效的应对措施，是卫生项目成功的关键之一，也是卫生项目团队的工作任务。

在卫生项目的不同阶段，同一个卫生项目团队会有不同的目标和任务。卫生项目团队正是在不断地完成各项任务、实现各个目标的进程中逐渐发展成熟。

二、卫生项目团队的组建

(一) 卫生项目团队组建的原则

项目团队是开展项目活动的基础，有了人才能开展项目工作。因此，如何组建卫生项目团队，选拔适宜的项目团队人员，成为项目启动之初最重要的工作。组建卫生项目团队一般应遵循如下原则。

1. 内推和外引相结合原则 内推即内部推荐，优点是能够知人善任，发挥专业优势。基于卫生项目较强的专业属性，卫生机构通常对本领域人才现状有广泛了解，内推往往是选择专业团队成员的主要方式。在某些情况下，该项目取决于特定人员的专业技能，就会预先将合适的人员分派到项目中以更好地完成工作。例如，120 急救中心在早期派人加入项目团队，协商 120 建立急救站点，即采用内推的方式。外引即面向社会，选贤任能，便于引进专门人才。在内推的基础上，项目管理通常也需要卫生机构以外，甚至是卫生领域以外的专业人才，这时就会通过外引的方式选择团队成员。例如招募就是一种常见的外引方式，当执行组织缺少内部工作人员去完成这个项目时，就需要从外部获得必要的服务，包括聘用和分包。

2. 谈判协商原则 谈判协商也是项目团队从各项目单位内部或社会上获得团队成员的方式。卫生项目在项目启动后，第一件事就是确定项目经理。项目经理在组建项目团队过程中，可以通过谈判与协商的方式从相关职能部门、机构、其他项目团队选择团队成员，或是向社会招聘。在此过程中，项目管理团队可能需要与以下人员协商。

(1) 负有相应职责的部门经理：目的是确保所需的员工可以在需要的时间到岗并且工作到任务完成。即与本系统内部相关部门、机构或团体协商、谈判。

(2) 项目执行组织中的其他项目管理团队：目的是适当分配稀缺或特殊的人力资源。如同组织中关系学的重要性一样，管理团队影响他人的能力在人员分配协商中起着十分重要的作用。例如，一个部门经理在决定把一位各项目都抢着要的出色人才分派给哪个项目时，除考虑卫生项目的重要紧急程度外，也会权衡从项目中能得到哪些回报。

(3) 外部组织：项目经理通过协商谈判获取合适的、合格的、经认证的或其他诸如此类的特殊人力资源。特别需要注意与外部谈判有关的政策、惯例、流程、指南、法律及其他标准。

3. 虚拟与实体结合原则 虚拟团队为团队成员的招募提供了新的途径。虚拟团队可以被定义为有共同目标、在完成各自任务过程中很少有时间或者没有时间能面对面工作的一组人员。

基于现代沟通技术，如微信群或视频会议等方式，这种团队成为可能。虚拟团队的优势在于：①团队成员可以跨地区组成；②项目团队成员的加入与退出更具有灵活性；③项目团队活动不受时间（早班、中班和夜班）、空间（在家、办公室或路上）和员工状态（行动不便或残疾）的限制；④特别适合差旅费用过高而被忽略的项目。

4．多标准选择原则 在挑选团队成员过程中，需要从多角度考虑人员的适宜性，具体包括：团队成员在项目期间能够为项目工作，团队成员的聘用成本在规定预算内，团队成员具备项目所需的经验、能力、知识、技能和态度，以及考虑国际因素等。

5．才位相称原则 每一个项目团队成员都有其明确的岗位职责，必须选择才智、能力与其担任职务应相适应的人员，让合适的人来做合适的事，才不配位将严重影响项目效率。

（二）卫生项目团队的组成

一个完整卫生项目团队主要包括卫生项目领导（或称主任）、一般团队成员（或协调员）、项目专家等角色。有时，这些角色不一定要由不同的人来承担，可根据实际情况，一个人也可以同时担任多个角色。团队角色往往极具弹性，成员有时轮流担任某个角色，有时会在相互间的配合中难以分清到底是谁担任了某个角色。对于一个高效的卫生项目团队而言，重要的是各个角色必须有人来承担，谁承担了某个角色也很重要，换句话说，应当由积极、合适的人承担合适岗位的工作。

三、卫生项目团队的职责

（一）卫生项目经理

1．卫生项目经理的职责

（1）确定并实现卫生项目目标：这是项目经理的根本职责，他的一切工作，包括组织团队、制定计划、控制管理、实现有效沟通等，都要以此为核心。

（2）组织卫生项目团队：在组织团队时，项目经理首先要选择合理的组织形式和组织结构，然后再根据岗位需要选择所需的团队成员，做到因事、因岗择人。

（3）不断改善团队运行的外部空间：卫生项目经理要根据项目的特殊情况，用各种手段，包括行政的、谈判的方式来解决项目目标、资源、政策以及合同、协议等方面的决策问题。在此过程中，项目经理要协调团队与各利益相关者的关系，营造出一个有利于团队发展和项目运行的外部环境。

（4）获取卫生项目资金：项目资金的及时到位是项目经理的一项主要工作内容，这项工作可以由项目经理直接去做，也可以由团队中的其他成员去完成，但卫生项目经理必须对此负责。

（5）组织并提交卫生项目报告：项目经理需要报告工作意图、制定项目计划、报告项目进展、发现项目进展中遇到的困难和问题、提出改进项目执行的意见和建议。

2．卫生项目经理的权力 项目经理的权力大小是由多方面因素共同决定的，如卫生项目的规模和复杂程度、卫生项目的目标要求和风险程度、项目经理个人的能力及其团队成员的素质等。一般来说，项目经理具有以下几个方面的权力。

（1）对卫生项目资源进行分配的权力：当组织把一定的资源给项目后，各种资源的分配与使用权就掌握在项目经理的手中，项目经理可以决定各个阶段、各个部门资源的使用情况。

（2）组建卫生项目团队的权力：项目经理有权决定该项目的管理人员和项目团队的成员，并对他们进行任务分配和管理。

（3）进行卫生项目决策的权力：卫生项目的实施是一个十分复杂的过程，项目经理必然会面临各种决策。因此，项目启动阶段的一项重要任务，是通过项目章程、任务书或备忘录等方式，明确对项目经理的授权，划定项目经理的决策边界。

3.卫生项目经理的素质及技能要求 "素质"一般泛指构成人的品德、知识、才能和体格诸要素的状态。"技能"指掌握并能运用专门技术的能力,即技术、能力。对于一个成功的卫生项目,项目经理是不可或缺的重要因素。而项目经理的素质与技能如何又决定了其管理的水平。卫生项目管理涉及面广、不确定性因素多,因此要求卫生项目经理应具备以下几方面的基本素质与技能。

(1)卫生项目经理的概念技能:①分析问题的能力。项目经理在对待问题时能将问题系统地组织起来,对事物的各个方面和不同特征进行系统地比较;在面临多项选择的情况下,通过理性分析来判断每项选择的重要性和成功的可能性,以决定取舍和执行的次序。②决策能力。决策能力是决策者所具有的参与决策活动、进行方案选择的技能和本领,是项目经理的必备能力之一。③解决问题的能力。项目经理应具有准确运用观念、规则、程序方法等对客观问题进行分析并提出解决方案的能力。④灵活应变能力。在外界事物发生改变时,项目经理应灵活应对,作出及时的反应和正确的决策。

(2)卫生项目经理的人际关系能力:①沟通交流能力。项目经理应该是一个良好的沟通者,需要与项目成员、各利益相关者进行有效沟通,以了解和掌握各方面的情况。②激励能力。项目经理需要深入了解和正确认识团队成员的各种需求,正确选择激励手段,制定合理的奖惩制度,适时采用激励措施。③影响他人行为的能力。项目经理可以运用职权来影响他人行为,对项目成员产生积极影响。④处理矛盾和冲突的能力。项目管理中自始至终都存在着矛盾和冲突,项目经理应具有处理项目运行中产生的各种矛盾与冲突的能力。

(二)卫生项目团队成员的职责

1.帮助团队建立共同价值观 基于项目目标和任务的指引,项目成员应尽己所能帮助团队建立共同的价值观。共同的价值观决定着团队成员的态度与行为,只有对团队有认同感,大家才能真正地为团队目标的实现尽心尽力,提高工作效率并实现项目目标。

2.参与团队的活动 在团队角色认定以后,团队成员要积极参与角色赋予的各项活动;在其职,做其事,尽其责,完成卫生项目中岗位规定各项工作任务。按照要求参加各种项目活动,针对团队中存在的各种问题发表自己的观点,提出相应的解决办法;努力促进团队达成共识,接受并支持团队的一致决定。

3.分工协作 每个团队成员对于团队来说都是重要的,团队成员间既要有明确的分工,争取保质、保量、按时完成团队分给自己的任务,同时,要与其他队员密切协作,随时向其他成员提供帮助,必要时愿意做"份外"工作;随时向其他团队提出帮助需求,与其他团队成员分享项目经验,以团队绩效作为努力目标。

四、卫生项目团队的发展

布鲁斯·塔克曼的团队发展阶段理论认为,团队发展一般经过五个阶段:形成期(forming)、震荡期(storming)、规范期(norming)、执行期(performing)和调整期(adjusting)。卫生项目团队在团队成长、迎接挑战、处理问题、发现方案等一系列过程中,也经历上述五个阶段(图2-5)。

1.形成期 形成期也称组建期。在这个时期,团队成员从原来不同的组织调集到一起,大家开始相互认识,每个成员都试图了解卫生项目目标和他们在团队中的合适角色,明确项目是做什么的以及自己应做些什么。团队成员从卫生项目经理那里寻求帮助和建议,以期找到属于自己的角色。激动、困惑、矜持、观望是团队成立期的主要特点。在该阶段,团队领导要确保团队成员之间逐步建立起一种互信的工作关系,"指导式领导"或"告知式领导"(directing)最为适宜,主要工作是明确方向、确定职责、制定规范、进行培训。

2.震荡期 震荡期也称风暴期或磨合期。在这个时期,团队成员对卫生项目目标进一步明确，项目经理也需要进一步明确团队成员所扮演的角色及每个角色的功能、权限和责任。在该阶段团队成员可能还没有了解自己应当做什么，对彼此之间的相互作用可能是漠不关心，或是出现一些无谓的摩擦。团队成员与周围的环境之间也会产生不和谐，主要包括：成员与组织技术系统、组织制度之间不协调，与上级或其他部门发生各种各样的关系时，会产生矛盾和冲突。在该阶段，团队领导应带领项目团队度过激荡转型期，承担起"教练式领导"（coaching）的责任，强调团队成员的差异，相互包容，认识并处理各种冲突和矛盾，善于做引导工作，准备建立工作规范。

3. 规范期　规范期也称稳定期。经受了震荡阶段的考验，项目团队进入到正常发展阶段。在这一阶段，团队成员已接受并熟悉了工作环境，项目管理的各种规章制度得以改进和规范，能形成适当的行为规范、和谐的团队价值观，能调动成员的活力与热忱，增强团队的凝聚力。项目经理开始逐步向团队成员授权。团队能否顺利过渡到规范期，以及团队形成的规范是否真正高效有力，将直接影响团队绩效和项目目标的实现。这个时期是团队精神、凝聚力、合作意识形成的关键期，团队领导应允许团队有更高的自治性，即"参与式领导"（participating）最为适宜，主要工作是尊重、鼓励、授权、激励、规章制度约束。

4. 执行期　执行期也称辉煌期或成果期。执行期是卫生项目团队发展的第四阶段，经过了团队建立、震荡和规范阶段，团队呈开放、坦诚、及时沟通的状态，团队成员之间能相互信任、相互依赖、进行有效的分工合作，团队成员的状态已达到了最佳水平。这是一个工作效率很高的阶段，每位成员都明确职责，善于迎接各种挑战，整个团队已熟练地掌握了如何处理内部冲突的技巧，并能集中集体的智慧作出决策，解决各种困难和问题。团队成员都以卫生项目的顺利进展和团队所取得成绩为荣，成员们有极强的归属感和集体荣誉感。这个时期应当集中精力关注卫生项目进度、更新方法、推动技术推广和交流。项目领导也应让团队自己执行必要的决策，即"委任式领导"（delegating），主要工作是对卫生项目下一步的走向或调整提前预估，做好团队成员的思想引导等。

5. 调整期　调整期也称休整期。任何一个项目团队都有自己的生命周期。卫生项目团队的去向有两种可能：一是解散，二是组建新的团队。这个时期的主要工作是卫生项目收尾，提交卫生项目完工报告、规整档案、接受审计、妥善安置人员、处理好资产、办理好交接手续等。

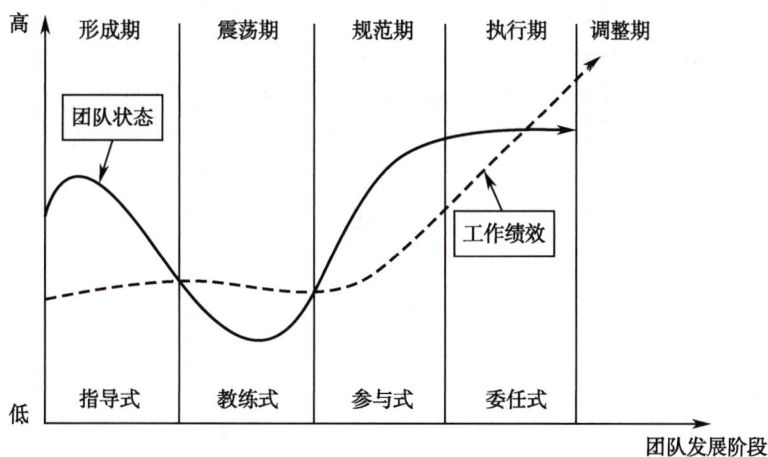

图2-5　塔克曼团队发展阶段过程图

案例 2-4

项目团队各阶段成长特点与管理策略案例分析

基于布鲁斯·塔克曼的团队发展阶段理论,团队发展一般经过五个阶段:形成期、震荡期、规范期、执行期和调整期。本案例以"班级"这一团队组建过程为例,探讨团队在各个阶段的成长特点与管理要点。

阶段1:组建阶段

当一名学生进入一个新组建、陌生的班级时,他或许会感到紧张,觉得不知所措。可能会询问自己"其他人会如何对待我","我如何与同学们和睦相处",渐渐地对周围的环境形成初步看法。

团队特点:激动、健谈、热切、观望。生产率低。

管理要点:组织、设定基本规则。

阶段2:震荡阶段

随着学生慢慢接受了新环境,习惯了与同学合作。他们之间不太可能形成冲突,但实际情况正好相反。似乎人类的一种原始的欲望就是坚持自己的看法、挑战传统的界限。一个班级处于这个阶段的时间长度,在很大程度上取决于老师如何处理这一过程。

团队特点:意见不一、冲突、戒心强。生产率低。

管理要点:认识并处理各种冲突和矛盾,开展引导工作,努力建立共识。

阶段3:规范阶段

对于团队的成长,规范阶段至关重要。在这个时期,设立和遵守有助于成功合作的社会规范。然而,在这个阶段的早期,很多学生可能不知道如何处理权力和责任,不了解必备的技巧和应有的态度。老师需要向学生介绍这些技巧和策略,放弃对课堂的控制,学生在课堂上逐渐形成一种乐于参与的氛围。

团队特点:轻松、相互合作、气氛和谐,几乎没有冲突,就算有冲突也经常被成功地化解。生产率一般或较高。

管理要点:尊重、鼓励、授权、激励、规章制度约束。

阶段4:执行阶段

在这个阶段,真正的团队归属感显现。团队效率慢慢提升,不仅能高效率地完成任务,也达到团队成员的情感诉求。团队凝聚力非常高。会显现出问题,但团队足以应对。团队也许会出现暂时性的退步,但通常一句简单的提醒足以使学生们回到正确的轨道上。

团队特点:思维开放、勇于尝试、相互信任、相互依赖、进行有效的分工合作。团队生产率非常高。

管理要点:支持、分配任务,做好团队成员的思想引导。

阶段5:调整阶段

任何一个团队都有自己的生命周期。此时,团队的去向有两种可能:一是解散,二是组建新的团队。在这个时期,班级可能面临以上两种走向。

五、卫生项目团队的激励

国外学者 Webster 提出"项目实施主要是人的管理。只有有了人才能开展项目工作,所以首要关注的就是如何领导和激励项目团队。"

（一）卫生项目团队中的领导力

领导力，尤其是激励员工和团队良好合作（为了共同目标而努力）的领导力是创建成功项目所不可缺少的。在实现卫生项目目标的过程中，项目经理应关注以下几点。

1. 以卫生项目目标为导向　在项目实施过程中，不管制定什么战略，永远不能忽视项目的总体目标，战略重心必须集中在总体目标的实现上。牢记目标至上，在制定计划时，必须全力找出影响计划目标实现的主要因素，有针对性地采取相应措施。

2. 明确卫生项目的时间计划和进度　项目的实施需要灵活性，但是过度的灵活会导致项目失控。不能以推迟决策的时间来保证计划的灵活性。要符合计划的效率性原则，不应因灵活性而耗费更多的资源。不应影响计划的实施，灵活性原理就是制定计划时留有余地，至于执行计划，则一般不应有灵活性。

3. 关注细节，定期质控　由于项目计划的制定不可能面面俱到，外部情况在不断地变化，所以计划往往赶不上变化。要定期检查计划，及早发现并处理卫生项目中存在的问题和潜在的问题，就像航海家一样，经常核对航线，一旦遇到障碍就可绕道而行，从而使项目计划执行过程具有应变能力。

4. 培养良好的沟通技能　学会鼓励和认可别人，成为好的倾听者和易于相处的人。适当给予团队成员鼓励和表扬，奖罚分明。

5. 成为一个创造和释放正能量的人

（二）卫生项目团队激励的方法

团队激励是一个诱发团队成员动机和强化干劲的过程，有效的激励对于卫生项目团队十分重要，没有有效的激励，团队就会丧失士气，甚至导致人才流失。激励的关键在于抓住关键点。激励的手段和效果因人而异，在团队的不同阶段，激励效果也不同。

激励可分为基于结果的激励和基于行为的激励。建立卫生项目有效的激励机制、适时的绩效评价和团队成员的声誉评价，能够改善团队成员在团队中的表现。卫生项目管理者采取的激励措施与团队成员为实现组织目标而付出的努力高度相关，基于结果的激励和基于行为的激励也会对团队成员会产生不同的影响。

激励的方法很多，其中包括目标激励、参与激励、竞争激励、物质和精神激励、个人职业发展与成长激励、情感激励等等。运用好激励手段来提高项目的执行效果其实是一门艺术，需要项目管理者在具体的卫生项目实践中不断体验和积累经验。

（郭　蕊）

思考题

1. 根据本章所学，请简要概括并比较职能型、项目型、矩阵型这三种卫生项目组织的结构特点。
2. 请简要描述卫生项目办公室的运行实践中应注意的问题。
3. 试述你对卫生项目团队构成要素"5P"的理解。

章前案例

　　某区位于某市的城乡接合部，人口以老年人居多，教育水平偏低。改革开放以来，居民的收入提高了，但思想仍是经济困难时期的观念，将大鱼大肉作为生活水平提高的标志。由于食用高脂肪、高盐饮食，脑出血经常发生，给家庭带来了很多痛苦和负担。

　　区卫生健康委员会十分重视脑血管病的防治工作，希望以项目的方式进行干预。为增加干预的有效性，在项目立项前对部分医疗机构进行一些调查研究，评估项目干预的可能性。调查的第一个机构是一个以抢救脑出血疾病为特色的医院，医院病房住满了脑出血的患者，医务人员正忙于抢救患者。医院领导告诉调研组，该院去年收治的脑卒中患者数量仅次于区医院，居全区第二，住院率达到105%。

　　在调研总结会上有人提出：我们的医院只治疗不预防，脑血管疾病发病率高的问题能解决吗？会议达成共识：医生是给个体患者看病，而政府更要给人群看病，给人群开处方。

　　可是，如何给人群开出一个有效的处方呢？调研组查阅有关的文献，并向卫生项目管理专家请教。教授说：卫生项目管理是一门整合各种专业知识来解决人群健康问题的综合性学科。给患者治病，我们要学习解剖、生理、病理、药等知识，给人群开处方同样也需要对人群健康进行诊断，明确干预措施的作用机制，把干预方案建立在项目理论基础之上，这样才有可能实现项目目标，治愈人群疾病。

第一节　卫生项目需求评估

　　卫生项目的根本目的是解决人群的健康问题。发起一个卫生项目，首先需要回答一些问题：社区人群或卫生机构中存在哪些需要优先干预的卫生问题？问题的属性如何？其严重性如何？问题在多大范围内存在？影响哪些人？当把卫生问题转化为人群或机构的需求时，则要回答：真的存在需要项目干预的需求吗？不同特征人群或机构的需求有何不同？是如何分布的？需要什么样的干预服务才能满足卫生需求？回答这些问题需要进行需求评估。

　　卫生项目需求评估的目的是发现主要卫生问题，确定一个卫生问题需要定性和定量两个方面的知识和技能。通过定性研究，可能发现一个重要的卫生问题，通过定量调查，回答这个问题的范围有多大，影响哪些人。对问题的确定、对需求的定义不仅仅决定了项目的设计，而且决定了项目的效果和可持续性。

　　以人群健康干预项目为例，随着人口的老年化、危险因素的暴露和生活方式的改变，人群的流行病学模式正在发生巨大的变化，这些变化带来了很多的健康问题和健康需求，也对健康干预项目形成与管理提出新的挑战。

一、需求的定义

原则上说一个人有愿望，而愿望没能被实现，那么他就有需求。因此，人们有各种各样的需求。项目管理者需要了解需求的种类、特点，作为发起卫生项目的基础。

在项目的初始阶段，项目管理的一个重要任务是定义需求。要定义需求，必须回答一个根本性的问题：是谁的需求？这个问题看起来很容易，但却是一个根本性的问题，它将决定项目设计、实施过程中的社区参与，并最终影响项目效果的可持续性（案例3-1）。回答此问题并不容易，它涉及看问题的角度和利益相关者的有效参与。

案例 3-1

公共卫生的基础之一是人群能得到清洁的饮用水。某国际开发机构在亚洲某国开展了为农户提供清洁水的改水项目，并决心通过改进项目设计来提高项目的效果。

项目组查阅了很多文献，其中有文献报道：在农村地区进行改水的同时，再加上对厕所的改造，可对腹泻等肠道疾病的控制起到协同效应，即项目能收到几何效应的结果。项目负责人决定在该国的改水项目中再增加一个改造厕所的活动。在项目设计中，一方面改水，同时为农户建造双瓮式卫生厕所。

经过3年的努力，项目顺利结束，并完成了项目规定的各项任务，使得目标家庭都用上了清洁的自来水且安装了双瓮式厕所。评价专家组撰写的完工报告也表明项目取得了成功。

该国际机构有一个制度，即在项目完工后的1~2年后，再对已经完工的项目进行评价，即项目的后评价。项目完工1年后，政府的改水项目办公室早已解散，因此，该国际机构的后评价人员到现场考察时没有项目管理人员陪同，到了村里却吃惊地发现，大量的双瓮式厕所被废弃不用，农民仍然使用原来苍蝇乱飞的"旱厕"。

为什么放弃清洁厕所而使用不卫生的厕所？后评价人员忽然意识到，项目设计者是用公共卫生的视角来看厕所问题，"苍蝇乱飞"只是公共卫生专家眼里的问题，但农户并不认为"旱厕"是一个问题，他们和这种厕所一起生活了很多年，认为这样的厕所很正常，没有改造厕所的需求。

因此，当社区人群没有改变认识，不认为项目干预的"问题"是问题，就没有社区参与，这个项目也就不可能有可持续性。项目立项时发现的健康问题是专家眼中的问题，而不是社区人群眼中的健康问题，犯了一个认识论的错误。

目前，社区参与和参与式社区健康评估，已经形成了另外一个项目管理的流派，它对项目活动的开展，以及项目效果的持续有着深远的影响。

二、需求的种类

需求是一种价值判断，可用于确定目标人群所存在的问题。确定人群需求的方法很多，一般可以简单地将目标人群的某个结果性指标（如出生婴儿体重）或者过程性指标（如医疗服务的可及性）低于价值判断的标准，作为确定该人群是否有需求的依据。例如，当一个家庭的人均收入低于500元时，这个家庭就可以被定义为贫困家庭，需要民政部门的资助。

马斯洛将人的需求分为五个层次，即生理需求，安全需求，社交需求，尊重需求和自我实现的需求。在公共卫生领域,人们一般将需求分为规范性需求、比较性需求、感觉的需求和表达的需求。

1. 规范性需求(normative needs) 所谓规范,是指专业性的标准或专业性的判断。例如:社区卫生站的面积不能低于150m²,如果低于150m²,就没有达标,其产生了对房屋面积的需求。再如:人的收缩压高于140mmHg,或舒张压高于90mmHg则为血压不正常;体质量指数(body mass index,BMI)大于30kg/m²则为肥胖。在社区诊断中,常常利用诊断标准,对社区人群进行诊断,确定目标人群和其健康服务干预的需求。

2. 比较性需求(comparative needs) 比较性需求常常是就某个指标进行纵向或横向比较。例如,针对某社区人群的吸烟比例,可以进行纵向的历史性比较,从而确定有无开展健康项目的需求;也可以与相类似的社区进行横向比较,分析该指标的相对位置,从而确定有无需求。在日常生活中,常常听到对北京和上海两市居民的平均期望寿命进行比较。比较性需求还可以扩展到健康服务的利用,如应住院但没住院的发生率在城市和农村之间的比较,从而提出改进农村合作医疗设计的需求。但也常常见到不恰当的比较,例如,将不同国家的医生数/千人进行比较,从而提出需要提高医疗人员配置标准的需求,这样的比较往往割裂了这个指标所依据的具体经济环境、社会制度和政策环境。

3. 感觉的需求(felt needs) 感觉的需求是指目标人群根据个人的经验、知识、价值观等所提出的主观感觉需求。例如,同样是一个感冒,一个没有健康知识的患者,会认为其需要住院治疗,而一个有健康知识的患者则只有门诊服务需求。

高血压控制项目的一个难点是,目标人群的收缩压已经高达180mmHg,但却认为没有改进生活方式和服药的必要。感觉的需求和规范需求严重错位,致使社区公共卫生服务不被人群理解和接受。感觉的需求往往不稳定,重复测量的信度低。当人群有较高的感觉需求时,项目的社区参与度会大幅提高,有利于提高项目的可持续性和项目干预对象的满意度。

4. 表达的需求(expressed needs) 表达的需求是指实际已发生的需求。如门诊量、住院量等。感觉的需求往往因经济、地理、时间、交通等因素的约束而未能全部发生,表达的需求则是指其中实际发生的需求,它和经济学中的需求(demand)类似。患者和医生对于疾病的诊治知识是不对称的,医生可以诱导患者的医学检查需求、住院需求,从而导致医疗费用虚高。而另一方面,患者有住院的需求,但是由于医院太远,或家庭经济困难等原因,没有将住院需求表达出来,从而耽误治疗。因此,表达的需求和感觉的需求、规范性需求往往出现不一致。将表达的需求和规范性需求结合起来分析,就可以找出服务的可及性和公平性的问题。

三、健康需求的特点

1. 健康需求以医学专业标准为基础 医学专业标准是依据科学研究的结果制定的,是判断是否存在健康需求的标准。例如,高血压的医学专业标准是收缩压大于140mmHg,或舒张压大于90mmHg。此时,患者可能没有病痛的感觉,也没有表达的需求,但是有健康需求。再如:肿瘤筛查时,人群根本没有自觉症状,但某些人可能已经发展到癌前病变,甚至早期癌症,具有显著的健康需求。

2. 不同类别的需求之间存在差异 最理想的状况是感觉的需求、表达的需求和规范性需求相一致,这时,人群具有控制疾病的需要,项目的参与率就会大大提高。但是,感觉的需求往往和规范性需求有很大距离,例如在某些人群中,虽然血压收缩压达到200mmHg了,但仍然感觉很健康,不愿意服药。这需要通过健康教育、传媒宣传等去影响感觉的需求。当感觉的需求和规范性需求一致,健康需求得到表达,这时,影响健康需求的主要因素变成了卫生服务的可及性。卫生服务可及性受卫生机构的服务能力与分布、交通条件、医疗保险和家庭经济条件等制约。鉴于这个特点，在需求评估中，应同时对四类需求进行评估。如果感觉的需求和规范需求之间存有很大的差异，卫生项目则难以得到充分理解和支持。

3．健康需求具有动态性　随着医学科学知识的发展，医学诊断的标准也在修改和完善。同时，卫生服务的需求也随着社会的价值观、经济实力、政府角色定位的变化而变化。例如，乙肝疫苗的接种在 20 世纪 90 年代以前是需要个人支付费用的，属于感觉的需求和表达的需求，在国家实施免费接种政策后，这种需求变成了规范性需求。

四、健康需求评估方法

需求评估又称为社区分析或社区诊断，是指确定一个特定人群健康问题的活动，用于指导卫生项目计划的制定。Altschuld（2000）将需求评估定义为决定、分析、确定优先需要满足的需求、设计解决问题的策略的过程。Petersen 则认为需求评估需要回答以下 5 个问题。

1．谁是最重要的目标人群？

2．该目标人群的需求是什么？

3．在目标人群中，哪一个子目标人群的需求最为重要？

4．这些目标人群分布在什么地方？

5．目前对这些需求是如何解决的？

健康需求评估可以帮助在一定的人群、社区中识别最重要的健康问题，了解当地的卫生服务能力和社区资源。健康需求评估的方法包括知情人访谈、专题小组访谈及流行病学调查。

（一）知情人访谈

知情人（key informant）是指对社区人群健康情况有相对全面了解的人，如社区领导、卫生人员及社区居民。选择适宜的关键知情人，对于健康需求评估特别重要。适宜的知情人不仅了解社区、熟悉情况，对相关问题有深入的思考，而且能够将自己的感觉、想法、观点、认知充分地表达。通过对不同的关键知情人的访谈，可从多角度来印证信息的一致性，提高访谈质量。向关键知情人收集数据的方式可以是深入交谈、电话访谈，也可采用问卷调查。

（二）专题小组访谈

专题小组访谈（focus group discussion）是一种定性研究方法，通过询问、小组成员互动、相互激励的方式获得其观点、看法、评价。

专题小组由 8～12 人组成，在一名主持人的引导下对某一主题进行深入讨论。焦点小组的目的在于了解和理解人们的想法和原因。成功的关键是参与者对主题进行充分和详尽的讨论。

专题小组的优点不只是一问一答式的访谈，而是利用小组动力（group dynamics），小组成员之间相互启发、激荡，从而挖掘出深层的观点、认识和看法，达到收集数据和信息的目的。在实际工作中，要避免形式上是专题小组访谈，但在实施过程中，主持人没能很好地营造氛围，把专题小组访谈变成小组访谈。

（三）流行病学调查

流行病学是公共卫生领域的重要调查研究方法，可以分为描述性流行病学、分析性流行病学和干预性流行病学三类。描述性流行病学可用于需求评估，揭示卫生问题在人群中的流行状况、三间分布及影响分布的因素。

通过发病率、患病率描述健康问题和疾病流行模式，通过健康问题或危险因素的分布，确定具有这些健康问题或暴露于危险因素之下的人群，从而为形成干预策略提供依据。

第二节 项目理论

某市社区卫生服务管理中心在过去的三年里开展了多项以控制高血压、糖尿病为目标的健康干预项目,但效果不是很好。中心召开研讨会,希望改进项目,提高项目的干预效果,并把这项任务交给了新来中心工作的硕士研究生小王。

小王把过去的项目计划书拿来仔细阅读,发现项目干预措施主要是开展一些健康教育、发一些小册子,项目设计的主要依据是 KAP 理论,即:如果对目标人群进行高血压、糖尿病健康知识的宣传,那么人群对健康的态度就会发生变化,态度的变化就会改变行为,促使患者按照医嘱改变自己的生活方式,提高对规范服药的依从性。小王想:认识的几个外科大夫,甚至是公共卫生学院的老师也抽烟,他们其实都知道抽烟的危害,再对他们进行健康教育还有用吗?

小王仔细阅读了芬兰的 North Karelia 项目和美国的 Standford 五城市项目的文献,很受启发,意识到行为的改变并不简单,行为的存在有其生态环境,如果没有将对行为生态环境的干预考虑进去,仅仅针对个体水平的健康教育可能很难取得好的效果。

通过一段时间的学习和研究,小王深刻地理解到项目理论对卫生项目设计的重要性,当一名合格的临床医生,需要掌握疾病的发病机制和治疗机制,同样,给人群开项目"处方",也需要掌握项目干预的作用机制。应该把项目的设计建立在经过验证的理论基础上才能提高项目效果。据此,他向中心提出了新的项目设计思路。

在卫生项目管理中,人们往往不重视理论的作用,认为谈理论是学术的事情,其实不然。任何卫生项目都隐含着行为假设,即因果逻辑假设。例如:在社区卫生服务中实施"收支两条线",就是建立在医疗服务量与收入挂钩将导致"大处方"这个假设基础之上,如果使两者分离,切断服务量与收入之间的利益关系,使医疗行为不受到经济因素的影响,那么医生就会根据患者的实际需求而提供服务,就能减少"大处方",从而解决"看病贵"的问题。这种假设可能正确,也可能错误:由于切断了服务量与收入之间的联系,导致干多干少一个样,医生的工作积极性不足,社区医疗服务水平下降。

一、项目理论概述

(一)项目理论的重要性

一个成功的项目依赖于科学的因果逻辑。例如,对结核病患者的有效治疗至少需要以下环节:作出正确的诊断,制定正确的治疗方案,给患者提供相应的药物,患者按医嘱服药。缺少任何一环,结核病患者的治疗效果都会受到很大的影响。如果诊断错误,医嘱执行得再好也不可能治好疾病;而有了正确的治疗方案,没有按医嘱实施治疗,也不可能达到治疗效果。

期望通过卫生项目干预导致预期效果的设计,都基于一个有待于证实的假设或猜想,这种假设或猜想在项目设计中非常重要,因为它决定了项目实现目标的可能性,同时也为项目效果评价提供了理论依据。因此,卫生项目需要专业性的设计,以提高实现项目目标的可能性(likelihood of success)。

例如,在一个目标为戒烟的健康教育项目中,项目开展了开发健康教育教材、选择合格师资、对人群进行健康教育等活动，但在效果评价时却发现干预的效果很差，干预组和对照组抽烟行为的相对危险度没有变化。项目设计所依据的是 KAP 理论，即：如果人群获得了抽烟有害的知识（knowledge），那么就会改变对抽烟的态度（attitude）；如果改变了态度，那么就会改变抽烟行为（practice or behavior），就会戒烟。通过项目评价，证明这种逻辑关系在该人群不成立，项目理论是错误的，健康教育没有改变干预人群的吸烟行为。这是因为，行为的发生和存在有其生态环境，如果项目从行为生态学理论角度设计，则会将群组、行为规范（group norm）等设计到干预中，则项目成功的可能性会提高。因此，项目设计的理论假设对项目的成功至关重要。

Weiss 把项目的失败和成功进行了具体的分析、分类：第一种情况称为项目设计失败（project design failure），即由于项目本身的设计是不合理的或不科学的，因此，无论项目实施得如何，项目也是要失败的；第二种情况是项目实施失败（project implementation failure），即虽然项目设计合理，但在项目实施环节出了问题，最后导致项目失败；第三种情况是项目设计不合理，而且也没有得以实施，项目最终失败是必然的；第四种情况是，项目设计科学、合理，并且得到高质量的实施，只有这种情况项目才能成功。因此，有效的项目设计成为项目成功的一个重要的前提条件，而有效设计的基础就是项目干预的作用机制或原理，国际上普遍称为项目理论（program theory）。

卫生项目是解决卫生问题的主要工具和手段，设计一个有效的项目是具有挑战性的任务。在项目管理中，问题的解决程度常常用项目目标来表示。例如，一个高血压控制项目，所要解决的问题是高血压患者的血压控制率很低，只有 30%，因此，提高高血压患者的血压控制率成为项目的目标：将血压控制率从 2012 年的 30% 提高到 2014 年的 40%。

由于开展了项目干预，使得血压控制率由干预前的一个水平（Y_0）提高到另一个水平（Y_2）；如果没有项目干预，目标人群也会通过电视、报纸、朋友、同事的沟通进行自我管理，可能使血压控制率达到某个水平（Y_1）。因此，项目真正的干预效果不是 $Y_2 - Y_0$，而是 $\Delta Y = Y_2 - Y_1$（图 3-1），ΔY 被称为净效果（net impact）。

项目目标就是使目标人群的血压控制率发生一个变化（ΔY）。在项目设计阶段，项目管理者最重要的工作就是找出一组有效的干预设计，按照这种设计实施项目，以取得项目的真正效果，即血压

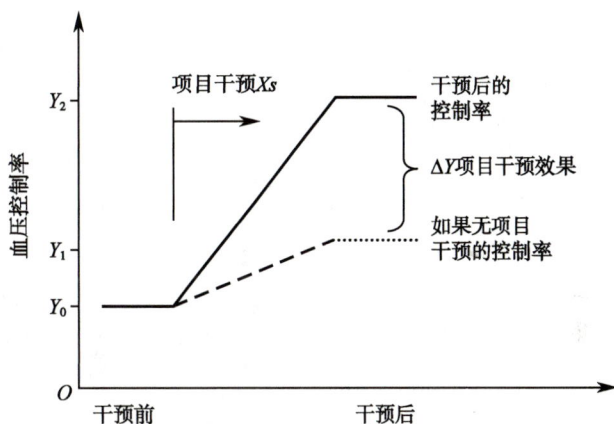

图 3-1　项目干预效果示意图

控制率得以有效提高。这是一个具有挑战性的工作，因为任何项目设计都是一种猜测（educated guess）、假设（hypothesis）。因此，需要设计出最有可能使得目标变量发生变化的假设。

（二）项目理论的种类

项目的成功取决于两个方面，一是合理、科学的设计，又称为有效的项目设计，二是高质量的实施，项目按照设计要求、按质按量地完成各项项目活动，目标人群得到了符合设计要求的干预服务。

Rossi 将项目理论分为两类，一是项目效果理论（impact theory），另一个是项目过程理论（process theory），项目过程理论又可分为生产计划和利用计划两部分（图 3-2）。项目效果理论阐明、解释所设计的项目是如何产生、导致其效果的，说明项目干预的产出与项目效果

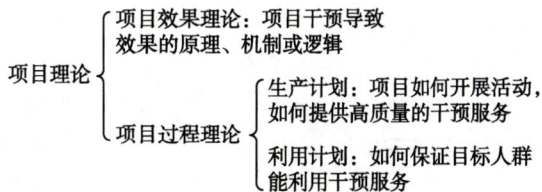

图 3-2　项目理论分类

之间的因果关系。如果因果关系很强，那么项目的效果就会明显，反之，如果因果关系很弱，甚至没有因果关系，那么，项目干预的效果就不可能明显。项目效果理论决定了产生效果的可能性。项目过程理论阐明、解释项目活动是如何开展、生产和提供高质量的干预服务，以及目标人群是如何利用、得到干预服务的。

（三）项目理论的概念框架

项目效果理论往往是基于循证医学的科学证据。例如，科学研究发现新生儿神经管畸形的决定因子为：孕期前或孕后三个月叶酸摄入低、孕期暴露有机溶剂、氯气，那么，如果减少对这些危险因素的暴露，就可以减少新生儿神经管畸形的发生。

怀孕前三个月就开始服用叶酸，可以使叶酸维持在一个较高的水平，保证胚胎早期有较好的叶酸营养状态；而怀孕后的前三个月属于胎儿神经管形成的敏感期，提高叶酸水平可以预防新生儿神经管畸形。因此，孕前、孕后三个月服用叶酸可以降低神经管畸形是基于科学的研究。如果科学研究是错误的，即叶酸的摄入和新生儿神经管畸形之间没有因果关系，无论添加叶酸的营养干预项目实施得如何好，新生儿神经管畸形的发生率也不可能下降。因此，项目效果理论决定了项目的有效性。

项目的高质量实施同样重要。按项目设计的要求，叶酸的服用时间是在孕期前三个月和怀孕后三个月。但在项目实施过程中，由于健康教育或质量管理不到位，很多孕妇没能按时间要求、按剂量要求服用，使项目的效果受到影响。

因此，项目效果理论保证产生一个合理、科学的项目设计，提高项目成功的可能性；而项目过程理论则保证项目得以高质量地开展，保证目标人群得到高质量的干预服务。

Rossi 提出了效果理论、干预利用计划、干预生产计划，以及它们之间相互作用的概念框架。目标人群通过项目干预产生与利用的交互，得到高质量的干预服务，从而产生项目效果（图3-3）。

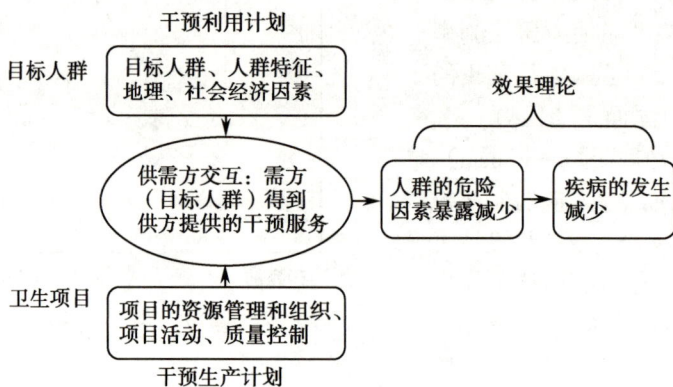

图3-3　项目理论概念框架

二、项目理论的内容

（一）项目效果理论

项目效果理论又称为变化理论（theory of change），是指项目干预导致效果指标发生变化的机制或原理。项目设计首先要选择正确的项目效果理论，才能有效实现项目目标。

为了理解项目因果理论，可以简单地把项目的产出看成 Xs，项目的效果看成是 Y。项目的干预活动导致产出 Xs 变化，这种变化可以导致 Y 的变化吗？

$$\Delta Xs \rightarrow \Delta Y$$

在有效的项目设计中，X 和 Y 是一种因果关系，或 X 是 Y 的决定因子。因此，为了设计一个有效的项目,设计人员需要掌握流行病学知识、统计学知识,以及与项目干预内容相关的专业知识,对发表的文献进行批判性地分析,对随机分组设计的研究文献进行荟萃分析(meta-analysis),对非随机分组的研究则进行系统评价(systematic review),或者将项目的设计建立在已经过验证的理论或循证研究的基础上,提高项目设计的有效性。

项目效果理论可以很简单,也可以很复杂。例如,通过大众传媒开展营养宣传,导致大众的饮食营养知识和认识的提高,最后导致健康的饮食(图3-4)。

再如,一个高血压控制项目的设计,一方面开展高血压患者管理,对患者进行个体随访,提高他们对医嘱的依从性;同时,建立高血压俱乐部,在群体水平上通过人际交流、互动,进一步影响、强化行为,提高患者的依从性,最终提高血压控制率(图3-5)。

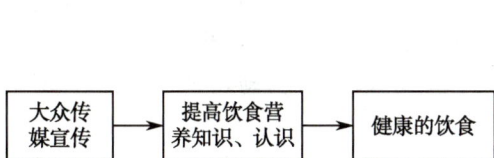

图3-4　营养项目效果理论

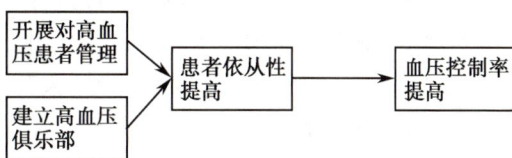

图3-5　高血压管理项目效果理论

这两个例子所展示的是项目所期望的效果。但是一个项目可能产生多个结果,有的效果是项目所期望的,有的是项目所不期望的,而有的是项目没有预期到的。一个更完善的项目效果理论不仅仅表明项目所期望的效果(intended results),同时也应当阐明项目所不期望的效果(unintended results)。例如,某市实施的一项医疗保险改革项目,项目的基本思路是政府改变对医院的付费方法,实施总额预算,虽然名称上是总额预算,但实质上是据实报销的总额封顶,按照一个住院患者 6 000 元结算,达到总额额度后,医保不再报销。在项目的执行过程中,医院首先选择轻症患者住院,甚至将急性上呼吸道感染的患者收治入院,推诿重症患者。而到了 10 月份,医保额度用完,不愿收治本市患者,转而收治额度外的外地患者。从政府角度看,医保费用通过"总额预算"得到控制,但却导致了项目所不期望的效果(图3-6)。

项目理论可以帮助项目管理人员发现项目的产出和所要实现的目标或效果之间的因果联系强度,而且可以从不同的角度批判性地分析项目可能出现的其他副作用,从而进一步完善项目理论,减少副作用。

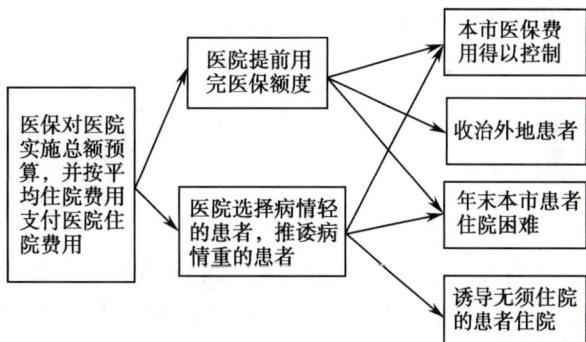

图3-6　某市总额预算期望的效果和不期望的效果理论

(二)项目过程理论

项目过程理论可分为的生产计划和利用计划两部分,它们分别从项目干预的供方和需方两个方面,说明项目干预的实施过程。

1.生产计划　生产计划也称干预生产计划,是指项目管理者按照项目效果理论的要求,高效率地组织项目资源,包括对人力、物力、财力等投入进行协调,开展项目活动,为干预的人群提供高质量的干预服务。

在卫生健康领域,生产计划的重要关注点是服务质量。长期以来,妇女乳腺癌、宫颈癌(妇女"两癌")筛查被证明是成本 - 效果比(cost-effective)好的干预项目,但我国部分城市所开展的妇女"两癌"筛查项目效果并不好,虽然花了大量的人力、物力,但检出率很低。专业技能、工作负荷、激励因素、质量控制等都会影响到筛查的效果。所以,生产计划的要点是服务质量。

案例 3-3

在 20 世纪 90 年代,世界银行贷款中国传染病与地方病控制项目(卫生 V 项目)开展了结核病控制。在该项目中,早期发现具有传染性的结核病患者,以及开展标准的督导短程化疗,对于项目的成功至关重要。

在当时,上级部门要求乡村医生、结核病防治所的工作人员深入到人群中早查早治,但效果不好。为了督促基层卫生人员查找结核病患者,上级机构定期来检查。结果是,上级来检查时,乡村医生就去村里查找,上级人员一走,又回到原样。深入到人群中查找结核病患者,是项目期望的活动,但医务人员没有积极性,因为出诊看病的收入远比人群防治高得多。

该项目进行了一个创造性的设计:如果医务人员发现传染性的肺结核患者,就可以得到奖金;如果患者被诊断为结核病,就可以得到免费的治疗。由于项目改变了医务人员(供方)和患者(需方)的激励机制,从而使得供方主动找需方,需方主动找供方,大大地提高了干预服务的利用。

2. 利用计划 利用计划也称干预利用计划,是指项目管理者按照项目效果理论的要求,保证目标人群能够得到、利用干预服务。它是从需方的角度来理解目标人群为什么利用服务,以及如何利用干预服务,包括目标人群和干预服务之间的交互作用。利用计划对于项目的成功至关重要。一些项目设计的利用计划常常是守株待兔:设备、人员都配备了,但利用度很低。例如,在某县的艾滋病控制项目中,一项重要项目活动是发现艾滋病病毒感染者,为此,项目设立了免费咨询和检验点(voluntary counseling and testing, VCT)。该县将 VCT 点设在县疾病控制中心楼内,由于高危人群的隐私难以保证,来咨询检验的人很少,服务的利用度很低。

干预服务的利用计划常常可以用流程图来表示,用以显示目标人群的流动过程、服务过程。利用计划应从需方的角度来设计,需要目标人群参与,共同设计一个方便、经济、有效的、可持续的、目标人群易于接受的干预服务利用方案。

三、项目效果理论的构建

(一)定义所要解决的卫生问题

通过需求评估,分析项目可能干预的各种卫生问题,在项目各利益相关者的参与下,共同确定优先解决的卫生问题。该问题应是在当前的科学技术水平下可以干预的问题。例如,高血压是一个重要的健康问题,年龄是一个重要的决定因素,但对人口的年龄是无法干预的。对问题的解决,取决于这个问题产生的原因,如果能找到干预该问题的决定因子,就可以通过对决定因子的干预来解决问题。

(二)确定健康问题的决定因子

1. 健康问题及问题因果路径分析 开展健康干预项目的目的是解决健康问题,提高健康水平。但什么是健康问题,看问题的角度不同,得出的结论也不一样。另外,在现实中健康问题很多,而资源是有限的,需要保证有限的资源用到最重要的问题上,提高资源的配置效率。

识别危险因素和作用路径,对于设计健康干预项目极为重要。首先需要定义什么是健康问题。健康问题是指通过健康状况和生活质量的指标对人群的健康进行测量和诊断的结果与正常参考值之间的差距。健康项目的目的是要对健康问题进行干预,通过干预改善人群健康状况,缩小测量结果与正常值之间的差距。因此,除了识别出健康问题,还要找出健康问题的危险因素,并最终找到可干预的因素。

和某个具体的健康问题直接有联系的因素被称为危险因素。如：抽烟是肺癌的危险因素，这些危险因素和健康的结局直接密切关联，也称为健康的决定因子。继续寻找问题的根源，可发现直接与决定因子相关联的因素，这种因素被称为直接贡献因素，而进一步寻找，可发现和直接贡献因素相关联的因素，其被称为间接贡献因素。这种对问题及其根源的不断探寻，就可形成一种树状的逻辑关系图（图3-7）。由最左侧的健康问题，寻找到决定因子，再继续到间接贡献因素，直至寻找到在人群和社区可干预的贡献因素。

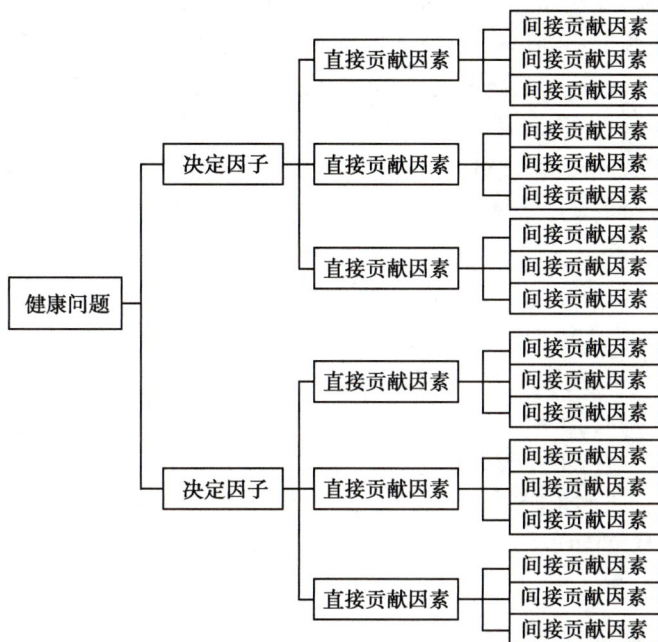

图3-7　健康问题分析

通过对婴儿死亡率高的问题分析，一步一步地分析原因，便可追溯到社区内可以干预的因素（表3-1）。决定因素是指通过科学研究建立起来的可信的影响健康问题的因素，决定因素的变化可以导致健康问题的变化。二者之间的因果关系是通过大量的流行病学研究所证明的。例如婴儿死亡率和低体重儿的发生率之间存在密切相关，低体重儿是婴儿死亡率高的主要原因，因此对低体重婴儿的发生率实施干预，可以降低婴儿死亡率。

表3-1　婴儿死亡率的直接贡献因素和间接贡献因素

概念	定义	实例
决定因子	通过科学研究确定的某一因素与健康水平相关。一个健康问题可以有多个决定因子	例如：低体重儿是婴儿死亡率的主要决定因子
直接贡献因素	通过科学研究确定的某一因素影响决定因子的水平。一个决定因子可以有多个直接贡献因素	例如：得不到产前保健服务是影响低体重儿出生率的直接贡献因素
间接贡献因素	影响直接贡献因子的社区专有的因素。这些间接贡献因子在不同的社区间变化很大	例如：交通、产前服务的可及性等，影响产前保健服务的获得

直接贡献因素也是通过科学研究所证实的，它对决定因素能够产生影响，例如，对低体重儿出生率的影响因素是有效的产前保健服务，因此，为了降低低体重儿出生率，就可以通过提高产前保健服务的可及性来实现。间接贡献因素是指影响直接贡献因素水平的因素。如交通、户口、居住地频繁的变动都会影响到产前保健服务的可及性，居住偏远、流动人口、城乡接合部等因

素，都会影响到产前保健服务的利用。到了间接贡献因素这一层，则能找出在人群中可以进行干预的行为因素。这样可以把一个健康问题和行为通过因果关系联系起来，可提高项目设计的科学性、合理性。

影响婴儿死亡率的因素还有很多，如急救服务水平等，提高急救服务水平也能起到降低婴儿死亡率的效果。例如，自从把婴儿死亡率纳入地方政府的社会经济发展指标后，各地非常重视控制婴儿死亡率，采取的措施主要是住院分娩、加强院前急救和 ICU 能力，而不是预防低体重儿的发生率。因此，很多地方项目的干预措施不是改进有效的产前保健服务质量，而是通过加强急救服务体系来降低婴儿死亡率，具体体现在低体重儿的发生率没有变化、甚至上升，但婴儿死亡率却明显下降。这种项目设计的问题是，抢救的费用非常昂贵，而且低体重儿未来的健康水平、认知、智力都可能成为社会问题。因此，不同的项目设计将会产生不同的近期效果和远期效果。

在人群、社区层面开展健康促进项目，则主要是针对间接贡献因素。通过上述问题的因果路径分析，可以在社区层面找出可干预的因素，进而形成项目干预策略。例如，通过合理规划妇幼保健网点、建立城乡接合部管理制度等方法，提高偏远山区和流动人口的产前保健服务可及性。因此，因果路径分析框架可作为形成各类卫生项目干预措施的有效分析工具。

2.文献回顾　如果确定了吸烟为项目所要解决的健康问题，就要了解吸烟行为的形成机制和影响因素。文献分析与回顾是发现卫生问题形成机制与影响因素的重要手段，对各种相关理论的系统分析与评价，有利于形成项目干预的效果理论。例如，不同的理论视角对吸烟行为的解释不同，进而所设计的项目干预效果理论就不一样。

视角一：由于人们不知道吸烟的危害，因此吸烟（图 3-8）。那么项目效果理论则是：如果通过健康教育把吸烟有害的知识传播给目标人群，就会导致目标人群戒烟。

很显然，应用这个项目理论来实现戒烟目标的可能性很小。经验告诉我们，很多人知道吸烟的危害，但是却依然吸烟。因此，这种项目设计的效果较差。

视角二：任何行为的存在都有它的生态环境。该理论认为，吸烟行为的发生和持续，不仅与个体的健康知识不足有关，更与个体之间的群体规范（group norm）和同伴压力（peer pressure）有关（图 3-9）。基于这种认识，项目的效果理论则认为：对个体进行抽烟有害的知识传播，同时改变家庭和工作场所的行为规范。

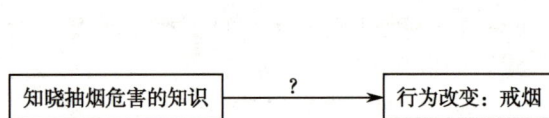

图 3-8　单一视角的项目理论

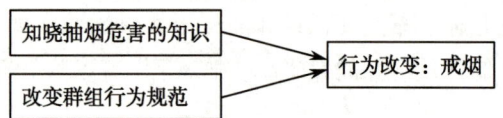

图 3-9　两种视角的项目理论

视角三：行为重复发生的原因是反馈强化（reinforce）的结果。该理论认为，吸烟行为不仅取决于年龄、性别及健康知识等倾向性因素，还会受到群组文化、价值观念及政策法规等促成性因素的影响，也与工作、家庭场所的环境等强化型因素有关（图 3-10）。控烟项目须在对个体进行健康教育、改变组群行为价值规范的同时，对于继续吸烟者给予负面的强化，对于戒烟者给予正面的强化，以强化、固定来改变行为。

文献资料内容广泛，项目设计人员需掌

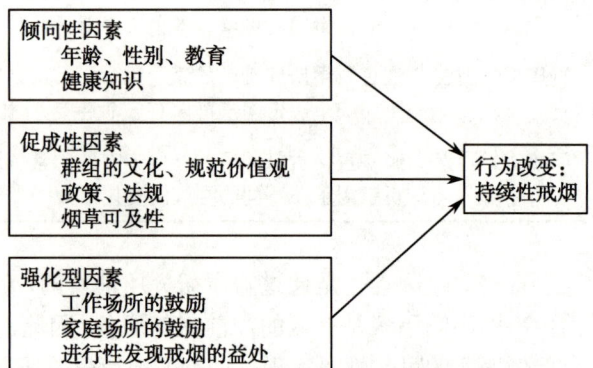

图 3-10　三种视角的项目理论

握流行病学知识,从内部效度和外部效度两个方面批判性地分析研究结果的真实性。

3.现场定性调查 某些项目在设计时可能找不到有关的文献参考,此时,需要到项目的现场进行定性研究。可以采用观察、深入访谈、关键知情人访谈及专题小组访谈等方法。最为有效的方法是参与式的定性研究,可形成易接受、符合当地文化习俗的干预设计。

第三节 卫生项目逻辑框架

卫生项目多以人群的健康问题为由立项的,如人群服务可及性差、服务质量低、慢性病控制率低等。但由于受到部门利益的影响,项目设计却往往是从项目实施方的角度来设计和进行资源分配的。有些项目所设计的活动和产出没有关系,或产出和项目目标没有关系,或项目目标和项目建议书所识别的健康问题没有关联,以致项目实施结束后,项目实施方得到收益,而项目的目标人群没有收益,项目对象的状况没有改变,立项时项目建议书所定义的卫生问题没能得到解决或缓解。因此,需要一种工具和手段将项目理论与项目设计结合起来,用于指导项目实践,以保证项目设计的效果。

一、概　述

项目逻辑框架(logical framework,又称 logframe)是把项目效果理论、项目过程理论整合起来,并且把项目的计划、实施、监测与评价整合到一起的项目管理方法。世界银行、亚洲开发银行、联合国开发计划署等国际机构普遍采用逻辑框架来设计、监测和评价项目。自始至终坚持因果逻辑,可以大大提高项目设计的有效性。

(一)项目逻辑框架的结构

在项目设计阶段,项目设计者通过制定项目目标、确定项目活动和识别项目的假设条件等建立起项目的逻辑框架(表 3-2)。

1.项目结果层次 逻辑框架的第一列为项目结果层次(results hierarchy),表现项目在目的、目标、产出、活动层次上的结果。

(1)项目目的:项目目的(goal),也称项目的总目标,是指项目完成后所要达到的长远目标,是本项目和其他项目一起所共同贡献的更高的目标。例如:西北扶贫项目的"降低西北地区农民的贫困程度",世界银行贷款中国农村贫困人口基本卫生服务项目(卫生Ⅷ项目)的"改善项目县人群的健康状况"等。

确定总目标时应注意:①总目标应符合国家卫生方针政策和工作重点;②与项目发起机构的使命相一致;③能够充分表明项目理由;④能清晰地确定目标人群;⑤总目标的表述是期望结果而不是过程;⑥总目标不是目标的重复。

(2)项目目标:项目目标(objective)是指在项目结束时所取得的项目成果,是本项目的期望效果,其实质是由于本项目产出所导致的受益者的行为、机构/系统的绩效变化。例如:西北扶贫项目的"提高农民的可支配收入",卫生Ⅷ项目的"提高项目县特困人群对基本卫生服务的可及性"等。

制定项目目标时应注意:①目标对总目标有确切的贡献,同总目标有直接因果关系;②目标的表述为结果而不是过程;③目标描述项目对象行为/绩效变化;④目标是现实可行的。

(3)项目产出:项目产出(output)是指通过执行一系列项目活动产生的特定结果,是项目实施者必须提交的产品或服务等的实际结果。例如,西北扶贫项目的"牧草生产和冬季饲养技术得到改进",卫生Ⅷ项目的"在项目县建立并运行'贫困人口救助基金'"等。

表3-2　项目逻辑框架

结果层次（目标）	客观可证实指标	监测评价	前提条件
目的： 本项目和其他项目一起所共同贡献的更高目标	测量总体项目（战略计划）的指标	总体项目（战略计划）的评价系统	（总目标到更高的目标） 实现战略效果的前提条件
项目目标： 项目所产生的效果 由项目产出以及前提条件所导致的项目受益人的行为、状况，或机构、系统绩效所发生的变化	效果： 测量项目投入所产生的效果、回报	进行评价所需的人力、事件、过程以及数据来源	（项目目标到总目标） 在项目开发效果层次上的前提条件
项目产出： 目标人群得到规范的干预服务	测量项目所提供的产品、服务	进行监督所需的人力、事件、过程以及数据来源，以证实项目设计	（产出到项目目标） 项目设计有效性的前提条件
活动： 1. 服务生产的活动 2. 促进服务利用的活动	投入/资源 按活动的预算 资金、实物、人力资源的投入	进行项目实施监督所需的人力、事件、过程以及数据来源	（活动到项目产出） 活动实施、活动开展效率的前提条件

确定项目产出时应注意：①产出是实现项目目标所必需的；②产出是在现有资源条件下可行的；③各项产出结果共同构成一个整体，并相互促进；④项目产出＋假设，构成实现项目目标的充分条件。

（4）项目活动：项目活动（activity）是指为获得所需要的项目产出而开展的工作。如西北扶贫项目的"引进改良的羊和牛的品种""培训草料生产技术"等、卫生Ⅷ项目的"落实资金来源""制定贫困人口求助基金的管理规范""培训管理人员"等。

制定项目活动时应注意：①项目活动确定了行动策略；②项目活动决定项目的资源投入需求；③每项产出以5～10项活动为宜；④活动、产出、目标、目的之间必须有内在逻辑联系并在总体上切实可行。

2.项目客观可证实指标　在表3-2所示逻辑框架的第二列设立了与第一列相对应的客观可证实指标（objective verifiable indicators，OVI）。不同的机构对OVI的习惯名词不一样，在项目逻辑框架中则称之为绩效指标（performance indicator）。该指标从数量、质量、时间三个方面定义所要实现的目的、目标，以及项目所要提供的产出；在项目活动层次，该列则列出了项目所需要的经费、资源，以及活动开展或完成的里程碑。依据逻辑框架左下角的项目活动，进一步转化成为项目实施的甘特图和计划评审网络图，从而把一个项目想法一步一步落实为具体的实施计划。

为了满足测定项目目的、目标、产出、活动的要求，需要对项目绩效指标进行量化，可采用基本指标加数量、加质量、加时间的方法（QQT方法）来实现。例如，西北扶贫项目中乡村医生培训指标的量化过程：①基本指标：更多的乡村医生受到更好的培训；②加数量（quantity）：接受培训的乡村医生人数从4 000名增加到9 600名；③加质量（quality）：西北某地区农村通过乡村医生标准考试人数从4 000名增加到9 600名；④加时间（time）：到项目的第3年，西北某地区通过乡村医生标准考试的人数从4 000名增加到9 600名。

3.监测评价　逻辑框架的第三列为监测评价（monitoring and evaluation），该列清楚地列出需要收集的信息来源,包括项目信息的收集方法,谁对此负责以及提供信息的频率等,保证客观真实的数据来源。

4. 前提条件　逻辑框架的第四列为前提条件(assumption),是指实现本级结果所依赖的条件,只有具备了这些条件或因素,才能在完成项目活动(产出、目标),实现项目产出(目标、目的),即"项目产出＋项目假设＝项目目标"。

(二)逻辑框架的作用机制

在许多现实的卫生项目中,项目管理者往往是以活动为中心(activity-oriented)来制定项目计划,似乎项目的目的就是开展项目活动。这种项目计划不仅有效性差,而且效率低下。同时项目计划不是在真空中设计的,往往受到各方利益的影响,导致项目活动偏离项目目标。逻辑框架可以建立起项目活动、产出与目标、目的之间更强的逻辑关系,提高项目设计的有效性。

逻辑框架的核心是因果逻辑。逻辑框架的第一列是项目不同层级的结果:项目总目标、项目目标、项目产出、项目活动。由下至上的因果逻辑是:如果开展了项目活动,那么就能获得项目产出;如果得到了项目产出,那么就能实现项目目标,如果实现了项目目标,那么就可以贡献于项目总目标。这种因果逻辑关系只是必要的,但不是充分的。例如,如果播种了改良的种子,那么就可以提高粮食产量。播种是必要的,但是重要的前提条件是有适当的雨水、没有虫灾。当把改良的种子播种到地里、同时又有适当的雨水、没有虫灾时,就形成了充分条件,粮食可以增产,因此,适当的雨水和没有虫灾就是实现提高粮食产量目标的前提条件。

在逻辑框架中,传统的项目管理往往只考虑第一列,而在第一列中,也常常没有按照"目的—目标—产出—活动"的因果关系来设计,而是把没有逻辑关系的活动罗列在一起。例如,某市为了控制社区卫生服务中心不合理使用抗生素问题,对社区医生进行了正确使用抗生素知识培训,但结果发现,培训几乎没有产生效果。因为卫生中心将每月卖出去4 000元的药品,作为员工考核的基本绩效指标。绩效考核机制没有改变,那么项目就不可能实现项目目标。因此,培训加上对个人的绩效激励机制的改革,才能构成实现项目目标的充分条件(图3-11)。

在传统的项目设计中,往往只考虑到培训,没有把激励机制的改革放入到项目内,因此,项目干预难以实现项目目标。此类项目设计被称为高风险项目,在可行性评估中不应该被通过。因此,在项目的逻辑框架中,除了第一列从上至下存在因果逻辑外,还有水平方向和斜角方向的逻辑关系(图3-12)。通过阐明三个方向的逻辑关系,可以理清项目设计的合理性、科学性,以及项目依据的条件和风险。

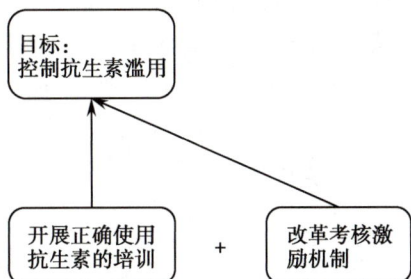

图3-11　项目产出、前提条件与项目目标的逻辑关系

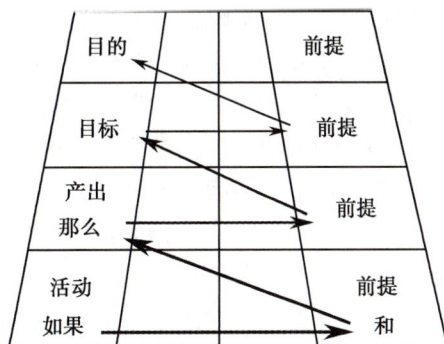

图3-12　逻辑框架的因果逻辑关系

(三)项目逻辑框架的特点

项目逻辑框架是一种重要的项目管理方法与工具,它通过使用国际规范的标准、方法和术语,为项目各利益相关者提供了一个相互交流与沟通的工具,有利于项目利益各方在识别、评估

和选择项目时达成共识或妥协；它将组织的战略规划与具体的项目紧密结合，使项目具有明确的方向，始终与组织的使命、愿景保持一致；它通过建立项目目的、目标、产出、活动，以及项目前提条件之间的逻辑关系，提高项目设计的系统性与有效性；通过设立项目各层级的绩效指标和评价方法，帮助开展有效的项目监控与绩效评价。

逻辑框架体现出面向项目服务对象、针对客户需求的项目管理理念，它以满足项目干预对象需求为核心，使项目具有更好的针对性；建立项目逻辑框架，需要采用集体参与和以团队为基础的工作方法，充分考虑项目各利益相关者的期望和要求，使项目更具有可行性。

二、项目逻辑框架与项目理论

（一）逻辑框架整合了项目效果理论和过程理论

在项目逻辑框架中，项目产出和产出层次的前提条件与项目目标的关系为项目效果理论。例如，社区卫生服务中心抗生素控制项目的项目效果理论是：如果对医务人员进行了正确使用抗生素的培训，而且医院改变了绩效考评的方法，那么就能实现合理使用抗生素的目标。

在逻辑框架第一列的最下层，是项目所开展的活动。项目活动可分成两类：一类是通过组织各类资源以提供项目干预服务的生产计划，另一类是便于目标人群接受和使用项目服务的利用计划，所有项目活动都是围绕着项目过程理论来设计的。

因此，用逻辑框架可以把效果理论体现在项目活动的组织、服务的生产和目标人群对服务的利用上；按照项目过程理论，对各项项目活动进行统筹安排，以保证项目目标的实现。

（二）逻辑框架是以结果为导向的项目设计

1. 结果层次设计   相对于以活动为导向的项目设计，逻辑框架则是以结果为导向（results-oriented）的管理理念。它首先确定项目所要解决的问题和所要实现的项目目标。如：高血压控制率从2018年的60%提高到2022年的80%。逻辑框架把目标人群某个或某几个指标的变化作为项目结果，因此是以结果为导向。

围绕着这个项目结果，采用倒退法设计项目，通过因果关系进行逻辑分析，倒退地找出最有可能实现项目目标的产出，然后，为了得到项目产出，再倒退地设计项目活动。应用这种方法，可保证项目活动与项目产出之间密切相关，而产出又与项目目标密切相关。

2. 评价指标设计   设立指标是一个创造性的任务。例如，采用项目的方式让贫困家庭从居民医疗保险改革中受益，可以用指标来定义医保改革项目的绩效：如年人均收入在5 000元以下家庭的患者，自付医疗费用从2018年的1 000元下降到2023年的750元（按实际价格计算）。这样，通过用家庭人均收入定义弱势人群，再从自付费用的数量和时间进一步定义项目的绩效。再如：通过就医后拦截调查，患者满意度从2018年的80%提高到2019年的85%。这样的指标挑战性不大；如果将绩效指标改成：通过随机整群抽样，居民满意度从2018年的50%提高到2019年的60%，就非常具有挑战性。因为来就医的患者，往往是满意才来，因此，抽样有选择性偏倚；而按照第二种写法，项目需要提高整体居民的满意度，而不只是患者。这样，项目的策略、运作方式都需要改革、调整。

三、逻辑框架设计步骤

设计逻辑框架包括确定项目利益相关者、问题分析与建立问题树、建立目标树、选择项目干预的内容及形成项目逻辑框架等六个步骤。

（一）确定项目利益相关者

利益相关者可以分为三类：①一级利益相关者。一级或主要利益相关者是指项目受益人或项目目标人群。卫生项目立项是为了满足目标人群的健康需求。因此，主要利益相关者的参与可以提高项目产出的相关性。②二级利益相关者。二级利益相关者是指与项目实施有关的个人或单位，涉及项目的设计与实施，影响到项目实施的积极性。③三级利益相关者。三级利益相关者是与项目有利益联系的群体或单位，比如政策制定部门等。

在公共卫生与社会发展项目中，一个重要的特点是社区参与，利益相关者在保证社区参与、赢得社区支持方面，发挥着重要作用，对项目的持续发展具有重要意义。

（二）确定一个主要的卫生问题

卫生项目一般来源于各类社会组织对存在于卫生领域中问题的认识。各类社会组织因其性质、功能、使命及战略目标不同，对卫生问题的看法也不同。例如，政府卫生行政部门主要关心本区域内居民的健康，以及影响健康的主要因素，主要慢性病对人群的危害、卫生服务提供能力不足、卫生体系不健全、突发公共卫生事件的威胁等，可能成为他们需要优先解决的卫生问题；政府医疗保障部门主要关心居民的疾病经济风险问题，会将各类医疗保障制度的效率低下、保障水平低等视为主要卫生问题；医疗机构主要关心自身生存与发展，往往将医疗服务效率低下、医疗服务技术落后等作为主要卫生问题。不管这些社会组织对卫生问题看法有何种差异，当他们试图发起一个卫生项目时，一般都需要通过需求调查来发现存在于本领域的各种问题，再通过比较分析和排序，确定主要的卫生问题。例如：在20世纪90年代初，农村居民健康问题是我国的主要卫生问题。由于经济改革，农村卫生人才流失严重，导致卫生服务质量快速下滑。有学者对我国农村卫生人力的现状进行了研究，发现农村卫生人力不足是全国性的普遍问题，并提出了要培养"留得住""养得起""用得上"的农村实用型人才。卫生部及世界卫生组织于1989年在湖南召开了一个卫生政策高级研讨会，会上达成共识：农村卫生人力是目前需要解决的主要问题，并把这一问题作为卫生部的战略重点。此项共识为"中国农村卫生人力开发项目"（卫生Ⅳ项目）的发起奠定了基础。

（三）问题分析

问题分析的方法是遵循因果逻辑，针对所确定的卫生问题，向上分析该问题所导致的不良后果，向下分析导致该问题的原因，因此形成了问题树。如卫生Ⅳ项目的问题树（图3-13）。

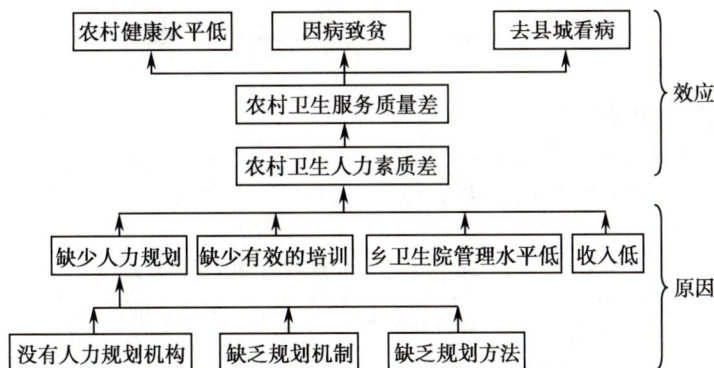

图3-13 中国农村卫生人力的问题分析

（四）将问题树转换成目标树

在问题分析中建立起的问题树，用"缺乏""质量低"等负面词语描述存在的问题及问题的根源；接下将问题树中的所有问题及问题的根源，转换成"补充""提高""加强"等正面词语，将问题转换成目标，如："农村卫生人力素质差"转换成"提高农村卫生人力素质"，"缺乏人力规划机制"转换成"建立人力规划机制"（图3-14）。

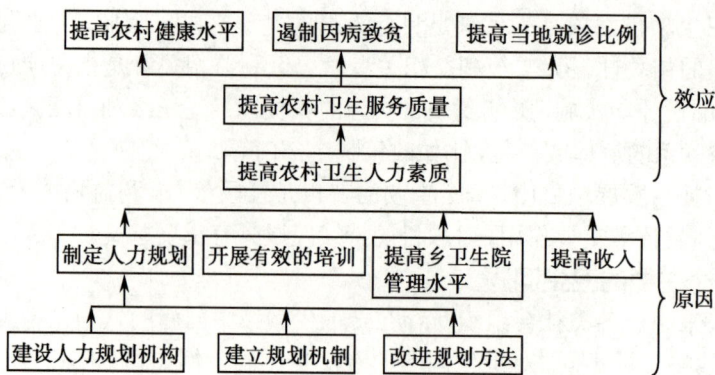

图 3-14 中国农村卫生人力开发项目的目标树

（五）选择项目范围

通过问题分析，可发现多种因素对问题产生影响，而每个项目的资源都是有限的，不可能对全部影响因素进行干预，因此，要对目标树的各个分支进行分析和分类，选择在项目资源限定的条件下可以干预、并且具有较强的因果关系的活动纳入卫生项目，以提高项目实施的效果。例如，卫生Ⅳ项目由于无法提高乡村医生收入，因此，提高收入不纳入项目活动范围（图3-15）。

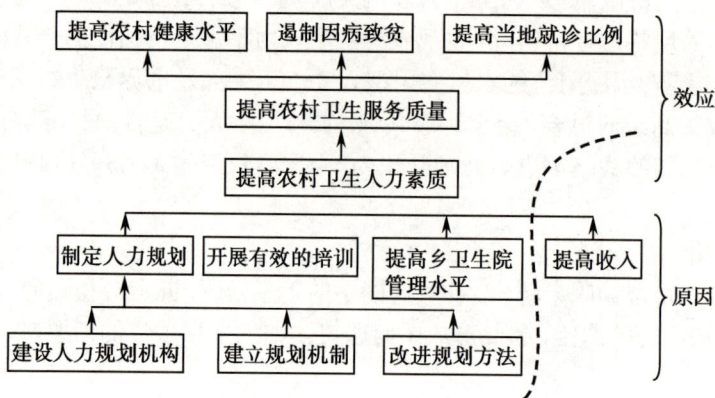

图 3-15 中国农村卫生人力开发项目的范围选择

（六）转换成逻辑框架

将所选择的目标树转换成逻辑框架的第一列，并为项目目的、项目目标、项目产出设定绩效指标，以及数据收集来源或收集方式（表3-3）。

表3-3 中国农村卫生人力开发项目的逻辑框架

结果层次（目标）	绩效指标	监测评价	前提条件
目的： 提高农村人群的健康水平	1. 孕产妇死亡率 2. 婴儿死亡率	统计报表	
项目目标： 提高项目地区农村卫生人力素质	**效果：** 1. 系统化、正规化培训率由1993年的15%提高到1998年的85% 2. 常见病正确诊断率由1993年的30%提高到1998年的90% 3. 常见病的正确治疗率从1993年的50%提高到1998年的90%	项目统计信息系统	**（项目目标到总目标）** 1. 农民参加医疗保险 2. 提供相应的预防保健工作经费

续表

结果层次（目标）	绩效指标	监测评价	前提条件
项目产出： 1. 开展了卫生人力规划	于1994年项目省开展"需求法"人力规划的比例达100%	项目统计信息系统	**（产出到项目目标）** 建立农村筹资和付费机制，提高卫生医疗服务可及性、提高乡村医生的待遇水平
2. 农村卫生人力得到培训	1. 根据人力规划确定年度培训计划 2. 于1996年开展以问题为中心的教学比例达到60% 3. 培训合格率达85%		
3. 乡卫生院管理水平提高	1. 1996年乡卫生院管理人员培训率达85% 2. 于1996年新开设的符合治疗标准的诊疗项目提高40%		
活动： 1.1 成立人力规划小组 1.2 建立人力规划机制 1.3 培训规划员 1.4 国外、国内技术援助 1.5 制订人力规划 2.1 开展以问题为中心教学改革的技术援助 2.2 开展教学改革师资培训 2.3 开展教学改革 2.4 提高教学硬件办学能力 2.5 开展乡村医生培训 3.1 培训乡卫生院管理人员 3.2 建立农村医生培训补贴机制	**投入/资源** 国外技术援助：300万 国内技术援助：100万 培训费：2 000万 设备费：1 500万 房屋土建：2 000万 **合计：5 900万**	项目计划、项目信息和财务系统	**（活动到项目产出）** 1. 乡村医生能够离开岗位参加培训 2. 卫生学校开展以解决问题为中心的绩效考核方法 3. 规范乡村医生在职教育考评制度

　　按照以结果为导向的项目管理观念，依据项目目标树提供逻辑路径，应用分解的方法，由项目目标反推出项目产出；再对每一个项目产出进行分解，反推出获得项目产出的各项活动。这样，通过项目逻辑框架对一个卫生问题逐层分解，形成明确的项目目的、目标、产出和活动的逻辑结构，为制定项目实施计划打下基础。

第四节　项目概念阶段的管理内容

　　按照项目的生命周期，卫生项目的第一个阶段是项目概念阶段，该阶段的核心是项目理论构建，具体管理过程包括项目识别、编制项目建议书、项目可行性研究、项目正式批准立项等四个步骤。

一、卫生项目识别

　　项目识别是发现卫生问题、分析环境条件、提出项目设想和对项目进行初步筛选的过程，它是项目启动阶段的第一步，是卫生项目构思的基础。主要回答三个问题，即需要做什么样的项目，能做什么样的项目和想做什么样的项目。

1. 需求调查　在充分收集资料和现状分析的基础上，分析存在于卫生领域的各类问题，包括卫生服务需方、供方及相关方存在的主要问题，明确卫生项目的选择方向。不同卫生项目所进行的需求调查内容也不相同，以人群疾病与健康作为干预对象的人群健康项目，需要分析人群健康的主要威胁；而以提高卫生服务能力的项目，则要了解卫生机构与人员的能力现状，发现影响服务能力的主要因素。

2. 外部环境分析　在需求调查的基础上，对当地政治、经济、文化、社会及技术环境进行分析，发现实施某类卫生项目的机遇和条件。特别是对政策环境的分析和评估，往往起到决定性的作用。

通过以上两个方面的工作，能够了解到什么样的项目是人群所需要的，什么样的项目是与外部环境相适应的。即回答我们需要做什么项目。

3. 内部环境分析　项目发起组织需要对自身的能力，包括人力、物力、财力、信息、技术等资源进行分析，找出与本组织能力相适应的项目，不能超出组织的能力范围。即回答我们能做什么项目。

4. 组织文化与领导层的价值观　无论是项目的发起人还是执行者，都具有其独特的组织文化，组织文化是组织经过长期运行而逐步形成的，它决定了组织成员的行为、态度及价值取向；组织领导层的价值观决定了组织对各类卫生问题优先地位的立场与态度。通过这两个方面的分析，即回答我们想做什么项目。

在这个阶段，项目还只是一个概念，项目发起人只是发现了开展一个项目的需求，并对项目的必要性、可行性、限制条件、实施后的影响、项目的资源需求等作出初步的分析。此阶段的关键在于找到要做的项目，并根据需要做什么、能做什么和想做什么，对项目进行初步筛选。

识别项目来源，提出项目设想的可以是个人、政府、机构或国际组织。例如各级政府、各类医疗卫生机构、世界银行、环球基金等。由于项目资源是有限的，在项目的识别阶段就需要多下功夫，积极构思合理可靠的项目，将会给后续的工作带来很大的便利。

二、提出项目建议书

项目构思是指在项目识别后，对拟开展项目的总体轮廓进行初步构思，勾勒出项目方案的大致框架的过程，其核心思想是项目理论，书面表达方式为项目建议书。项目建议书是项目的第一份文件，需要向主管部门或机构提交，获得批准后，项目才能正式启动。

卫生项目建议书一般涉及三部分内容，一是项目的必要性，包括需求调查结果与主要卫生问题分析，描述问题的严重性与解决问题的迫切性，以及与主要卫生问题相关的政治、经济、社会、文化、技术等外部环境分析等；二是项目的可行性，包括开展本项目的各种有利条件，项目组织的内部环境分析，包括人力、物力、财力、信息、技术等资源分析，项目成员构成与项目团队组建等；三是项目的基本思路，包括项目目标、项目理论与项目逻辑框架，项目可能产生的经济效益和社会效益。

三、开展项目可行性研究

提交项目建议书后，有关部门可能作出下列决定：①认可项目建议，项目得到授权并开始启动；②项目明显缺乏可行性，直接否决；③项目的某一方面或某几方面分析尚不清楚，需要进一步可行性分析。对不同项目，可行性研究的深度和复杂程度不同。一般包括如下内容。

1. 初步可行性研究分析 项目建议书所提出的项目必要性、合理性、风险性和可行性,评价项目建议书中所得出的各种结论,从而作出项目是否立项的决策。项目可行性分析一般包括:①技术可行性分析:对于项目所采用的技术手段和项目产出的技术要求等方面的分析与评价。对于公共卫生项目,技术可行性主要表现为项目理论的合理性。②经济可行性分析:对项目的投入与产出方面的分析和评价。③运营可行性分析:对项目所需的各种条件和项目产出物投入运营后所需的各种支持条件的分析与评价。对于公共卫生项目,其主要表现为项目成果的可持续性。④综合可行性分析:将前面三个单项分析综合在一起进行分析与评价。项目可行性分析的目的,一是确定项目是否可行,得出项目是否立项的结论;二是确定项目的哪个备选方案最好,明确各备选方案的优先序列。

2. 详细可行性研究 在初步可行性研究的基础上,根据项目管理的需要,可进一步详细地研究项目的可行性,它一般要比初步可行性分析复杂,全面回答项目的可行性问题。

四、项目审批与项目章程

项目的可行性分析报告必须经过相应的决策机构的审批。审批过程是对项目作出最终决策的过程,不管报告是否通过审批,这一过程的终结才是项目决策阶段的完成。可行性报告一旦获得批准,就意味着项目启动阶段的结束,可以进入项目计划阶段。

项目启动阶段的主要成果是形成项目章程和任命项目经理。

1. 项目章程 项目章程是有关项目的要求和项目实施者的责、权、利的规定,是正式批准项目的文件,它主要包括项目目的及批准项目的原因;项目目标和可测量的指标;项目的总体要求;概括性的项目描述;项目的主要风险;总体里程碑进度计划;总体预算;项目审批要求等。

项目章程在不同的项目中有不同名称。在多数卫生项目中,项目章程往往被项目任务书所取代,一些国际组织支持的卫生项目,项目章程可以是国际组织与政府签署的备忘录,或项目任务大纲(terms of reference,TOR)。

2. 项目经理 应该在项目早期指定和委派项目经理,并在项目章程中予以确认,在项目设计完成之前就安排妥当。在任命项目经理的同时,要明确项目经理的权、责、利,并建立适当的约束及激励机制。

(王亚东)

思考题

1. 如何理解项目理论?
2. 如何利用项目逻辑框架将项目思路转化为项目计划?

第四章　卫生项目计划

章前案例

世界银行贷款中国农村卫生人力开发项目

20世纪80年代末，中国农村卫生问题日益突出。乡村基层医疗卫生机构服务能力弱是主要原因，其中卫生技术人员数量不足、专业素质不高、服务能力较差和流失严重，是影响农村卫生人力水平的主要因素。为尽快解决这些问题，世界银行贷款中国农村卫生人力开发项目（简称卫生Ⅳ项目）启动了立项筹备工作。

卫生Ⅳ项目的目标是改进农村卫生人员数量、质量、结构和分布，提升农村医疗卫生服务水平，改善居民健康状况。项目通过三个领域工作实现项目目标。一是制定卫生人力规划。在需求调查研究的基础上，对乡村所需卫生人才进行现状分析和科学预测，形成卫生人力规划，回答需要多少人、需要何种专业和层次的人、哪里需要人、在多长时间内将这些人配置到位等问题。二是开展卫生人力培训。按照卫生人力规划结果，开展岗前人员和在职在岗人员专业培训。回答培训谁、培训多少人、培训什么、如何满足培训需求等问题。三是改进卫生服务管理。按照人力规划要求，将经过培训的卫生人才输送到农村卫生岗位，需要开发一系列人才稳定政策，使他们"下得去、留得住、用得好"，充分发挥作用，回答培训后人员到哪里、做什么、如何做、怎样激励等问题。上述三项工作，通过居民健康需求分析，按需求制定规划，按规划培训人才，按人才岗位制定政策，满足居民医疗卫生需求，形成一个完整的项目循环，以保证项目目标实现。

1992年夏，项目前期准备工作完成，项目建议书和可行性研究报告得到中国政府和世界银行认可，项目谈判完成。项目目标已经明确，项目策略已经确定。摆在项目管理人员面前的重要任务就是对近2亿美元、涉及6个省和中央多个部门未来6年项目周期中的总体路线、整体进程、全部资源、所有活动进行顶层设计，为项目实施提供蓝图。这就是本章的内容：卫生项目计划。

第一节　概　　述

一、项目计划的概念

在本书第三章中，介绍了卫生项目逻辑框架与项目理论内容，而卫生项目计划则是形成于该理论基础，是项目理论的具体化。

项目计划（project plan）是指项目管理机构通过对项目外部环境与内部条件分析，运用项目资源，为实现项目目标、获得项目产出所需要开展的一系列工作安排。

项目计划以项目目标为导向，以项目理论为依据，阐明在未来项目周期内，共有多少事情要做，并把这些事情进行科学分类，逐步分解，终至每一个具体任务，对所有项目活动的详细安排，是项目实施和控制的基础和标杆。具体包括各个项目活动是什么、做什么、谁来做、在哪做、何时做、怎么做、做到什么标准、需要哪些资源、存在哪些风险等内容，是一种可操作的方案。

二、项目计划的目的

项目计划是指导项目执行的蓝图，主要目的是为项目实施与控制提供基本依据。不仅如此，项目计划还为项目参与者提供工作指导，便于项目高层管理部门与项目经理、职能部门、项目组成员及项目委托人、承包商之间沟通交流，是项目各利益相关者之间相互沟通的有效工具。

项目计划的具体目的表现在以下六个方面。

1. 确定并描述为完成项目目标所需的各项任务/活动范围和内涵。
2. 确定每项任务/活动产出指标。
3. 确定负责执行项目各项任务/活动的责任主体。
4. 制定各项任务/活动的时间进度表。
5. 阐明每项任务/活动所必需的人力、物力、财力等资源。
6. 确定每项任务/活动预算。

三、项目计划的作用

项目计划是为实施项目预先准备的文件。项目计划的作用具体表现在以下五个方面。

1. 指明方向和协调活动　项目计划的实质是确定目标及规定达到目标的途径和方法，为项目团队指明方向。良好的项目计划可以帮助明确组织目标，通过科学的计划体系，使项目组织各部门的工作能够统一协调、井井有条地展开，使项目管理者能超脱日常烦琐事务，集中精力关注于对未来的不确定性和变化的把握，随机应变地制定相应对策，实现项目组织与环境动态协调。

2. 指导和规范项目团队工作　卫生项目的实施，涉及不同类型、不同层级组织机构和各相关部门、各类社会组织，项目任务分工精细，项目活动过程复杂，协调关系缜密。项目计划明确了各级任务分工，使各个环节和部门的活动都能在时间、空间和数量上相互衔接、互相协调。项目计划为项目管理工作提供了基础及整体框架，是项目团队开展管理活动的依据。

3. 控制和实现项目目标　控制是项目管理的基本职能，而计划是控制的基础。如果没有项目计划中的目标和具体指标作为衡量的尺度，管理者就无法检查项目目标的实现情况，就无法实施控制。项目计划明确了项目总目标，将项目总目标分解为各个活动层面的具体目标，同时为项目活动设定了衡量的指标与标准，有利于督导和监测各阶段项目工作进展与成效，有利于进行目标控制，及时纠正偏差，从而达到项目目标。

4. 分析、协商和记录项目范围变化　项目计划是约定时间、质量和经费的基础，从而为项目的跟踪控制过程提供一条基线，用于衡量项目进度、计算各种偏差以及采取预防偏差和纠正偏差的措施，便于对变化进行管理。

5. 避免重复和浪费　项目计划的一项重要任务就是要使未来的项目组织活动均衡、高效、节俭发展。预先对此进行认真研究能够减少不必要的、重复的活动所带来的浪费，避免在今后的活动中由于缺乏依据而进行轻率判断所造成的损失。项目计划工作还有助于用最短的时间完成工作，减少迟滞和等待时间，减少误工损失，促使各项工作能够均衡稳定较快地发展。

四、项目计划的原则

项目计划是项目的工作指南，在制定项目计划过程中一般应遵循以下原则。

1. 目的性　任何项目都有明确的目标，以反映该项目特定的任务、功能和作用。项目计划的制定是围绕项目目标的实现而展开的。

2. 系统性　项目计划以项目理论为基础，是一个从项目活动到项目产出、项目目标、项目目的的因果体系，具有明确的相关性、层次性和整体性。项目计划由一系列专项目标及实现这些专项目标的专项计划组成，各专项计划彼此之间相对独立又紧密相关，成为一个有机协调的整体。

3. 动态性　任何卫生项目都有明确的生命周期，在整个项目过程中，项目的内部环境和外部环境常处于变化之中，这种变化往往会使项目的实施偏离项目基准计划。因此项目计划要随着环境和条件的变化而加以调整和修改，以保证项目目标的实现，这就要求项目计划要有动态性，以适应不断变化的环境。

4. 相关性　卫生项目计划是一个系统的整体，构成项目总体计划的任何专项计划的变化都会影响到其他计划的制定和执行，进而最终影响到项目总体计划的正常实施。因此，制定项目总体计划要充分考虑各专项计划间的相关性。

5. 职能性　项目计划的制定和实施不是以某个组织或部门内的机构设置为依据，也不是以自身的利益及要求为目的的，而是以项目管理的总体要求与职能需要为出发点，涉及项目管理的各个部门和机构。因此，项目计划表达了项目本身对各项目参与者的任务要求。

五、项目计划的类型

项目计划总体可分为以下类型。

1. 总体计划　也称作集成计划或综合计划（project integrated plan），是通过对项目各专项计划结果的整合，形成涵盖项目全部内容的总体计划。项目总体计划是包含各专项计划的综合，是指导项目实施的蓝图。

2. 专项计划　项目专项计划是项目各领域、各职能部门或者各功能岗位根据需要制定的用于指导项目工作的具体计划。按用途可分为项目管理计划和项目实施计划；按内容可分为项目范围计划、项目时间计划、项目质量计划、项目资源计划、项目人力资源计划、项目沟通计划、项目风险控制计划、项目采购计划等专项计划。综合性的卫生项目还有子项目（分项目）计划和/或分领域计划。

此外，专项计划可集成形成总体计划，总体计划是通过对各专项计划综合平衡而形成。项目的执行计划就是总体计划，各专项计划都是为制定总体计划服务。因此，在制定项目计划时有两种情况：先做总体计划，再按照总体计划去制定各专项计划，然后再综合平衡各专项计划，形成总体计划；另外一种是先按照各专项的要求，制定各专项计划，再将各专项计划集成，形成总体。

第二节　项目计划的方法

一、时间进度法

项目的主要特点之一是有严格的时间期限要求，由此决定了项目计划在项目管理中的重要性。时间进度法是按照时间进度分析活动顺序、估算活动历时和资源，制定进度计划以确保项目准时完成。时间进度法要说明工作开始和结束的起止时间和完成每一任务所需要的时间。常用的制定项目计划的时间进度法主要有以下两种。

（一）关键日期表

这是最简单的一种项目计划方法，它只列出一些关键活动和进行的日期。它的优点是简洁、编制时间最短、费用最低,但表现力差、优化调整较为困难。

(二)甘特图

也叫线条图或横道图。它是以横线来表示每项活动的起止时间。甘特图的优点是简单、明了、直观、易于编制,因此到目前为止仍然是项目计划中常用的工具。在甘特图上,可以清晰看出各项任务/活动的开始和结束时间。以下是国家重点研发计划"面向贫困地区的远程、移动、智慧医疗一体化服务联合体数字诊疗装备配置解决方案研究"中制定的项目计划(图4-1)。

项目任务	2018		2019				2020				2021			
	季度		季度				季度				季度			
	3	4	1	2	3	4	1	2	3	4	1	2	3	4
开展贫困地区现状调查和四类重点疾病诊治需求分析,撰写研究报告	▓	▓												
完成项目地区数字诊疗装备配置调研和国产装备配置需求分析			▓	▓										
制定贫困地区医疗健康一体化服务国产装备分级配置初步方案					▓	▓								
整合数据,发表科研论文等成果								▓						
申报国家专利,研发重点产品遴选规范、配置指南(标准)								▓	▓					
组织撰写示范产品评价技术规范									▓					
开展应用示范产品的技术测试评价并撰写报告									▓	▓				
完成基于创新评价体系的示范产品技术评价报告											▓	▓		
完成面向贫困地区的远程、移动、智慧国产数字诊疗装备配置解决方案													▓	
开展课题研究实施总结,完成项目终末评估														▓

图 4-1 "面向贫困地区的远程、移动、智慧医疗一体化服务联合体数字诊疗装备配置解决方案研究"的项目计划
灰格表示项目任务完成时间。

二、目标分解法

目标分解法是将总体目标在纵向、横向或时序上分解到各层次、各部门以至具体人,形成目标体系的一种方法。

项目目标分解是指将项目目标依次逐级向下分解,形成项目目标体系的过程。项目总目标是由一系列具体目标支撑的,对于较大的项目,高层目标经过多次分解才可以达到更具体的程度。当项目目标被分解至最低层的时候,便具有可测量、可实现、可操作的特征。每一个终极项目目标下,是一个个达成该目标的任务(图4-2)。

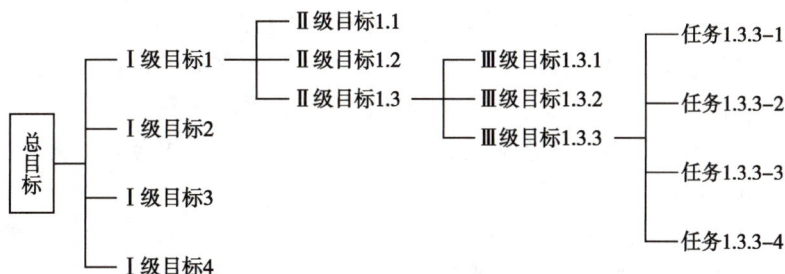

图 4-2　项目目标体系模型

进行项目目标分解时应遵循以下要求。

1. 项目目标分解应按整分合原则进行。也就是将项目总体目标分解为不同层次、不同部门的分目标,各个分目标的综合又体现总体目标,并保证总体目标的实现。

2. 项目分目标要保持与总体目标方向一致,内容上下贯通,保证总体目标的实现。

3. 项目目标分解中,要注意到各分目标所需要的条件及其限制因素,如人力、物力、财力和协作条件、技术保障等。

4. 项目分目标之间在内容与时间上要协调、平衡,并同步发展,有具体的目标值和完成时限要求,不影响总体目标的实现。

项目目标分解的形式主要有两种。

1. 按时间顺序分解 确定目标实施进度,以便于实施中的检查和控制。这种分解形式构成了目标的时间体系。

2. 按空间关系分解 其中又包括以下两种:①按管理层次的纵向分解,即将项目目标逐级分解到每一个管理层次,甚至分解到个人;②按职能部门的横向分解,即将项目分解到有关职能部门,这种分解方式构成了目标的空间体系。

项目目标分解对制定项目计划有两方面意义。一是形成项目目标体系,用物理分解的方法,将项目目标逐级分解乃至最终形成项目的具体任务,从而产生出项目体系;二是有助于确定项目范围,凡是被分解出的属于目标下的任务/活动,都与项目具有关联性,就划定在项目范围之内。

三、逻辑框架法

逻辑框架法是将几个内容相关、必须同步考虑的动态因素结合在一起,通过分析各种要素间逻辑关系,设计策划一项任务/活动的方法。目前有较多国际组织把它作为项目的计划、管理和评价的方法。

(一)逻辑框架在项目计划中的作用

用逻辑框架表达项目计划可以更清楚地反映出项目各要素之间的关系。通过分析项目目的、目标、产出、投入和活动之间的关系,一方面反映项目总目标必须通过开展哪些活动、有哪些产出和需要有什么样的假设前提才能实现,另一方面反映出各项任务/活动的内涵、范围、衡量指标和测定方法这些产出结果的证据,以及实施项目活动所需要的资源,包括人、财、物、政策、环境等。通常,在制定项目计划中,编制逻辑框架的作用包括以下4点。

1. 作为制定项目计划的理论基础和思维模式。

2. 作为项目计划体系的基本依据。

3. 作为项目目标—项目计划—项目实施—项目评价的连接工具。

4. 作为构建项目计划的基础,为项目计划的各项任务/活动提出主要假设、投入和产出指标。

(二)逻辑框架在项目计划中的运用

运用逻辑框架设计项目计划方案,应把握好以下关键环节。

1. 在项目形成阶段,项目计划制定人员要参与项目逻辑框架的设计和构建,明确项目目标的准确含义、项目构成要素及其关系,以及实现项目目标的逻辑路径。

2. 在项目计划阶段,小组的全体成员要对项目逻辑框架进行再复习和再研究,以此作为安排和配置项目各相关元素的依据。

3. 在项目计划制定的过程中,可根据项目结构、范围和复杂程度,建立项目体系。对于较复杂的项目,可以将整个项目划分为若干领域,分别编写和细化每个领域的逻辑框架内容,描述各个领域之间的关系。

4. 解释和论证各项任务/活动的主要假设、前提条件、投入和产出指标。

5. 形成一份完善的、以项目计划体系为基础、能够满足制定项目计划要求的项目逻辑框架。

第三节 项目计划的内容

项目计划是对整个项目的具体安排,涉及项目的范围、时间、成本、质量、风险、沟通、采购、人力资源等多个方面。为了有效地制定项目计划,一般需要在项目逻辑框架指导下,分别制定项目范围计划、时间计划、质量计划、人力资源计划、资金计划、风险控制计划、沟通计划及采购计划等专项计划,再通过系统集成,平衡各专项计划间的冲突,形成项目总体计划。

一、项目总体计划

项目总体计划是项目计划制定的最终表达形式,它将项目的各个领域、各个类别、各个部分的计划内容,按照逻辑关系和实施顺序统筹综合起来,形成包括项目背景,项目建设思路与目标、项目领域、项目规划内容、项目产出及关联指标、项目资金预算、项目组织与管理、项目实施、项目监督与评价、项目风险及防范措施等要素在内的项目一揽子安排。

项目总体计划是指导项目实施和未来项目人员开展工作的基本依据。如果项目执行环节或者条件发生变化,或者项目当初的假设不复存在,项目计划也要在此基础上进行调整。项目总体计划涵盖项目的所有领域和方面,包含一系列专项计划;项目专项计划本身并不具备独立的应用价值,它们为总体计划制定服务,能够集合成项目总体计划。

在具体制定项目总体计划时,任务/活动是在项目范围计划的基础上确定的,任务完成时间是在时间计划基础上确定的,完成指标是在质量计划基础上确定的,所需资源和资金是在项目成本计划基础上确定的,沟通计划、风险计划将按项目活动情况而定。最终的项目总体计划是以各专项计划为基础,并对其进行综合平衡后产生的,表现形式包括项目领域与任务总体计划表(表4-1)和项目活动总体计划表(表4-2)等。

表4-1 项目领域与任务总体计划表

项目名称:_____

总序列	项目领域或类别	项目分目标	任务编号	项目任务	起止时间	达到指标	所需成本	费用
1								
2								
3								

表4-2 项目活动总体计划表

Ⅰ级目标:_____ Ⅱ级目标:_____ 任务名称:_____ 任务编号:_____

活动序号	活动名称	活动内容	实施者	活动时间	活动地点	完成指标	人力资源	物资	资金	前提条件	风险控制
1											
2											
3											
4											
5											

二、项目专项计划

1. 项目范围计划　制定项目范围计划的目的是明确项目内容，划定项目范围边界，界定哪些任务/活动与完成项目目标关系密切、对于实现项目目标有不可替代的作用，并将其划定在项目范围之内。项目范围计划的内容包括说明这些任务/活动之间的依赖关系、开展顺序。项目范围计划的表达形式如项目范围说明书、项目工作分解结构图、项目任务序列清单及说明等。

2. 项目时间计划　制定项目时间计划的目的是将所有项目任务/活动的完成时间预设在项目要求时间之内。项目时间包括对项目活动顺序安排、项目工期估算、项目进展优化等过程，关注项目过程节点、项目里程碑、项目阶段、分（子）项目时间。项目时间计划包括关键日期表法、甘特图、关键路径法、计划网络评审图、项目阶段计划表、项目分领域分类别计划表、项目资金筹措和到位时间表等表达方式。

3. 项目质量计划　制定项目质量计划的目的是对项目的产出结果进行标准化规定，包括过程质量和成果质量。当项目的每项任务完成以后，要对产出结果进行定量和定性描述，如标准化村卫生室建设项目硬件建设领域中土建任务的质量标准描述为：每个标准化村卫生室建设完成以后，要在每个应该设置村卫生室的村有一所面积在 60m² 以上（根据服务人口确定）、功能 4 室（6 室）分开、通过竣工验收的村卫生室。项目质量计划的表达形式有项目任务产出标准描述、项目产出汇总表、项目活动产出指标等。

4. 项目人力资源计划　制定项目人力资源计划的目的是为项目管理和实施提供一份详细的人员需求、供给与安排、使用方案，包括资源计划和激励计划。作为资源计划，项目人员计划要说明项目需要的人员数量、专业结构、年龄结构、职务职称结构、工作背景和经验、特殊能力以及在各个部门和岗位的分布；作为激励计划，项目计划应包括对各类项目人员的绩效考核和激励措施。项目人力资源计划表达的形式如组织结构矩阵图、岗位工作任务描述、人力资源与岗位图、管理职责与任务分解图、项目人员基本信息表、绩效考核评价指标体系等。

5. 项目资金计划　制定项目资金计划的目的是为未来实施项目提供经费保障。项目资金计划包括项目成本计划、项目分阶段资金需求计划、项目经费筹措计划、项目配套资金计划。根据卫生项目需求，还要确定项目采购资金计划、项目土建资金计划、服务采购资金计划、技术援助资金计划、人员培训资金计划等。计划的内容包括支付科目和数量、支付的时间、各个项目阶段和领域需要支付的资金、资金来源和筹措的说明。项目资金计划的表达形式有项目成本表、项目资金构成总表、项目领域资金计划表、项目类别资金计划表、项目资金分配表、项目配套资金筹措计划、项目资金管理与使用说明、项目财务手册等。

6. 项目风险控制计划　制定项目风险控制计划的目的是保证项目最大限度地按照项目计划顺利实施，及早发现、识别和判断潜在风险，预估风险可能会对项目进展所造成的影响以及影响因素，从而为控制风险提出有效、周全的方案、措施。项目风险控制计划要基本明确在什么时间、什么地点、什么环节、什么任务上有可能发生什么样的风险，风险造成的损失可能是什么，制定什么样的预案可能防止或者降低风险发生概率。项目风险控制计划的表达形式有项目风险定义与说明书、项目风险识别与判断标准、项目逻辑框架、项目风险及其影响因素一览表、项目风险应急预案、项目风险控制方案、项目风险干预图等。

7. 项目沟通计划　制定项目沟通计划的目的是保证信息能够以合理的方式及时地产生、搜集、处理、存储并得到有效的交流，使项目各利益相关者形成共识，从而按要求为项目工作、服务和提供支持。项目沟通包括人际沟通和组织沟通，在项目的各个主要环节要说明应该与谁进行沟通，沟通的目的是什么，沟通哪些内容、在什么时间沟通，用什么方式沟通等。项目沟通计划的表达形式有项目重要事件及沟通内容与方式说明、项目重要节点需要沟通的信息与渠道列表、项目可能出现分歧的环节需要沟通的对象和方式说明、项目定期沟通计划、项目进展报告时间表、项目个别沟通方案和规则等。

8. 项目采购计划 制定项目采购计划的目的是为项目实施提供必需的物资和服务保障。采购计划要根据项目实施的需要，首先列出一份采购清单，初步提出清单中物品的规格、数量、性能指标、估计价格，按照优先顺序打包。要明确采购方式如国内竞争性招标采购、国际竞争性招标采购、询价采购、单一来源采购等。如果采购的是服务和技术，也要按照需求列出采购清单，提出咨询服务任务大纲、服务产出指标和要求，按照咨询服务采购方式编制采购计划。项目采购计划的表达方式有采购产品（货物或者服务）清单、采购方案、采购时间表、采购费用表、货物采购计划、咨询服务采购计划等。

第四节 项目计划的制定程序

项目计划的制定根据内容不同而存在差异，但其基本程序大同小异。项目计划制定的基本程序包括：环境与形势分析、目标和指标的确定、策略和方案的确定、实施方案的制定和项目计划的评价。制定卫生项目计划的具体方法与步骤如图4-3所示。

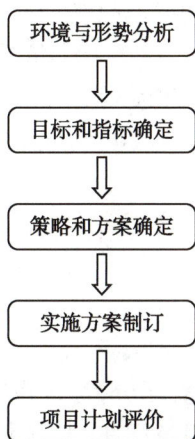

图4-3 项目总体计划制定流程图

一、环境与形势分析

环境与形势分析是对区域内人群健康状况、卫生服务及其环境影响因素，以及这些因素的性质、范围、作用和变化作出的全面准确的分析判断。环境与形势分析的目的在于找出本地区的主要卫生问题，确定重点问题，确定卫生投资重点，为项目计划的制定提供依据。

（一）环境与形势分析的内容

不同类别的计划形势分析的内容不同。一般来讲，卫生发展计划的制定需要考虑国家、政府部门的宏观战略规划，其环境与形势分析应包括对区域自然生态环境和社会经济形势、社会经济发展政策及卫生政策、人口增长和结构变化、居民健康状况和卫生服务需求、卫生资源配置和利用效率分析等情况。所需要的具体信息包括以下几点。

1. 社会经济基本状况 包括经济发展水平（例如人均国内生产总值、人均国民收入、人均国内生产总值年增长率、就业率、城市化程度等）、人口指标（例如人口总数、农业人口数、人口自然增长率、老龄化系数等)、文化教育(例如成人识字率、适龄儿童入学率等)、政策状况(例如政府对卫生工作承诺的决定、卫生总费用占国内生产总值的百分比、享受各类医疗保险的人口比例等)、生活条件(例如安全饮用水普及率、卫生厕所普及率、人均住房面积、恩格尔系数)等。

2. 卫生资源情况　包括卫生机构、卫生设施、卫生人力和财力资源。

3. 卫生服务状况　包括卫生服务(医疗服务、预防保健服务、康复服务)的数量、质量、结构及对卫生服务的利用情况。

4. 人群健康状况　包括人口动态(粗死亡率、婴儿死亡率、5岁以下儿童死亡率、孕产妇死亡率、前十位死因构成、平均期望寿命等)、疾病和伤残状况(如主要疾病的报告发病率、患病率、伤残率等)。

(二)环境与形势分析的基本思路

环境与形势分析通常从卫生服务供需双方入手,不仅要分析卫生服务供方,包括医疗、预防、保健、康复等服务范围、水平、费用和利用效率,更要对社会经济发展、卫生服务或其他有关因素导致居民健康/疾病模式的变化进行详尽分析。这种分析不仅要比较健康需求与服务供给之间的差异,而且要比较现状与国家/本地区标准之间的差异,以及与其他区域之间的差异,找出存在的问题。具体包括:问题分析、需求分析和资源分析。

1. 问题分析　问题分析的目的是确定主要卫生问题与优先领域。通过环境与形势分析,发现存在的卫生问题,并且按问题的严重性大小排序,决定哪些问题是本区域主要的卫生问题。

2. 需求分析　需求分析的目的是选择能够产生需求的问题,描述问题在社区的人群、空间、时间分布,作为项目拟解决的问题和确定项目目标的依据。

3. 资源分析　资源分析的目的在于确定资源的性质、数量、质量。分析哪些是现有资源,哪些是潜在资源,可动员的内部资源是什么,有哪些可发掘的外部资源,要同时分析资源的质和量。

二、目标和指标确定

(一)确定目标

1. 项目目标确定的依据　通过问题分析,在众多卫生问题中筛选出最重要、最紧迫需要解决的问题,体现项目目标的必要性;通过需求分析,选择出更具有规范的需求、感知的需求、和表达的需求相一致的需求,使项目更具有可持续性;通过资源分析,选择更符合成本效益的干预方式和手段的项目,使项目具有更高的效率,体现目标的可行性。基于以上分析,为项目目标的确定提供科学依据。当然,项目目标的确定,取决于项目的必要性、可行性,也取决于项目决策者的价值观,取决于项目资助组织的远期目标。

2. 项目目标的类型　只有有了明确的目标,才能明确任务/活动的行动方向。确定目标时,要注意明确目标的层次和等级体系。目标等级体系包括:总目标、政策目标、项目目标、资源目标、实施目标。卫生目标大体可分为:健康状况目标、预防疾病目标、治疗疾病目标、工作目标。

3. 项目目标的特征　确定目标时要注意目标的特征:即时间性、可测量性、可考核性。

(1)目标的时间性:确定目标时一定要明确在什么期限内完成这些目标。

(2)目标的可测量性:目标一定是可以测量的,其可测量性反映在具体指标上。

(3)目标的可考核性:明确组织中每个个体对目标的实现应该负什么责任。

明确目标的内涵:包括5W1H,目的(why);目标内容,针对的问题和性质(what);目标人群是谁,行动的领导者、操作者和实施者是谁(who);目标人群所分布的地区(where);完成活动的期限(when);目标如何实现(how)。例如,如果该地区把孕产妇死亡率高的问题作为当地主要卫生问题,那么在形势分析的基础上,确立的目标就应该是:到某某时候为止,将孕产妇死亡率降低到什么水平。

（二）明确指标

指标是目标的细化，测量指标可以反映目标的实现程度。因此指标的设立要紧密围绕目标，要注意其可靠性、灵敏性和特异性。根据目标的等级和层次，常见的卫生指标可包括以下几类：卫生政策指标（如政府出台的社会保障政策）、卫生资源指标（如每千人口医生数、人均卫生经费）、卫生服务指标（如孕产妇系统管理率、儿童系统管理率）和人群健康指标（如婴儿死亡率、孕产妇死亡率）。

三、策略和方案选择

一项好的项目计划，一定是脱胎于完整的项目逻辑框架，并受到项目理论的指导。基于卫生项目逻辑框架和项目理论，在分析了环境形势和确定目标之后，我们接下来开始选择策略和方案。

（一）选择策略和方案

1. 目的　选择出有效的对策和备选方案以解决存在的问题，确保目标实现。

2. 原则　要与问题分析，需求分析，目标确定，以及限制因素分析相一致，相匹配。

3. 策略和方案的内容　主要包括策略和方案的主要特征、描述主要服务内容、被利用的资源种类、估计各种备选方案的成本和代价、对危险因素和障碍因素的估计以及方案本身的优缺点。

4. 选择策略和方案时应注意的问题　选择方案时应吸收不同层次人员参加；同时考虑硬件（资源）与软件（管理，信息系统，技术等）；针对关键问题选择有效的解决措施和方案；备选方案无固定程序可循，方案的具体内容因问题的性质、种类、严重程度、范围、可获得资源和技术，以及主要限制因素的不同而异。

（二）分析限制性因素

1. 目的　找出限制规律，以便采取相应对策。

2. 分析内容　一般要对以下两方面的内容进行综合分析。

（1）问题系统本身在发生发展过程中的每一环节都有可能出现的限制因素：如疾病自身的发生、发展规律，疾病的严重程度、复杂程度等。

（2）实施系统的限制因素：属于客观因素，包括人、财、物等资源；时间是否充足；社会经济环境等。

四、实施方案的制定

实际工作中，项目总体计划与专项计划很难切割，实施方案在许多环节上是互相穿插、互相依赖的。在制定项目总体计划时，通常先要建立项目逻辑框架，之后初步拟定项目内容计划大纲，用于制定各个专项计划，最后，集成和综合项目各个专项计划成为项目总体计划。项目总体计划的表达形式有项目任务清单、项目一揽子活动表、项目计划网络图、项目关键路径等。

（一）项目总体计划文本形成的步骤

1. 准备资料信息　在制定项目计划之前，要进行充分准备，需要搜集与项目有关的信息资料，需要摸清现状和项目背景，需要预测和评估项目未来的状况等。不同的项目目的和内容，需要做的前期准备工作也不一样。总之，制定项目计划之前，有关项目所需要的物资、技术、政策、条件、人员培训等方面的信息，应满足制定项目计划的要求。

2. 逐级分解目标任务　以项目总目标为依据，参照项目的复杂程度和范围、内容，按照项目领域、项目类别，将项目总目标分解成若干次级目标，之后，可再次分解，形成目标群，直至最低一级目标。这级目标应该达到可测量、具体化的程度。围绕实现最低一级目标，会产生一组任务。这组任务的完成就意味着它所属的那个目标的实现。进行目标分解的目的是为确定项目任务奠定基础。进行项目目标分解通常需要一个有经验的专家组完成。如果项目范围较大、内容较多，可按照领域或类别，由若干个专家小组来分别完成。项目目标分解可采用问题树、目标树、工作分解结构等方法。

3. 编制和运用项目逻辑框架　按照项目逻辑框架结构，创建项目逻辑体系，对项目总目标、各级分目标、项目结果、项目任务和活动进行描述，确定产出指标，明确前提条件（也称假设）。一旦项目的逻辑框架形成，就构建起该项目完善的思想体系，为确定项目范围和项目内容提供指导。实际上，逻辑框架是项目的理论建构，也是项目的系统思考，是制定项目计划的理论体系和关键路线的基础。通过编制逻辑框架，将与实现项目目标没有关联的任务排除在项目范围之外，从而使项目结构更严密、更合理、更系统。

4. 列出项目任务清单　将经过分解的最低一级项目目标作为确定任务的基础，围绕实现该目标决定必须开展哪些活动、完成哪些任务。一个大型项目下，可能会有很多分目标，每个分目标下又须有若干任务支持，于是就会形成一个庞大的任务群。当所有目标下的任务均确定以后，就可以按类别、按领域、按时间、按流程、按序列、按地点、按执行人、按资源等，从诸多方面组合任务清单，供进一步完成项目专项计划使用。

5. 估算任务活动及其要素　各项任务的良好完成，首先要将其各个必需要素确定下来。这些要素包括活动名称、活动序列、做什么（活动内容）、谁来做（实施者）、在哪做（活动地点）、何时做（活动时间）、做到什么标准（产出指标）、需要什么资源（即人、财、物）。此外，还需提出完成每项任务、开展每项活动的假设（前提条件），可能的风险（哪些因素有可能影响该任务/活动不能圆满完成或达不到预期结果）。对以上各要素的确定，都是在事件没有发生前的预测和估计，是对未来所作的安排。因此，作出这些估计和判断的人，应该选择在这方面有经验的人员。经验越丰富，思路越明确，理解越透彻，洞察形势的能力越强，对这些事件的预判和估计就越准确，计划也就越容易实施，任务也将越容易完成。完成这一步骤可利用一些现代管理技术和方法，如工作分解结构、活动排序、网络图、关键路径等方法，大型项目可采用项目软件辅助完成。

6. 综合平衡各项计划　将初步完成的各个项目专项计划按照项目产出、项目限定时间、项目拟定资金的要求进行平衡。进一步明确界定项目范围，把与实现本项目关系不密切或者贡献不大的任务从项目任务列表中移除，把影响项目目标实现更主要的任务纳入进来；把所有项目活动开展和任务完成的时间叠加起来，形成项目关键路径，看其是否超越了项目预定时间，如果计划时间超出预定时间，要重新测算，紧缩一些预留空间比较大的活动；或者将逻辑关系不很密切的活动和任务排列在关键路径以外，以保证执行项目时间与预定时间的一致；资金是制约项目计划十分重要的要素，资金不足，再好的项目计划也难以落实，再好的蓝图也难以实现。所以，项目计划在很大程度上优先制定资金计划，如果计划的资金超出可以筹集到的资金，项目必然要在某一个节点停滞不前。可以说，项目计划主要是服从资金筹集计划，项目平衡一定要首先做好资金平衡。有许多项目因为不愿意放弃理想的设计而无果而终，或者绩效大打折扣，得不偿失。卫生项目是公益性突出的项目，项目在基于人口、区域的分布特点都很明显，投资者或者政府往往对于项目资金分配有严格要求，因此，做好多方面的平衡对于形成项目体总计划具有非常重要的作用。项目平衡常用使用项目管理三角、分步集成等方法。

7. 整合形成项目总体计划文本　项目总体计划文本是制定项目计划的最终结果。综合性卫生项目是统领整个项目的依据，是项目执行的蓝图。任何一项必要的任务和活动及其可遵循的规定和标准，均可在这里找到。它也是测算和控制项目总投入、总费用的依据。项目的任何管理人员和实施者都可以从它里面找到属于自己的任务和权限。

（二）项目专项计划文本形成的步骤

项目总体计划与专项计划制定之间存在较为复杂的关系，有的专项计划要在制定总体计划之前初步完成，如项目范围计划、项目质量计划。有了项目范围、内容和质量指标，才可以具体确定每一项任务合理的时间、地点、资源、费用、风险，作为制定项目总体计划的前提和基础。反过来，当各个专项计划完成以后，才能进一步集成和综合，经过平衡成为项目总体计划。二者往往交替出现。项目专项计划的表达形式有各种图表，如项目时间表、项目进程表、项目质量控制表、项目费用表、项目筹资计划表、项目资源清单、项目采购清单、项目逻辑框架图、项目目标任务分解图、项目实施流程图、项目计划网络评审图、项目分析点和风险控制图等。

（三）编制卫生项目计划的工作流程

1. 调查研究　由于项目计划是对未来工作所作的安排，因此，项目计划的可行性主要取决于对未来许多因素的预判和估计。如果作出对某件事情该不该做、需要多长时间、谁来做合适、需要多少资金等的判断，除了听取有经验专家的意见外，调查是获得信息的重要手段，可通过问卷调查、召开研讨会、举行座谈会等形式，对想要了解的问题进行搜集、整合，从而获得更为实际的结果。

2. 协调平衡　较大的项目是由一群项目计划经过综合协调和总体平衡后才形成的项目总体计划。各类项目计划或各领域项目计划是由不同组群的人员制定的，当将各类计划汇总时，就会发现它们之间差别可能很大，为了保持项目计划的一致性，就必须对项目的各专项计划进行平衡和结合，使之能够融合成一个有机的总体计划。

3. 广泛参与　最终的项目计划可能是由个别核心人物完成的，但是制定各类别、各领域专项计划时，应该吸收更多利益相关人员参与，充分听取他们的意见，这样，不仅能够集思广益，使计划更周全完善，还可以增加计划的被认可程度。为项目计划做过贡献的人，在领会项目精神和认同项目计划时会更加坚定信念。

4. 多次论证　项目计划制定过程中，需要多次进行论证。项目论证包括对专项计划和总体计划的论证。参加人员既包括相关领域专家，也包括利益相关人员和项目参与人员。通过论证提出问题、回答质询、讨论建议，从而使项目计划更完善和周密。

5. 行政审批　项目计划付诸实施前的最后一个环节是行政审批。卫生项目通常都由政府主导，并且承担政策支持和配套责任。有的项目还需政府与投资方签署具有法律效力的项目协议。因此，政府参与的项目，就需通过各环节的行政审批。有的项目需发展改革部门审批，有的项目需要财政部门审批，卫生项目还需经卫生行政部门审批。每个项目根据项目来源和项目实施范围，项目管理级别的不同，需要通过不同途径的程序审批。经过各种审批通过的项目计划，就成为最终发布实施的项目计划。

五、项目计划的评价

项目计划要确保所设计的项目活动都以正确的顺序得到实施，确保重点任务首先得到实施，确保工作人员能将自己的工作与他人的工作协调起来，以达到最大的效果。

为了达到上述目的，在实施过程中，管理部门要对项目计划的实施及时进行监督和评价。评价，是对项目计划的检验，全面了解项目计划中的目标是否已经达成。评价的目的是调整完善项目计划，提高计划执行的质量。在评价的过程中，需要遵循比较的基本原理，利用调查与测量的手段开展评价。

项目计划评价的内容包括计划实施前、实施中和对实施结果评价。计划实施前需要遵循适度性、可行性和一致性评价等原则；实施中开展过程评价或进度评价，将实施情况与原项目计划进行比较，检查分析计划完成情况；最后对于实施结果围绕任务、目标完成情况，项目效果、效率、效益等进行评价。

监督和评价应该贯穿项目计划从制定到执行的全过程，包括对计划的适宜性、充分性、进度、效率、效果及对人群健康的作用进行分析。区域内建立年度评价的机制，以指导当前和未来计划活动的人力与财力的分配。根据监督、评价结果，可能需要对项目计划作出调整，或修订执行进度。计划中要明确监督评价的对象、内容、层次、频度和方法。

具体项目评价类型、方法详见第六章"卫生项目评价"内容。

（吴　建）

思考题

1. 项目计划的作用是什么？
2. 逻辑框架法对于卫生项目计划制定有什么作用？
3. 如果需要你制定一项卫生项目计划，你该如何开展该计划的制定？

第五章　卫生项目的实施与控制

章前案例

　　在某市的城乡结合区，多个居民小区的建设逐步完成，入住人口越来越多，老年居民反映距离最近的社区卫生服务中心至少还有30分钟的路程，附近没有医院，就医较困难。因此，该区卫生健康委员会、街道办事处拟在新建小区附近建设一个社区卫生服务站，并申请了两年建设资金。项目资金在2021年2月之前到位，区卫生健康委员会、街道办事处专门设立项目团队，并在2月1日召开项目启动会。项目团队由街道办事处王主任作为组长（项目经理），成员包括街道办事处李科长、该区社区卫生服务管理中心刘主任、街道社区卫生服务中心孙主任、新社区卫生服务站的站长及相关骨干成员等。会上宣布了项目管理制度，规定每2个月收集项目进展监测信息；细化了项目计划；结合上级的督导检查要求，规定了项目进展中的关键节点与节点指标。按照计划，第一年完成业务用房和基本设备准备；第二年完成设备调试和人员入驻，并在2022年12月30日开诊。启动会后，项目小组全面开展项目工作，项目按计划逐步推进。每两周项目组例行开会通报各项工作进展情况。首先，项目组王主任开始与开发商讨论社区卫生服务站的业务用房，协商租赁事宜；孙主任、新社区站的站长与设计单位讨论服务站的基本结构，划定功能分区；与装修公司协商装修计划，签订合同。其次，项目组李科长负责采购必要的设备与家具。接着，刘主任按计划撰写人员需求申请表，与社区站站长一起讨论人员招聘计划，提出人员招聘标准和程序，准备在4月招聘人员。在4月底的一次项目组例会上，各方人员根据填写的项目进展监测信息收集表，讨论迎接即将到来的年中预算资金支付审查。经过初步评估，认为年度租赁资金、设计资金可以按进度完成；装修资金需在合同签订后拨付60%，需加紧装修细节协商，预计在6月前后完成资金拨付；4月的第一轮人员招聘面试已经锁定80%的人员，需在5月第二轮面试后签订合同；中小型设备正在申请政府采购。各项工作按照计划正有条不紊地开展。

第一节　卫生项目的实施

一、卫生项目实施的定义

　　卫生项目实施（health project executing）是将卫生项目计划转变成行动，以已经制定的计划为基础，所进行的一系列活动或努力，推动项目不断进展并达到最终目标的过程。

　　作为项目管理的一个关键环节，项目实施的结果是获得项目产出，但卫生项目的产出是多方面的，可以是有形的项目产品，如医院门诊大楼的落成；可以是无形的服务，如提供家庭康复服务，也可以是居民某项健康指标的改变等。

　　很多健康项目施策于人群，短期内难以看到结果指标的改变，此时应关注项目过程性指标的收集与分析,根据这些指标变化来反映项目进展。从项目理论出发,关注卫生项目进展中的各个关键节点,不断收集信息,开展节点控制,适时进行项目督导,可以促进卫生项目按既定目标发展并取得预期效果。

二、卫生项目实施的内容

卫生项目实施是将计划变成现实的过程。在卫生项目计划的执行过程中,须严密跟踪监测项目进展,不断比较项目计划与实际执行情况,及时发现并纠正偏差,保证项目严格按计划执行;一旦发现偏差难以纠正,则需要考虑修订计划或中止项目。为此,在项目正式启动后,需要建立项目监测体系,开展项目控制、督导与变更等管理活动。

1. 卫生项目的启动　作为一项有始有终的社会活动,卫生项目的起点就是获得相关部门的批准,一般是以项目启动会为标志。前期经过漫长的项目准备和计划,项目进入实施阶段,启动开始。项目执行者在启动会上的主要任务包括:宣传动员各项目单位开展项目工作准备;开展相关培训,协调项目实施单位在人员、财务、相关业务方面的合作与交流;规范项目章程;确定项目实施团队;签署各方项目委托书等。例如,在世界银行贷款中国农村卫生人力开发项目(世行贷款卫生Ⅳ项目)中,经过近两年的准备,建立起中央、省、市、县等各级项目组织,各级项目管理团队进入工作状态;"项目建议书"和"项目可行性研究报告"经多次专家论证和修订,已经形成共识;项目计划经世界银行和各级政府相关部门批准,并以《备忘录》的方式予以确定;各级项目财务、设备采购、土建设计、教育培训等技术人员,已经得到世界银行相关规则的培训。鉴于此,1991年12月,卫生部在北京召开"卫生Ⅳ项目"启动会,宣布项目正式开始。

2. 卫生项目的监测与控制　项目一旦进入实施阶段,管理人员按照项目计划确定的信息收集途径和方法,对项目的实施情况进行跟踪与报告,这就是项目监测。其一方面是对项目计划的执行情况进行监督,包括项目活动的时间、质量、资金使用和完成情况等,另一方面是对影响项目目标实现的内、外部因素的变化情况和发展趋势进行分析和预测。在此过程中,会有很多不可预测的情况发生,使项目范围改变、时间拖延、质量降低,费用超支或使用不足,从而使项目进展偏离项目计划。为了及时发现和纠正偏差,需要在项目的重要环节进行控制,使项目严格按照预定的计划执行。

3. 卫生项目的督导　卫生项目具有边界模糊、受政策因素影响大等特点,项目设计一般比较复杂,增加了项目实施的难度。特别是一些全国性或区域性的公共卫生项目,由于各地区实施项目的条件和环境差异较大,当地政府及卫生组织对项目的理解和支持程度也不完全相同,需要项目的高层管理者对项目的实施情况进行监督和指导,以保证整个项目按统一的计划执行。例如,由中央、省级政府或世界银行、世界卫生组织资助的卫生项目,一般均建立有项目监督指导机制,明确在项目实施的不同阶段,派出项目督导组,赴项目地区进行监督指导,协调相关部门,督促项目进程,开展技术指导,及时帮助纠正项目实施过程中出现的偏差,以保证项目目标的实现。项目督导已经成为卫生项目管理的一条重要经验。

4. 卫生项目的变更　卫生项目的实施是具有长期性和持续性的过程,特别在我国卫生事业改革的关键期,外部环境变化大,项目在实施过程中不可避免地面临国家卫生政策、制度和机制的变化。卫生项目需要适应这种变化,根据政策环境的变化作出适当调整,但对项目计划的调整不是随意的,需要遵循一定的规则和程序。例如,政府及国际组织支持的卫生项目,一般均在项目中期有一个阶段性的项目评价,可根据评价结果对项目进行调整,调整的时机和程序均在项目立项时已经确定。

第二节　卫生项目的监测与控制

一、卫生项目监测与信息管理

（一）卫生项目监测的概念

在卫生项目实施过程中，不可避免地由于时间、成本、人员等因素导致项目进展较慢，甚至没有完成预期的结果。为了保证项目按照既定的方向和目标持续进展，卫生项目决策者需要通过对项目整个实施过程进行连续性监测，收集和分析各种项目相关信息，以便对项目有整体把握。

卫生项目监测（health project monitoring）是指各级项目管理人员按照项目计划的要求，在卫生项目实施的整个过程中对项目状态以及影响项目进展的内外部因素进行及时、连续、系统地记录和报告的一系列活动过程。

（二）卫生项目监测的内容

卫生项目跟踪与报告的工作内容主要包括项目计划的执行情况及影响项目目标的内外因素。

1. 项目计划的执行情况　包括各项项目活动的时间、质量、资金等方面的信息。

2. 影响项目目标的内部因素　内部因素主要指项目组织、管理人员、管理制度及运行机制等项目执行条件。在项目实施期间，各种项目内部因素可能发生变化，如人员调整、制度改革、机制转变等，这些变化有的是为了适应外部环境的变化，有的是为了提高管理效率和效果。及时全面地了解内部因素的变化情况和发展趋势，可为开展卫生项目控制提供依据。

3. 影响项目目标的外部因素　外部因素主要指项目地区经济社会发展、人口变化、卫生事业改革、医疗机构运营等项目环境条件。及时了解项目外部因素，特别是卫生政策发生变化，可为保证项目的发展方向、实施进度、质量要求等，提供重要依据。

（三）卫生项目监测信息的管理

卫生项目监测信息管理，是对项目监测信息收集、整理、分析、交流、发布各环节进行规范化、制度化的过程，以保证监测信息的及时和准确。具体包括制定管理制度、建立信息系统、明确监测方式和实施质量控制等内容。

例如，在世行贷款卫生Ⅳ项目中，中央项目组确定了 22 个结果监测评价指标，主要信息内容包括：农村居民的经济及卫生支出状况、农村居民医疗卫生服务利用及满意度、公共卫生系统及服务开展情况、新型农村合作医疗覆盖、受益及资金使用状况、政府卫生投入状况、卫生机构服务提供情况、项目改革与创新内容等，以此对项目县项目活动进展及项目管理进行监控。

1. 建立项目信息管理制度　依据卫生项目的规模和范围，各级卫生组织在卫生项目信息系统中承担的职责也各不相同，应定位明确。在项目执行中，项目组中的政府及相关事业单位人员起到重要的领导和监督的作用，帮助协调项目评价人员开展信息监测，对监测结果进行适时报告与发布；各级各类项目组工作人员在项目实施过程中，也需注意利用各级各类信息系统展开工作，记录收集过程性信息。案例 5-1 展示的就是一个大型卫生项目中对各级人员赋予的职责与任务的规定。卫生项目的信息收集需要制度的保障，除了在人员的职责部分进行规定，还要对卫生项目信息的收集、分析和应用过程进行详细规定。在项目实施的准备阶段，需要建立起各项规章制度，以保证项目信息收集与报告渠道的畅通。

案例5-1

在世行贷款卫生Ⅳ项目中对各级项目组织的职责进行了明确的规定。

(1) 中央级：中央级负责监测评价系统的运行和维护，对项目地区进行督导、技术援助等。其主要工作内容包括：监测评价系统的总体设计，计算机软件编制与提供，系统维护，人员培训，质量监督，全部项目县的数据汇总、分析、反馈及传播等。

(2) 省级：项目省根据项目监测评价系统的要求和本省工作的需要，配备适当的专业人员从事监测评价系统的日常工作；参与监测评价系统的总体设计和其他相关工作，对本省项目县（市、区）进行技术支持和督导。

(3) 县级：项目县负责本县监测评价信息的收集、汇总、报送、分析、反馈、储存，在项目执行期间接受有关的培训，并负责培训乡、村两级卫生人员，对乡村两级工作进行监督和指导。在本项目中，县级项目管理机构负责收集全县人口、社会、经济发展情况，项目活动开展情况，项目财务情况，触发器（指发生某些风险的前提条件）监测指标，并负责审核、汇总全县各级医疗卫生机构及新型农村合作医疗管理机构所收集的信息；县级医疗机构负责县医院卫生统计年报表；县级疾病预防控制机构负责登记本机构的人力和收支情况，并汇总全县计划免疫情况、公共卫生服务开展情况等信息；县妇幼保健机构负责妇幼保健年报；县新型农村合作医疗管理机构负责合作医疗管理年报表。

(4) 乡镇级和村级：如果卫生项目是有关农村卫生的项目，将涉及乡镇和村级卫生机构。乡镇卫生院负责登记并报送本机构的人力、服务量、收支情况以及公共卫生服务情况等信息；接受上级培训和督导，并负责村级人员的培训和指导村级信息的收集。乡镇卫生院由负责卫生统计年报的工作人员对监测评价系统信息进行收集、登记、审核及报送。村卫生室负责村级信息的收集与上报，接受上级的培训和督导。

(1) 制度建立：建立健全各级卫生组织信息收集报告和反馈制度、信息资料的管理制度、信息管理人员培训制度以及信息管理的监督指导制度。保证各级机构有专人负责信息管理与协调工作，明确各级信息管理人员的任务、职责与工作内容，保证年度信息管理、技术指导、监督评价与反馈活动的顺利开展；建立项目信息与日常卫生工作、政府决策或部门管理有效结合的工作机制，提高信息使用效率。

(2) 制度执行：结合卫生项目的实际情况，对项目信息收集与报告人员进行培训，提高信息人员素质；根据项目目标和监测评价指标及项目活动开展数据分析，将分析结果及时进行上报和反馈；应用信息技术对项目管理过程中发生的信息进行采集、存储、处理、提取、传输、汇总、加工，为项目工作提供全面的、实时的、交互式的管理信息。

2. 项目信息系统　卫生项目监测信息系统可来自两个方面，一是利用现有卫生健康信息系统，从正常运行的政府、地方、部门、机构的卫生健康系统中，收集项目相关信息；二是建立卫生项目监测信息系统，专门服务于特殊卫生项目的监督管理。近年来，国家加大卫生领域的信息化建设，全国互联互通的人口健康信息服务体系初步建立，逐步实现卫生计生一网覆盖、居民健康一卡通用、健康信息资源统一融合，正在完善建立人口全覆盖、生命全过程、中西医并重、工作全天候的全民医疗健康信息服务机制。很多省份和地区均在智慧城市的基础上建立智慧卫生系统，建立数据标准体系和网络安全体系。在卫生信息系统中，公共卫生、医疗服务、医疗保障、药品监管和综合管理等五项业务可以大大促进卫生数据的监测和收集。因此，越来越多的卫生项目利用现有信息平台展开监测。卫生项目信息系统是为监测特殊卫生项目服务的，其不但要包括项目实施和产出的信息，还要包括项目在执行中有关资金、人员的使用和变动情况，主要有以下几个方面。

（1）卫生项目监测的对象：主要包括项目范围、时间、成本、关键假设、项目团队及项目变更情况等。

（2）卫生项目信息的收集范围：卫生项目跟踪与报告所要收集的信息，主要包括投入活动的信息、采购活动的信息、实施活动的信息和项目产出信息等。

（3）卫生项目信息监测的过程：卫生项目跟踪与报告包括观察、测量、分析和报告四个基本过程。

3．项目信息收集方式

（1）常规统计：按照项目管理的要求建立常规登记报告制度，对卫生项目的相关信息、监测评价指标、触发条件相关信息等进行登记，并按项目信息管理制度进行整理、分析和报告。报告频率可分为实时监控和定期报告。一般来说，项目监督评价指标的数据收集由开展活动的相关部门负责，数据整理、分析和报告由项目管理机构负责。

（2）项目基线、中期、终末调查：为便于评价公共卫生项目的效果，一般会设计对干预对象进行基线调查、中期调查和终末调查，这是收集项目信息的重要方式，项目计划应对调查的时间、方法、内容等进行明确规定。在实际执行中，还要制定详细的调查方案。

卫生项目信息监测往往与项目评估（project assessment）相关，包括项目开展前的评估与项目活动进行中的评估。前者是在经济社会发展政策、战略、规划和项目确定之前，根据国家政策法规以及项目的规模、位置和内容等，所开展的环境影响评估（environmental impact assessment，EIA）、健康影响评估（health impact assessment，HIA）和社会影响评估（social impact assessment，SIA），这些评估是在项目立项前进行的预测性、综合性评估，是根据现有数据对环境、健康和社会的积极和消极影响的研究；后者是在项目执行过程中的不同时间节点上，对项目执行情况进行的测量。二者的共同点是为后续决策和工作提供依据，均是循证决策的基础。

（3）卫生项目专题调查：完全依靠项目监测来了解卫生项目的执行情况，往往是不够的。为弥补监测信息的不足，在项目实施过程中，需要按照项目要求，在适当的时间进行适当规模的专题调查，以期获得更加全面和丰富的项目信息。问卷调查、专题小组访谈、个人深入访谈和实地观察等，是常用的专题调查方法。

4．项目信息报告　卫生项目信息报告的形式主要有两种，一种为实时报告，另一种为定期报告。

（1）实时报告：实时报告是卫生项目发起人获取项目信息的主要方式。一般大型公共卫生项目会建立起规范的项目信息报告体系，项目执行机构可将项目财务、采购、计划执行情况等管理信息，按照项目监测信息制度的规定及时报送各级项目管理机构；中小型项目也可通过既定的报告方式，及时报告项目进展的各种信息，使项目发起人能够随时了解项目的执行情况。

（2）定期报告：定期报告是各类大中型卫生项目普遍采用的信息报告方式，周期较长的项目一般规定半年报和年报。定期报告是项目监控的重要手段，一般须按照预定的指标来收集和报告相关信息。例如，世界银行贷款"农村贫困人口基本卫生服务项目"（简称：世行贷款卫生Ⅷ项目）中，各项目省、县定期报告的内容包括：①各项目省、县在这一阶段内的项目进展情况（活动进展、财务进展等方面）的总结；②项目实施过程中所遇到的问题、所取得的成效、成果以及经验等；③对目前进展情况以及所取得成果的深层次分析；④如有可能最好有一些关于项目活动的典型案例介绍。

5．监测信息的质量控制　项目信息的准确性是有效利用项目信息的基础。卫生项目的监测信息主要由项目执行者收集和上报的，从信息的获取到上报，一般需要经过多个环节，受到各项目组织内外各种因素的影响，必须建立和实施规范的项目信息监测质量控制制度，才能保证信息的统一、完整和准确。例如，在世行贷款卫生Ⅷ项目中，中央项目管理机构对项目信息管理提出了明确的要求：各项目省、县项目办负责收集和管理本省、县的项目信息，有专人负责项目信息管理系统的日常维护、信息整理与报送，并负责对收集信息的质量进行核查，掌握报表内容及各项指标的定义、要求和单位，对有疑问或不合理的数据进行核查或更正，检查指标间逻辑关系等。

6. 监测信息的分析、交流与发布　卫生项目决策者利用监测信息，及时进行分析，总结项目管理经验，发现项目实施中的问题，及时调整项目活动，以确保项目目标的实现；根据不同利益相关者的需求，撰写项目实施进展报告，以适宜的形式开展信息沟通，对于一些公众关心的公共卫生项目，可通过大众媒介公布项目进展情况；及时总结项目取得的经验，向非项目地区传播和推广，为相关卫生政策的制定提供依据。

二、卫生项目的控制

（一）卫生项目控制的概念

卫生项目控制（health project controlling）是对卫生项目进展进行监视和测量，若发现项目执行情况偏离基准，则找出原因并判别偏离基准是否会影响项目目标的实现，对于影响目标实现的执行情况给予调查、分析和建议咨询，使实施过程回到计划轨道。

项目控制是管理人员在项目实施阶段的主要职能。例如，项目经理通过项目监测发现某项目活动的结束时间有拖延，他就可能需要调整更多人员投入，或者要求现有人员加班赶工期；一旦加班，就可能增加资源投入，需要在预算和进度之间进行权衡。由此来看，各级项目经理是进行日常项目控制的主体。在许多大型卫生项目中，往往设置项目办公室，项目控制就成为项目办公室的主要职责；一些小型项目没有设立项目办公室，项目控制职能一般由项目负责人或其委托的项目管理人员负责。目前，在一些政府发起的卫生项目中，还规定由项目监理公司作为第三方参与项目的质量控制。随着项目管理制度的不断完善，公共卫生项目的质量控制逐步由项目组织的内部控制，转变为内部控制与外部控制相结合的方式，以提高项目执行质量。

（二）卫生项目控制的方法

一般来说，卫生项目在立项阶段就会确定一系列的监测指标，作为项目任务书的一部分，包括项目各关键环节的过程性指标、各阶段的预期产出，以及对时间、数量、成本、质量的要求。这些控制指标，可作为卫生项目完工验收的重要内容。

1. 预期产出的控制　利用项目开展活动而产生的服务、产品或项目效果来监测项目的进展。例如，智慧村医的建设项目中智慧医疗达标村卫生室的数量，培训合格村医占比，接受远程医疗咨询服务村民占比等；培训项目中的合格率；服务项目中的新增项目的开展率等，这些指标往往成为项目产出控制的重要指标。在项目准备时就可以提前设计项目控制的指标，包括具体指标、指标的数值，评判标准等等。项目进展达到指标的既定数值就可以判断按计划完成项目。

2. 时间节点的控制　卫生项目一般会按照项目周期列出项目活动进展计划，管理者可以通过关键结果的时间点对项目加以控制。对于一些周期较长的卫生项目，年度往往是项目管理的重要时间节点，并据此开展密集的管理活动，如开展项目年度汇报与总结，年度评估，对部分项目活动、时间或资源进行调整等，以保证项目按时完工。如果一年时间对于开展项目太短，或者前期资金到位较慢，影响上半年的活动开展，项目发起人也会在整个项目的中期设立时间节点，要求项目组进行阶段性报告，对项目进行中期评估。项目发起人根据评估报告，帮助解决项目进展中的障碍，促进项目快速完成。

有的项目发起人也会为项目的多个里程碑事件设定好时间，以便更详细地开展控制。如一个门诊楼建设项目，会在奠基、主体结构完成、封顶、精装修开始、交付等设置几个关键时间点，这些时间点就是工程建设进度达到预期结果的截止时间。有的项目会追求某个具有特殊意义的日期作为项目里程碑，如在院庆50周年时完成新医院的封顶，院庆50周年时间就是重要的工程节点。如果工程完成距离这个节点时间紧张，将会对项目的控制造成很大压力。

3. 财务预算控制　卫生项目的发起人往往是政府或社会公益组织，其掌握的有限的项目资金既要充分发挥效用，又不能造成资金浪费。如何使用好项目资金考验着各级项目管理者的水平。随着财务预算管理的制度化和规范化，项目资金在实际支出中的随意性越来越小，但也难免会出现一些项目计划不够严格，或者在项目执行过程中外部环境变化较大，资金使用偏离计划的现象；一些项目费用支出快速，出现超支；还有些项目进展缓慢，致使资金利用不足。为了从资金方面对项目进展进行一个基本控制，往往以拨付资金的使用率、使用进度为指标进行财务控制，以便掌控项目执行进度。

预期产出、时间、财务预算的控制是项目发起人对卫生项目的基本要求，为了达到这些基本要求，项目实际实施管理人员会采用更有效的方法均衡时间、成本、质量之间的关系，例如项目管理三角、挣值分析、项目控制要素的均衡分析等方法，以期对项目的进展进行控制。这些方法将在后面相关章节详细介绍。

（三）卫生项目控制步骤

项目控制过程一般包括三个基本步骤，即制定项目控制标准、获取偏差信息和采取纠偏措施。

1. 制定项目控制目标，建立绩效考核标准　项目控制目标包括项目的总体目标和阶段性目标。总体目标是项目利益各方共同约定的最终目标，通常指项目的合同目标；阶段性目标由项目总体目标分解来确定，一般表现为项目里程碑事件要达到的目标。绩效考核标准是项目目标的具体表达方式，通常根据项目的技术规范、范围计划、时间计划、成本计划及质量计划等来制定。

2. 衡量项目实际工作状况，获取偏差信息　通过将项目监测所获得的信息，以及各种项目执行过程的绩效报告、统计数据等文件，与项目绩效考核指标等规范性文件对比，及时发现项目执行结果和预期结果的差异，以获取项目偏差信息。

3. 分析偏差产生原因和趋势，采取纠偏行动　项目偏差就是项目的实际进展与项目计划的差值，包括正向偏差和负向偏差两种。正向偏差是指实际情况与项目计划相比，存在时间缩短、费用节省或质量提高等正向数值，但这种情况不一定全是好事，负向偏差是指实际情况与项目计划相比，存在时间延迟、费用超支或质量降低等负向数值，但这种情况也不一定全是坏事，关键是看正、负向偏差产生的原因和综合结果。

（1）造成项目偏差的责任方：造成项目偏差的责任方通常包括卫生管理机构、项目执行机构、其他项目相关机构和部门及不可抗力等。

（2）造成项目偏差的原因：造成项目偏差的根源通常包括项目目标的原因、项目理论与项目假设的原因、项目计划的原因、项目实施过程的原因等。

（3）项目偏差的趋势分析：趋势分析主要是分析偏差会随着项目的进展增加还是缩小，是偶然发生的还是必然发生，以及对项目后续工作的影响程度等。

（4）采取纠偏措施：项目偏差分析的目的，是掌握项目偏差信息，了解项目偏差产生的根源，明确纠正偏差的责任，以便采取适当措施纠正偏差，使卫生项目的运行重新回到项目计划的轨道。只有掌握了项目偏差信息，了解了项目偏差的根源，才可以有针对性地采取适当的纠偏措施。而只有明确了造成偏差的责任方和根源，才能分清应由谁来承担纠正偏差的责任和损失，以及如何纠正造成偏差的行为。

三、卫生项目监测与控制方式的发展

传统卫生项目监测与控制是按照项目的计划进行追踪，属于以计划为导向的先付制的方式，项目一边实施一边修正。从世界银行贷款项目的监管方式来看，呈现出以下三类。以下每种方式的优势与劣势很明显，可以为我国卫生项目的管理提供借鉴。

1. 以计划为导向的先付制方式　早期的项目基本是这种资金支持模式。这种模式的监管方式是：项目计划经可行性研究、批准后，发起人（project sponsor）将全部项目经费支付给项目单位，项目单位按照项目计划执行，执行完工后向出资方提交项目成果。在项目执行过程中，出资方进行检查、监督、督导等活动，甚至对项目产生偏差提出批评、教育，但一般缺乏有效的手段对项目进行干预。例如项目执行过程中，由于各种内外因素变化，使项目预算经费难以满足项目实施的需要，要求不断追加经费，有时甚至项目会成为一个"无底洞"，造成"半拉子工程"，导致项目失败。这种模式的特点是：一旦项目获得批准，项目资助方便失去了对项目监管的主动权，监管效能大打折扣，有时只能依靠行政手段来提高监管效果。为了克服资金拨付后可能导致的监管失效，很多项目采用了分期付款的方式，一般是在项目开工时支付一定比例的项目款（如70%），使项目活动能够开展。在项目结束时，经项目评估验收合格后，再支付尾款（另外30%），以便提升对项目的监管效能。但由于没有完整的监管过程设计，很难达到监管效果。

2. 以项目活动为导向的后付制方式　为了克服先付制的弱点，世界银行对其资助的项目采取支付方式改革，即根据项目活动的完成情况，采用后付制的项目资金支付模式，以提高对项目资金的监管效能。这种模式的监管是：项目计划批准后，出资方并不将项目经费全部划拨给项目单位，而是提供一笔周转资金。项目单位使用这笔周转资金，按照项目计划实施项目活动；当第一期项目活动结束后，由项目单位提交项目活动发票，经项目监管人员审核后，到出资方报销，项目单位再用报销回来的资金，开展第二期项目活动。如此循环，直至项目结束。这种方式的特点是，项目出资方对项目具有有效的监管手段，可以保证各项项目活动按计划执行，一旦发现实施偏离项目计划或不符合项目要求，可以停止支付资金，这样做优点是能够保证项目按计划严格执行。缺点是项目监管过于机械，缺乏灵活性，项目活动很难适合环境的变化。

3. 以项目结果为导向的后付制方式　为了提高卫生项目实际效果，提高项目对环境的适应程度，世界银行再次改变项目资金支付方式，提出以结果为导向的预付制支付模式。这种模式的监管是：项目监管不重视过程，只重视结果。在项目设计时，经出资方与项目单位共同确定项目目标，对项目所产生的结果予以详细规定，如建立一套指标体系和具体的指标值，明确项目的约束条件，包括时限、经费、质量标准等，以此为验收标准，只要达到这些标准，即为实现项目目标，就可以支付经费。这种监管方式的优点是，充分发挥项目单位的积极性，调动各方面的资源，力求达到各类资源的最佳配置。监管者不关心项目是否严格按计划执行，而是更加关心项目在执行过程中是否偏离项目目标方向，在方向正确的前提下如果出现困难，将共同研究如何克服困难、实现项目目标。

第三节　卫生项目的督导

一、卫生项目督导的概述

项目督导是大型卫生项目采用的一种特殊的质量控制方式，适用于执行单位众多且分散的大型公共卫生项目。当卫生项目在不同经济社会发展水平、不同文化的地区实施时，往往存在较大的不确定性，而且由于涉及居民健康利益，备受关注。为了能够督促卫生项目按照计划实施，解决在实际实施中的问题与障碍，项目发起人组织相关领域专家进行项目业务指导、财务和进度等的监督。由此来看，卫生项目的督导（health project supervisor）就是指由卫生项目的发起人组织进行的，在卫生项目进行过程中，针对卫生项目的质量、进度、资金等方面，开展阶段性的监督和指导。在政府主导的国家级或国际卫生项目中，项目督导往往是由卫生行政部门组织进行，如国家级或者省（市）级的项目办公室。从整个项目执行过程来看，它属于内部控制；而对于一个具体的项目执行单位,它又属于来自外部的监督。

卫生项目督导的内容非常广泛,既有对项目按计划执行的监督,也有对项目实施的指导,包括两方面的内容。

(一)对卫生项目活动的指导

卫生项目涉及医疗卫生领域广泛,有区域或全国性的公共卫生项目,如重大疾病预防与控制项目、改水改厕项目、饮用水加氟项目等;也有专门针对基层的卫生保健项目,如基本公共卫生服务项目、初级卫生保健项目及基层卫生服务能力建设项目。这些项目分布广泛,主要由基层卫生机构执行,而基层机构对项目的认识与理解存在一定偏差,需要相关专家的指导和帮助来统一认识。

(二)对卫生项目执行的监督

督导人员通过对比项目计划与实施情况,及时发现和纠正偏差,使项目按照预定计划执行。卫生项目督导更关注项目开展活动的阶段性标准、财务管理、采购管理、数据监测等方面的内容,并通过与相关部门的沟通,促进各类问题的及时解决。

二、卫生项目督导的类型

(一)督导的类型

根据督导所处的角色、侧重点不同或者督导的时间不同而对卫生项目督导进行如下分类。

1.内部督导和外部督导　内部督导是指项目管理组织对项目实施情况的监督指导。主要由项目发起人组织,如政府项目中的卫生行政部门或其委托的机构,国际项目中的世界卫生组织、世界银行等。外部督导主要指项目发起人把监督评价的任务委托给第三方进行,较为常见的是委托给卫生科研院所、大专院校等组成的专业团队,以立项课题的形式进行,这种方式有利于发挥相关领域专家的作用,具有一定的客观性和科学性。

2.正规督导和非正规督导　正规督导和非正规督导也可以被称为定期督导和不定期督导。正规督导就是按照既定的督导计划定期召开项目进程汇报会,阅读项目实施情况报告等。正规督导要利用项目实施组织或项目决策层建立起来的管理系统进行监督,如项目管理信息系统、变更制度、项目实施组织财务系统、工作核准系统等。非正规督导主要包括项目的领导层不定期地到项目管理现场,同项目执行人员交流,了解情况,及时解决问题,这又被称为"走动管理"。非正规督导有若干好处:了解的情况多而及时;人们在现场要比在办公室里坦率、诚恳;项目执行人员在工作岗位上更愿意向他人介绍自己的工作和成就,项目决策者若在这时候表示赞许,则能激发他们的干劲和创造精神;如果项目存在风险,则更容易通过现场调查发现;在现场,容易缩小项目督导人员和项目实施人员之间的距离,使讨论问题的气氛更融洽,更容易找出解决问题的办法。正规和非正规两种督导的步骤相同,非正规督导要比正规督导频繁。正规督导每次花费的时间一般比非正规督导长,但总的时间上非正规督导并不比正规督导少,有时反而更多。正规和非正规两种督导过程都必不可少。

3.预防性督导和更正性督导　预防性督导就是在深刻理解项目各项活动,预见可能发生的问题基础上,制定出相应的措施,防止不利事件的发生。制定规章制度、工作程序、进行人员培训等都属于预防性督导。更正性督导是由于未能或者根本无法预见项目会发生什么问题,只能在问题出现后采取行动,纠正偏差。更正性督导要比预防性督导用得更多些。利用反映过去情况的信息指导现在和将来的工作,即为信息反馈督导。更正性督导往往借助信息反馈来实现,其关键是信息要准确、及时、完整地送达项目决策者手中。

4.预先督导、过程督导和事后督导　预先督导是在项目活动开始时进行,可以防止使用不合要求的资源,保证项目的投入满足规定的要求。如对项目团队培训采用教材的一些检查。过程督导是对进行过程中的项目活动进行检查和指导。过程督导一般在现场进行。过程督导一定要注意项目活动和督导对象的特点。很多项目活动是分散在不同的空间和时间中进行的。如何进行过程督导，需要项目决策者动些脑筋。事后督导在项目活动或阶段结束或临近结束时进行。事后督导可以与过程督导结合进行，不宜单独采取事后督导，因为不利的偏差已经造成损害，再也无法弥补了。

（二）督导新方式的探索

随着卫生监管理论的发展和监管技术的进步，卫生项目督导的方式也在不断发展和变化，使项目督导效果不断提高。在卫生执法领域，常用飞行检查的方式进行行政监督和执法，在卫生项目的督导中可以尝试其中的一些做法。

在药品监督中，国家药品监督管理部门使用药品飞行检查的方式开展药品安全风险的防控，即针对药品研制、生产、经营、使用等环节开展不预先告知的监督检查。这种检查方式很快因为其独立、客观公正、科学处置的原则受到了相关部门的欢迎。国家药品监督管理部门根据《中华人民共和国药品管理法》及其实施条例等有关法律法规，制定了《药品医疗器械飞行检查办法》，规定被检查单位应当予以配合，不得拒绝、逃避或者阻碍。随后一些省份也采用飞行检查的方法对餐饮服务、食品安全进行监督管理，颁布了《餐饮服务食品安全飞行检查暂行办法》。

医疗保障基金飞行检查是指国家和省级医疗保障行政部门组织实施的，对定点医药机构、医保经办机构、承办医保业务的其他机构等被检查对象不预先告知的现场监督检查。国家医疗保障局制定了《医疗保障基金飞行检查管理暂行办法（征求意见稿）》，此办法对飞行检查的原则、启动、执法程序与后续处理等作出了规定，通过引入第三方监管力量，完善创新了基金监管方式。飞行检查制度的实施严厉打击了欺诈骗保行为，维护了医保基金安全。

在涉及省份较多、周期较长的卫生项目中，为了考察项目真实的进展情况，有些省份也在尝试使用飞行检查的方式对卫生项目进行督导，如对妇幼公共卫生项目质量进行检查、对社区卫生服务中心建设的督导检查等，甚至有的省份在人员缺乏情况下，采用此方式对疫情防控项目、实验室建设管理情况加以检查。飞行检查以其不可预期的检查方式，要求整改反馈的工作程序，保障了卫生项目活动开展的效果，达到既有的目标。

三、卫生项目督导的步骤

（一）制定项目各阶段完成标准

每个项目均有各个阶段完成的目标，对项目的监督主要是将现实工作与已有的标准进行对比，衡量工作任务的完成情况。但卫生项目有其特殊之处：一些项目可通过数量变化反映项目效果，如医生培训数量、疫苗接种率等，而有一些项目的标志性成果很难在短时间内显现出来，如社区居民就近就医的发生率、居民就医的满意率等。每个卫生项目活动的开展，需要社区居民有一段时间的认识过程，才可能显示出与项目开展之前的区别。所以制定的标准要考虑可衡量性，要客观指标与主观指标相结合形成完成标准。当然，制定每个阶段的完成目标或标准时，还要考虑项目本身的指标，如资金使用率。

（二）制定督导计划

制定督导计划是为了让项目执行单位可以有计划地准备相关材料，以备接受检查。一个正规的督导应该具有督导计划。在制定督导计划时最重要的就是时间计划，一般来说，可以一年一次，但对于不同级别可以频率不同。如中央项目办可以每年对省（市）级单位督导一次，而省（市）级项目办可以每年对县级项目组督导两次，每半年一次。

（三）组织和实施督导

在较大的卫生项目中，国家一级和省（市）一级的项目负责部门主要以组织专家组的形式开展督导，及时提供项目管理、技术等全面的帮助、指导和建议。专家组主要来自相关领域的专家，是由非项目单位的第三方人员组成。采取的形式可以是现场督导，也可以不进入现场，听取项目执行单位汇报，进行会议评价。专家组进行督导时往往与项目过程评价、项目进展监测结合在一起，根据信息系统监测结果和专题评价结果综合考察项目进展。

（四）督导结果的分析

各级项目管理部门与专家组进行充分的调查走访以后，收集定性和定量资料，进行统计分析。

（五）制定解决对策

在调研结果总结完成后，督导组的专家还要根据目前项目的进展情况，分析项目进行中的主要问题，查找问题发生的原因，针对原因制定相应对策。督导组制定的应对对策包括两个方面，一是督导组进一步明晰项目目标和任务。督导组根据各项目执行单位对项目的不同理解，通过宣教、指导、会议、座谈等方式，使其对项目目标和任务有更加清楚的认识，提高项目执行的准确性和主动性，提高项目执行效率；二是帮助解决实际问题。针对项目督导中发现的问题，协调政府及相关职能部门，必要时运用行政手段，促进问题解决。

（六）督导结果的反馈

督导完成以后，最重要的是要向项目单位进行督导结果的反馈，包括重要调查依据。督导的目标是促进项目活动按计划开展，因此，为了今后项目开展活动更加贴近目标标准，督导组必须公布督导结果，提供建设性意见，促进项目的最终完成。在有些项目中，还制定有激励机制，通过督导组的考察评分，对项目活动质量高、绩效佳的项目单位实施奖励，允许其在项目执行过程中具有更大的灵活性。反之，对项目活动开展较少，绩效差的单位则进行项目规则更加严格的约束。

由于卫生项目往往涉及教育、医疗等民生问题，涉及公众的利益，所以，项目必须对公众负责，有一些监督评价的结果要向公众报告。具体到一般卫生项目或者卫生改革项目来说，由政府相关部门对社区居民负责，向社区居民报告。

第四节　卫生项目的变更管理

一、卫生项目变更的原因

卫生项目是按照项目计划实施的，任何偏离卫生计划的项目活动，都可以认为是项目执行过程中存在的问题，但在项目的实际执行过程中，完全按项目计划执行的情况是很少见的，多数卫生项目的实施，或多或少都会与项目计划存在一定的差距。这是因为项目具有独一无二的特点，且总是处在一个不断变化的环境中，事前的计划编制并没有一个合理的标准，导致项目不可避免地发生变更。发生变更的主要原因包括以下几个方面。

1. 项目计划是对项目全过程的一种设想、预测、谋划和主观安排　项目计划的安排只是尽量地符合实际，但卫生项目的实际进程在制定计划时是不可能都预料到的。

2. 一些项目目标在制定计划时并不十分清晰　由于卫生项目的独特性，不但项目决策层不可能预料到将来的所有情况，就连项目干预对象和其他利益相关者，如患者、社区居民、项目委托人等，对于项目的真正期望和要求也常常是不清楚的。

3. 项目的内部环境和外部环境总是变化的　在项目实施过程中，项目地区经济社会可能快速发展，国家卫生方针政策可能出现调整，居民健康需要也可能发生变化；同时，立项时建立起的项目组织和项目团队、指定的项目经理等，可能会出现非预期的变动，这些变化均可能影响到项目计划的执行。

4. 利益相关者需求会不断变化 项目各利益相关者对项目的期望和要求是不断变化的,随着项目的开展,项目各利益相关者对项目的要求和期望会越来越具体。项目的一些利益相关者的立场、态度可能出现改变,甚至他们的要求与之前大相径庭,致使项目计划发生颠覆性的变化,这是项目决策者难以预测的,在制定各方面计划时难免有疏漏。项目计划的主观性很强,实际情况难免会脱离原有计划。

总之,项目计划在执行过程中,一定会有种种原因使项目不能按照原先计划的轨道进行,从而出现偏差。当然,项目不按照原计划进行,往往是新的轨道比原来的轨道更好。正因为如此,项目管理者就需要对项目全过程进行控制和变更管理,以期适应环境的变化,更好地满足项目各利益相关者的期望和要求。

二、卫生项目变更的过程

不管项目运行准备阶段的工作如何细致、全面,在项目实施过程中仍然会遇到各种预料之外的事情,项目中出现的所有这些变化都可能会影响项目生命周期,并导致项目管理活动发生变更。因而,在项目执行过程中,要保持预测能力,防患于未然;要具有快速反应能力,以应付各种突然的变化。项目实施是工作量最大的阶段,只有加强管理、随时进行变更处理,才能在不突破约束条件的情况下,达到既定的项目目标。

(一) 卫生项目变更管理的含义

卫生项目变更管理(health project change management)是指卫生项目组织为适应项目运行过程中与项目相关的各种因素的变化,保证项目目标的实现而对项目计划进行相应的部分变更或全部变更,并按变更后的要求组织项目实施的过程。项目变更管理的目的是以一种对于项目影响最小的方式改变现状。它包括以下主要内容。

1. 了解变化 在项目实施过程中,项目组织要经常关注与项目相关的主客观因素,及时发现和把握变化,认真分析变化的性质,确定变化的影响,适时进行变化描述。如在某农村卫生能力建设项目中,由于人口流动到城镇,自然村落逐渐萎缩,人口数量下降,按照原定标准建设村卫生室不但花费高,而且明显供过于求,因此还需在项目实施中估计卫生室建设规模。

2. 进行变更处理 当变化了的各种因素影响到项目的顺利实施时,项目组织必须及时进行计划变更,以确保项目目标的实现。项目计划的变更应征得项目发起人的同意,项目组织还应及时向其反馈变更及变更执行情况。

3. 监控变更合理性 变更处理总是根据项目实施的客观需要进行的,但并不是每次变更都是合理的。或许现在的变更处理并不经济,还有更好的变更办法,或许我们的变更还有违背客观规律的情况,变更计划根本就行不通。

(二) 项目变更管理的种类

变更因多种变化而存在,其形式也多种多样,但主要的有以下几种:项目范围变更、项目进度变更、费用预算变更、项目合同变更、项目人力资源的变更。

(三) 卫生项目变更的影响

通过比较调整后的计划和原定的计划,可以估计出项目变化对项目预算、进度及质量的影响。项目的变更给项目带来的影响主要涉及项目目标、项目团队成员、项目成本、项目时间和完成项目所需的原材料、设备、工具。这五个方面,既是项目变化的主要原因,也是变化的重要结果,是制定项目变更计划必须首先考虑的因素。

项目变更是正常的,不可避免的。在项目的实施过程中,变更越早,损失越小;变更越迟,难度越大,损失也越大。项目在失控状态下,任何微小变化的积累,最终都会对项目的质量、成本和进度产生较大的影响,这是一个从量变到质变的过程。

三、卫生项目变更的控制

为了作出合理、正确的项目变更，一个更好的方法就是同项目团队交流、协商。当项目发生变化时，同团队成员交流，向他们询问变更的方案，能避免决策的盲目性，也避免团队成员的反感情绪。因此，卫生项目变更控制程序所包括的各个内容均是项目的决策者与实际执行者沟通权衡的结果。

（一）卫生项目变更控制程序

1. 明确界定项目变更的目标　变更的真实目的是解决卫生问题，更好地满足居民对卫生项目的要求。如果变更后项目的目标模糊不清，那么团队成员在实施中就难以确定努力的方向，即使项目团队完成了项目，也难以确定实现了的目标是否真的满足了居民的要求。

2. 把项目变化融入项目计划中　把项目变化融入项目计划中是一个新的项目规划过程，这一规划过程中以原来的项目计划为框架，将项目变化与原有项目框架有机结合，相互整合，形成一个新的、完整的项目计划。通过新旧计划的对比，项目执行者可以清楚地看到项目变化对项目预算、进度、资源配置的影响，体现项目变更对实现项目目标的作用，增加项目实施的可行性。

3. 选择冲击最小的方案　项目的目标、预算、团队和进度是决定项目计划的主要因素，作出项目变更时，力求在尽可能小的变动幅度内对这些主要因素进行调整。如果它们发生的变动幅度大，就意味着对项目计划产生更大的冲击，这会严重影响目前的项目工作，甚至导致某些项目领域陷入瘫痪状态。项目影响说明文件由项目负责人提供，用于描述各种可行性方案以及每种方案的利弊，包括对最佳方案的推荐。

4. 项目变更的审批　卫生项目计划变更的审批者一般在项目立项时通过项目协议或合同确定。在项目的执行过程中，由谁来批准变更？一条非常有用的指导原则是：变更，只应由那些受到变更影响的利益相关者来批准。遵循这条原则，卫生项目执行者可以避免因需要过多签字而延缓批准的过程。

5. 做好项目变更记录　项目变更的监控是一个动态的过程，在这一过程中，拥有充分的信息、掌握第一手的资料是做好合理变更的前提条件，而详细记录这一变化过程，本身就是监控的主要内容。

6. 及时发布变更信息　对于一般卫生健康项目，只有项目决策层和部分项目关键人员才清楚项目变更过程，多数项目团队成员并未获得项目变更的完整信息，因此，应及时将项目变更信息和方案公布于众，使所有项目成员了解项目变化，指导项目团队按计划统一行动。

对于大型项目，应当有正式的变更控制系统管理变更请求，使权衡后的变更符合一些基本的工作原则。一般的变更顺利完成需要经过图5-1所示的步骤。

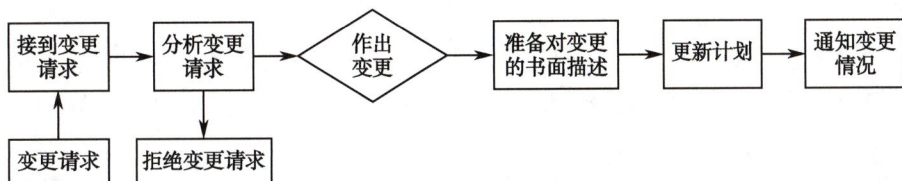

图5-1　项目变更控制系统

（二）卫生项目变更的监控程序

经过上述沟通权衡后一旦决定进行变更，必须服从于变更的正规监控程序，包括对变更要求进行审查、明确任务间的冲突、估计变更方案的得与失、接受或否定变更要求、与所有相关团体就变更进行交流，最终确保变更合理实施。变更的监控程序规定了一些基本的工作原则，如下内容所示。

1. 所有项目合同都应包括有关计划、预算和成果的变更描述。

2. 提出变更必须递交项目变更申请。项目决策者要重视项目的每项变更，项目执行单位的每次变更申请都必须记录存档。项目团队必须提供标准的变更申请表（表 5-1）。只有当项目团队清晰地理解了变更申请，团队成员才能进一步评估变更的影响，并最终决定是否接受变更申请。

表5-1　变更申请表

项目名称：
项目决策者（委员会）：
变更申请者：
变更申请日期
变更描述：
变更理由：
批准者：　　　　　　　　　　　　　　　　　　　　日期：

3. 变更要经上级部门批准，在变更申请上签名。

4. 所有的变更在准备变更申请和评估之前，需与项目决策者商讨。

5. 在变更申请完成并得到批准之后，必须对项目总计划进行修改，以反映出项目的变更，这样，项目变更申请就成了项目总计划的一部分。

（三）卫生项目变更控制的结果

多数卫生健康项目主要由政府卫生行政部门负责，从中央到省、市、县级政府，不同级别负责不同程度的变更管理权限，只有重大的变更才由中央项目管理部门进行审批。对于一个卫生项目变更申请，项目的决策者一般会给予6种结果。

1. 在现有的资源和时间范围允许的情况下采纳。这是项目变更审批者遇到的最简单的情况。在考虑了变更对于进度的影响之后，项目审批部门决定采纳变更申请，而且变更也不会影响到项目的进度和资源。

2. 可以采纳，但需要延长项目时间。变更的唯一影响是项目时间，而不需要额外的资源来满足变更申请。

3. 在现有时间进度内可以采纳，但需要额外的资源。采纳这种变更申请，项目执行者需要获得额外的资源，但项目能按照现有的进度完成。

4. 可以采纳，但需要额外的资源和延长项目实施时间。这种变更申请将需要额外的资源和延长项目实施时间。

5. 可以采纳，但需要重新排定不同时期交付成果的优先次序。重新排定新的项目成果与原来预期产出的前后顺序，以保证重要的工作提前完成，而有些不重要的工作延迟完成。这种情况下，项目计划将不得不进行重大修改。

6. 不能采纳，变更将严重影响项目的进程。这种变更申请非常重要，甚至会导致彻底放弃现有的项目计划。项目管理部门给予两种解决方案：一种是拒绝变更申请，项目照常进行，并且把申请看作是另一个项目，需另外立项论证；另一种是停止现有的项目，根据申请重新计划，启动一个全新的项目。

总之，变更是无法避免的。有些变更具有积极意义，项目发起人必须懂得如何利用项目变更，以协调卫生项目各利益相关者的行动，保证按时、按预算、高质量地实现卫生项目目标。

四、退 出 机 制

基于卫生项目的探索性，督导组专家要对项目的具体实施开展不间断的督导工作，如果项目执行单位的实施被评定为不可接受，则采取退出机制要求其退出项目。在项目的委托书里应该对项目的退出标准、依据和程序进行详细规定。如案例5-2所示，如果项目县的实施被评定为不符合项目要求，则依照退出机制要求其退出项目。

案例5-2

在世行贷款卫生Ⅳ项目中，要求项目县退出项目的标准以及作出退出决定的程序如下。

1. 如果项目县连续两次没有实现规定的过程进展指标要求，则需要项目省帮助制定一个补救行动计划，包括问题分析、要采取的措施（包括获得额外的技术援助支持）、预期结果。补救行动计划应当立即实施。

2. 在实施补救行动计划的9个月内，国家项目专家组要对其进行评价，评价结果将供独立评审小组审核。

3. 结合对第二年里程碑指标的评价结果，独立评审小组向联合督导团提出是否要求该项目县退出项目的建议。

4. 作出退出项目的决定后，退出的项目县需要将未开展项目活动的经费退还省财政厅指定账户，并办理其他必要的退出手续。

5. 联合督导团将设立第四年的里程碑指标，以便在项目实施两年之后采用相同程序决定退出项目。

（关丽征）

思考题

1. 卫生项目计划实施的主要内容包含哪几个方面？
2. 什么是卫生项目监测？
3. 卫生项目督导的类型有哪些？
4. 某县卫生健康委员会科教科王科长作为负责人参加了省农村智慧村医卫生项目，这个农村卫生项目的主要目的是建立村一级的数字化的社区卫生服务站，并通过项目建立村服务站与镇卫生院、县卫生健康委员会的信息上报、沟通与联系，通过使用智能化的诊箱提高村医服务水平，也提高医生之间药物、诊疗业务方面的互帮互学。在2020年初，项目计划制定完成并已经批复，准备实施。但是，在项目执行过程中，调查发现在每一个村庄均建立一所数字化的社区站花费较大，而且有的村人口较少，低于400户，且很多青壮年在外打工，社区站的服务人口较少。于是，王科长提出：是不是需要进一步确定建立社区站的范围？请思考以下问题。

（1）在项目实施过程中，王科长应该注意哪些方面的内容？

（2）项目实施过程中出现项目计划改变，应该遵循怎样的程序与方法？

第六章　卫生项目评价

章前案例

"盐和健康行动"项目评价

2005 年,"盐和健康世界行动"(World Action on Salt and Health, WASH)(以下简称"行动")正式启动。"行动"旨在通过降低食盐摄入量,达到降低高血压及心脑血管疾病死亡率的目标。WASH 已帮助多个国家制定了减盐策略,近几年,中国也开始引入该"行动"。中国的平均食盐摄入量是世界卫生组织推荐量的两倍以上,与高盐摄入直接相关的高血压和脑卒中发病率在世界上均排名靠前。《"健康中国 2030"规划纲要》提出到 2030 年全国人均每日食盐摄入量降低 20%,为此提出"盐和健康行动"项目,项目的总体目标是探索有效的具有中国特色的减盐干预路径和方法,落实"健康中国"的减盐计划。"盐和健康行动"项目主要包括四个子领域:健康教育与促进、家庭烹饪减盐、预包装食品减盐、家庭外用餐减盐。"健康教育与促进"即在项目地区开展各种媒介减盐教育活动,以提高公众减盐意识,帮助其掌握减盐技巧;"家庭烹饪减盐"即通过社区卫生工作者、妇女联合会等工作人员,实行定制化的健康教育和健康促进干预包,促进居民减盐;"预包装食品减盐"即修订预包装食品营养标签相关规定,帮助消费者选择低盐食品;"家庭外用餐减盐"即针对餐厅及食堂制定具体的餐饮食盐标准,并对厨师进行培训以营造低盐饮食的就餐环境。

WASH 在英国等获得了巨大的成功,中国"盐和健康行动"项目启动相对较晚,尚未见到系统而深入的评价报告。因此,项目主管方准备广泛征求方案并计划择优予以资助并实施评价。得到消息后,赵老师团队准备投入力量拿出一份有吸引力的评价方案。

第一节　卫生项目评价概述

项目评价(project evaluation)活动最早可追溯到 17 世纪 60 年代的英国。第二次世界大战结束后,随着各类产业规模及政府职能的拓展,项目评价实践逐渐增多。20 世纪中叶开始,各种以项目评价为主题的研究报告、论文、专著及教科书相继出版,相关理论和方法不断丰富和发展。本节重点介绍卫生项目评价的概念、目的、内容和原则,是进一步学习和把握卫生项目评价的基础。

一、卫生项目评价的概念

广义而言,卫生项目评价属于项目评价的子领域之一,项目评价渗透于人类计划活动的各个领域。各类文献对项目评价的定义主要包括项目和评价两个层面。项目在本书早前的章节已有讨论,这里不再赘述;评价即作出价值评定。鉴于项目复杂,对其价值作出评判往往需要综合运用多种方法和综合考虑多个方面的影响。所以,大多数学者倾向于视项目评价为对项目实施全面和系统的评价。卫生项目评价的实质是卫生领域的项目评价，也就是应用项目评价的原理和方法，科学、全面地分析与衡量特定卫生项目的目标、结构、过程、作用和影响。

二、卫生项目评价的目的

任何项目评价活动都是为了实现特定的目的而开展的。评价活动服务于评价目的；评价目的决定着评价活动；准确把握评价目的是决定卫生项目评价成败的前提。常见的卫生项目评价目的包括：辅助项目设计、支持项目决策、监控项目进展、总结推广项目。

1. 辅助项目设计　现实中，绝大多数卫生项目都要经历一个从初步构思到详细计划的转化过程。由于健康及其影响因素的错综复杂，这一转化往往需要借助专门的"形成性评价（formative evaluation）"。以辅助项目设计为主要目的，评价所关注的内容包括：依据初步构想，发掘、遴选、界定待设计的卫生项目的目标；围绕项目目标，识别制约目标实现的主要因素，构建目标与要素间的关系或概念模型；解析概念模型，区分出主要的项目领域；细化项目领域，以形成可操作的干预措施。

2. 支持项目决策　正是由于卫生项目的复杂性，项目计划或方案往往是由专门的服务提供商或第三方提供的，而不是项目主办或资助方自行制定的。于是就需要有个分析评判的过程，以确定是否采纳由第三方提供的项目方案。服务于这一目的，相应的评价重点包括：熟悉被评价的卫生项目计划；估测计划中各领域干预措施的可行性，以及它们对预设项目目标的贡献大小；评价项目实施的资源、技术、政策、文化环境及必要的配套对策；识别项目可能存在的风险及应对办法；给出项目的必要性与可行性结论，以及项目的资源需求估测；提供必要的项目计划修改完善建议。

3. 监控项目进展　以监控进展为主要目的的评价适用于卫生项目的中期或阶段性评价。这类评价的重点是：熟悉被评价的卫生项目计划及已经积累的项目文件与数据；调研项目实施的活动、产出、投入、效果等；比较项目计划时间表与实际进展时间表；区分实施顺利与遇阻的项目领域和措施，以及相应的经验教训；给出项目价值的阶段性评价以及下一阶段的实施建议，包括是否拓展或终止项目。

4. 总结推广项目　总结和推广几乎是一对孪生目标，主要适用于卫生项目的终末评价。这类评价的重点是：系统收集项目信息，包括已经积累的二手数据（项目文件、报告、数据等）和现场调研的一手数据；对项目的整体及各领域的有效性给出明确判断并提供有说服力的证据；总结项目实施过程中的经验与教训；对项目的可持续性、可推广性作出合理的评价并提出可操作的建议，以促进项目作用的持续发挥，以及项目向其他单位和地区的推广与传播。

案例6-1

"盐和健康行动"评价目的界定

决定参与我国的"盐和健康行动"项目评价方案设计之后，赵老师当天就组织团队成员召开了专题会议。会议首先讨论的话题就是评价目的。不过，大家的意见有些分歧。有的主张聚焦"监控项目进展"，有的则主张侧重"总结推广项目"，也有的提出兼顾"辅助项目设计"和"支持立项决策"。经过约一小时的讨论，大家形成了如下的初步共识：盐和健康行动在我国各地发展并不均衡，不同地方所处的项目阶段各不相同，所以评价的四类目的同时适用。其中，"支持项目立项"适用于尚未决定实施"盐和健康行动"的地区；"辅助项目设计"适用于准备启动项目但未完成项目设计的地区；而"监督项目进展"和"总结推广项目"则适用于已经实施了一段时间"盐与健康行动"的地区。

三、卫生项目评价的内容

用于衡量卫生项目的具体内容或指标(measures)取决于被评价项目的特性、评价目的、评价主体以及资源投入等一系列因素。也正是因为影响因素众多,卫生项目评价的内容千变万化。不同的评价人员也对评价内容给出了不同的概括和总结。有学者提出了"结构 - 过程 - 结果"评价。世界卫生组织则把卫生项目评价内容概括为相关性评价、进展评价、效率评价和产出评价四个方面。其中的相关性评价(relevancy evaluation)包括目标的相关性及项目理论与设计的合理性。进展评价(process or progress evaluation)旨在追踪项目的实施并提出改进意见。效率评价(efficiency evaluation)关注项目对卫生投入与产出的比率所产生的影响。产出评价(outcome evaluation)指对卫生项目的实施所产生的结果进行评价,包括有效性评价(efficacy or effectiveness evaluation)、获益评价(benefit evaluation)、影响评价(impact evaluation)和可持续性评价(sustainability evaluation)。我国财政部《国际金融组织贷款项目绩效评价管理暂行办法(2008)》则把评价内容划分为相关性评价(项目目标与国家、行业和区域的发展战略、政策重点以及需求的相关程度,包括立项之前及立项之后的相关性)、效果评价(项目目标的实现程度、产生的效果、目标群体的获益)、效率评价(项目投入和产出的对比关系)、影响评价(项目对社会、经济、环境等的长期作用)和可持续性评价(项目完工后独立运行的能力和产生效益的持续性)。综合不同学者的观点,卫生项目评价需关注如下主要内容。

1. 项目结构评价　卫生项目的结构评价(structure evaluation)主要是考察项目设计理念与原则、项目假设与目标、项目组成与要素的科学性、必要性(或相关性)、可行性作出评价。首先是总结归纳项目设计中所贯彻的理念及所遵循的原则,并与较为公认或经验证的理论与原则相比较,从而评价项目理念与原则的科学性与合理性。其次是考察项目假设和目标是否有充分的相关性与可行性。所有卫生项目都必须是项目地区迫切需要的。更重要的是,所有卫生项目都必须同时在四个方面具备明确的可行性:政策可行性、文化可行性、技术可行性和资源可行性。换言之,项目目标吻合现有的政策重点更不违反相关法规,项目能为各利益相关者所接受,项目所涉及的技术设施有相对可靠的来源,项目的实施有充分的资源保障。第三是分析项目各个领域、各个阶段的活动内容之间的逻辑与因果关系,以及项目的业务督导与组织管理关系,发掘其中相互协调配合的亮点,识别可能存在的缺陷。

2. 项目过程评价　卫生项目的过程评价(process evaluation)从全生命周期的视角考察项目计划的执行情况,围绕项目的概念、计划、实施、评价等分阶段、分步骤地衡量项目计划的各项项目任务是否完成。再好的项目设计,只有逐步严格执行才能达到其预期目标。许多项目活动具有明确的时间秩序依赖性,第一步走好了,才能走好第二步。项目的过程信息通常采用记录查阅、定性访谈、现场观察、案例研究、描述性分析、文献及理论分析等方法收集,主要用于了解项目实施进展,发现项目潜在风险与问题,提出项目调整对策与建议,总结项目成功经验,促进项目成果保持和推广等。

3. 项目产出评价　卫生项目的产出评价(output evaluation)关注项目所完成的各种活动及其产生的各种材料或资源。假如某被评价的项目为一"大众健康教育"项目,则其可能的产出变量或指标就包括项目支持下:编制的大众健康教育材料数量(如视频与音频教育作品数与时长、文字教育材料篇数与字数、图片教育材料件数);传播的大众健康教育材料数量(电视台与广播电台播放的健康教育节目频次数、报刊登载的健康教育内容篇次数、公共场所张贴的健康教育宣传牌数量);接受大众健康教育的受众数(如收听或收看过项目播放的健康教育广播电视节目的居民人数、阅读过项目登载的健康教育报刊文章的读者人数、留意过项目张贴的健康教育宣传牌的人数)等。

4. 项目结果评价　卫生项目的结果或影响评价(outcome or impact evaluation)聚焦项目所

引起的结局变量的变化以及项目作用在时间和空间上的"外溢"特性。卫生项目的"结局"主要包括：健康（如期望寿命、存活年数、调整人年）；疾病（如发病率、病死率、症状严重程度）；健康危险因素（抽烟行为、酒精成瘾行为、环境有害物质暴露）等。近年来的卫生项目评价日益重视单位项目资源投入所产出的健康结局，即项目的"成本 - 效果"和"成本 - 效益"评价。卫生项目在时间上的"外溢"特性就是通常所谓"可持续性"，它反映的是当项目结束后，项目实施过程中所取得的成效能在多大程度上维持下去。类似地，卫生项目在空间上的"外溢"特性就是通常所说的"可推广性"，它反映的是被评价项目能在多大程度上复制到项目单位以外的其他地区。

案例6-2

"盐和健康行动"评价内容清单

赵老师团队的专题会议讨论的第二个议题是"盐和健康行动"的评价内容。为便于讨论，赵老师从项目结构、过程、产出和结果四个方面分别列出两个示例。

结构评价
- "盐和健康行动"的理论假设及其科学基础与试验证据；
- "盐和健康行动"的相关性及其在不同地区的具体表现；
……

过程评价
- "盐和健康行动"概念的形成过程及最终概念框架内涵与特点；
- "盐和健康行动"计划阶段的主要活动、过程、参与人等；
……

产出评价
- "盐和健康行动"项目支持下制作的宣传教育材料类型与数量；
- "盐和健康行动"项目开展的宣传教育活动所覆盖的人群数量；
……

结果评价
- "盐和健康行动"减少的疾病（高血压、肾功能损伤等）危害；
- "盐和健康行动"减少的门诊和住院负担；
……

四、卫生项目评价的原则

卫生项目评价目的和内容多种多样，可采用的技术方法也不拘一格。但在大量评价实践中，人们已经总结归纳出了一些普遍使用的基本原则，其中包括系统协同原则、科学规范原则、适用有效原则、客观公正原则、安全保密原则等。遵循这些原则有助于提高项目评价的科学性、公正性、有效性。

1. 系统协同原则　系统协同原则就是将接受评价的卫生项目当作一个协同、开放和动态发展的复杂系统来看待。一方面，所有卫生项目都以健康为最终衡量标准，而现代健康模式涉及生理、心理和社会三大领域错综复杂的因素。评价不仅需要兼顾这三大领域的全部重要因素，同时还要关注要素间的相互作用和各个要素在项目开始前与实施过程中的变化，以及项目结束后的发展趋势。另一方面，卫生项目牵涉各方利益，会经常出现各种形式的利益冲突和博弈。面对复杂的环境，要顺利完成评价工作，就必须具备充分协调和平衡的意识和能力。

2. 科学规范原则　卫生项目评价必须坚持科学性和规范性。"科学性"要求评价的结果能够真实地反映项目的实际作用与影响；"规范性"则要求采用得到验证和广泛认可的评价方法和技术。"科学性"和"规范性"相辅相成，科学性是决定评价方法与技术能否成为规范的前提；而采用规范化的方法与技术则是保证评价结果科学可信的基础。此外，使用规范化方法与技术并不影响评价人员的创造性；相反，它是评价人员创造性得到承认的必要条件。实际中常见的有助于提升卫生项目评价规范程度的做法包括：采用通用可比的评价指标、问卷、量表等；采用严谨有效的评价设计，如随机对照试验、双盲试验等；遵守权威的操作指南，如随机对照试验报告统一标准（consolidated standards of reporting trials，CONSORT）等；综合运用多种方法、多源数据，定性和定量分析相结合等。

3. 适用有效原则　卫生项目评价的适用有效原则强调实际应用导向，强调切实解决现实问题和提高卫生工作效率，而不是学术研究和理论创新。评价并不一定总是合适的，更不是万能的。如果评价结果不能改变相关人员（特别是管理层）对项目的看法和决策，那么评价很可能就会徒劳无功，这既造成资源浪费，最终也会给评价者带来难堪。评价的决策与实施人都要在充分了解与评价相关的现实背景的前提下作出是否开展评价的决定。一旦启动了评价之后，则把主要精力集中在发现和解决最为重要的卫生问题上，致力于发掘和传播技术上适宜、效果明确、效益良好的方法与措施。

4. 客观公正原则　客观公正就是要求在卫生项目评价中尊重客观事实，尽可能减少主观倾向性。评价中很容易出现各种各样的倾向性。一方面，不同的评价结果往往对不同的项目相关人员有着不同的含义。换句话说，因为评价结果的不同，有的会增加或减少收入，有的会被升职或降职，有的会受表彰或批评；这些"利害"解读与预期会导致各种形式的选择偏倚与报告偏倚，甚至弄虚作假。另一方面，评价者的"视角"或客观公正程度也很容易受其与评价活动资助人以及各类被评价项目责任人之间的微妙关系影响。例如，若评价活动的资助人就是被评价项目的责任人，而评价人又直接对资助人负责。其中就存在或多或少的利益冲突（conflict of interest），因为资助人有选择"带好评倾向"的评价人的动因和便利，而评价人也有"给出好评就更易获得资助、更易通过结项验收"的预期。实际中，人们已经尝试了一系列措施以提高评价的客观公正性，其中包括：委托独立的第三方负责评价项目的实施；委托专家组或代理机构负责评价项目的招标与验收；在评价方案中应用"三角印证（triangulation）"措施；建立评价报告意见征询与申诉机制等。

5. 安全保密原则　卫生项目评价难免涉及个人或单位的识别信息及隐私，一旦泄露就可能会影响到评价对象的收入、声誉、发展等。另一方面，评价中往往需要接触和利用相关单位需长期保存的文件、记录、数据等，它们既有可能是宝贵的数据资源又有可能是具有法律效力的证据，容不得丢失或毁坏。因此，卫生项目评价过程中需要严格遵守基本的数据安全及隐私保障规范。其中包括：尊重评价对象的尊严、自主性、知情权和隐私权；允许评价对象在不受外力干扰的情况下，按照自己的意愿来选择是否参与评价；事先赢得参与评价的对象的知情同意并签订正式的知情同意书；尽量减低对受试者的伤害（包括心理不适）和经济损失；及时报告严重不良事件并建立一套预防和分析不良事件的制度；严格履行伦理审查手续。

案例6-3

"盐和健康行动"评价原则对标

　　再次回到赵老师团队的专题会议，会议讨论的第三个议题是"盐和健康行动"评价应遵循的原则。与上一个议题的讨论类似，赵老师再次提出了分门别类的评价原则与注意示例，以促进讨论。

系统协调原则

从生理-心理-社会的视角和在动态社会生态系统中理解"盐和健康行动"。

兼顾参与"盐和健康行动"的居民、卫生、广电等各系统与个人的需求。

……

科学规范原则

使用公认、客观的食盐量及"控盐"相关知识、态度和行为评估方法。

严格执行预设的评估单位、评估对象的抽样(特别是随机抽样)规则。

……

适用有效原则

发掘项目地区制定的简单、适用的"控盐"及其相关宣传教育材料和措施。

充分利用项目地区可得的既有数据,因地制宜地开展最低限度的补充调查。

……

客观公正原则

同等重视各地"盐和健康行动"中的经验、问题与挑战三方面。

正式公布评价结果之前与主要利益相关者充分沟通并认真吸纳反馈意见。

……

安全保密原则

严格遵循相关伦理原则设计"盐和健康行动"评价内容和实施方案。

严格履行评价方案的伦理审批、参与人招募的知情同意等程序。

……

第二节 卫生项目评价步骤

相对正式的卫生项目评价本身就是一个复杂的项目,应具有明确的目标,应遵循基本的实施程序。虽然具体实施细节千差万别,但几乎所有卫生项目评价活动都可划分为四个基本步骤,即评价计划与准备、数据收集与管理、数据清洗与分析、结果报告与传播。

一、评价计划与准备

理想的卫生项目评价应以预先设计好的评价方案为蓝本。制定出合理、可行且为主要利益相关者共同认可的实施方案,这是卫生项目评价的第一步,也是最重要的一步。评价方案制定阶段需要完成的主要任务包括:了解评价项目、识别利益相关者、界定评价目标、制定评价计划。除了可行的评价方案之外,评价的顺利实施还离不开有效的专项组织设置和充分的利益相关者参与。

1. 了解评价项目 要作出合理的评价就必须充分了解作为评价对象的卫生项目。一方面,要阅读项目计划书,从中了解项目背景、项目理论、项目目标与指标、项目内容构成及相互关系、项目干预对象、项目实施单位与个人、项目的组织结构、项目总期限与阶段划分、项目投入规模与资助主体等。另一方面,要咨询项目管理者和查看项目资料(包括纸质和电子的项目文件、总结报告、定期报表、数据库等),从而了解项目的实际实施经过及当前所处的阶段。重点是项目已经取得的成绩、项目曾做过的调整及原因、项目正面临的问题与挑战、项目后续投入需求、项目评价的动因与资源等。

2. 识别利益相关者 卫生项目评价一般都涉及两个方面的利益相关者：被评价的卫生项目的利益相关者和评价项目自身的利益相关者。被评价项目的利益相关者在第一章中已有介绍，这里不再赘述。项目评价本身的利益相关者与大多数的评价项目的利益相关者相互重叠。但评价项目的利益相关者还包括评价实施方和评价资助方。其中的评价实施方既可来自被评价卫生项目体系之内，也可来自相对独立的"第三方"，也可兼而有之。类似地，评价项目的资助方也有内外之分。不同来源的评价实施方与资助方的组合会给评价需求带来微妙的变化。

3. 界定评价需求 界定评价需求的实质就是发掘并遴选出卫生项目评价需要解答的具体问题。任何卫生项目评价都应为其利益相关者服务，而不同的利益相关者对评价的过程和结果会有不同的期望和要求。项目管理者的期望与要求可能包括：增加被评价项目的关注度；争取更多的项目支持等。项目承担者的需求可能包括：展示项目的效果；证明项目经费使用的合理性；赢得项目延续及扩展支持；为完善和遴选项目活动提供依据等。项目出资人的需求可能包括：了解项目的效果、效率及影响；收集项目下阶段投资决策依据等。项目受益人及公众的需求可能包括：了解税收资金对项目的投入是否物有所值；了解项目提供的具体收益；了解项目的社区参与机会。项目评价者的需求可能包括：完成评价任务，展现评价成就（评价发现、报告等），积累评价经验与技能，赢得评价信誉和更多的评价机会等。

4. 制定评价计划 制定评价计划就是综合不同利益相关者的需求，制定出可操作的卫生项目评价实施计划。通过"计划"清晰地阐明：评价的背景和意义；评价预期达成的总体及具体目标；评价的总体框架、结构与设计；评价的内容及所使用的指标、量表、问卷等；评价的数据来源与收集方法；评价数据的处理及分析内容、方法、预期结果等；评价的时间安排、阶段目标等；评价的经费预算；评价的组织保障与环境支持等。评价计划的制定很少能够一蹴而就，往往需经多个轮次的论证修订。

5. 完成评价准备 制定评价计划之后，尚需做好必要的准备才能保证评价活动顺利实施。首先要成立评价组织，这通常包括一个"评价技术小组"和一个"领导协调小组"。前者负责评价任务的实施，包括数据收集与分析、评价报告撰写等；后者负责为评价任务的实施提供支持。其次要开展必要的宣传动员，包括下发开展项目评价的通知或文件，召开相关负责人会议，分派并公布各单位/部门的协调人，及其需完成的评价任务等。

案例 6-4

"盐和健康行动"评价计划提纲

赵老师团队的专题会议讨论的第四项议题是"盐和健康行动"评价计划提纲，讨论从如下所示的初始"提纲"开始。

评价的项目与背景
- 扼要描述我国"盐和健康行动"的背景、目标、结构、规模、活动内容等，以及项目评价原因、资助方等。

评价的目的与原则
- 阐释"盐和健康行动"评价的总目的、具体目标，以及评价的指导思想和主要原则。

评价的方法与材料
- 详细说明"盐和健康行动"评价的内容，评价现场、对象、规模与抽样等，将采用的数据收集和分析工具、方法等。

评价的产出与结果
- 说明"盐和健康行动"评价的主要指标，预期分析视角、产出、结果等。

> 评价的组织与实施
> – 说明"盐和健康行动"评价的技术队伍、协调组织、政策支持、资源需要与资源可能来源等。

二、数据收集与质控

数据的收集与质量控制差不多是卫生项目评价耗时最长、投入最多的阶段。其主要任务可概括为：发掘可得的数据类型与来源，选择数据收集方法与工具，识别数据缺陷与偏倚，监控数据收集过程与质量。

1. 数据潜在来源　卫生项目评价所需数据多种多样。如果按"数量特征"划分，既可以是定性数据（表示事物性质、类别等非数量化的数据），也可以是定量数据（表示事物数量特征的数据）。若按"存在形式"划分，则可以是数字的、文字的、图片的、音频的、视频的。这些数据可有多种来源：项目管理文件，如项目计划书、项目定期报告、项目督导报告等；项目记录，如会议记录、培训记录、活动记录等；项目数据库与报表，包括财务报表等；项目技术文献，如项目制定的干预方案、项目使用的咨询规程等；知情人的项目相关记忆；项目当地卫生统计数据；项目当地的人口、经济、交通、环境、气象数据等。实际评价活动中，应尽可能全面地发掘可得的数据类型与来源非常重要。理论上说，数据分析的潜在空间会随数据类型与来源数的增加而成几何级数增加。

2. 数据获取方式　卫生项目评价所需数据的获得没有固定的模式，且随着信息技术的广泛应用，数据收集的途径与方法正不断推陈出新。常用的数据收集手段主要包括问询调查、访谈座谈、观察体验、记录拍摄、设备监测、过录与导出、检索挖掘等。问询调查通过提出结构化或半结构化的问题让调查对象回答来收集信息；其具体实现形式包括：面对面问询调查、人工电话问询调查、机器语音电话问询调查、邮寄问卷调查、网页问卷调查等。访谈座谈通过一对一交谈或组织召开座谈会来收集评价所需信息，它与问询调查的区别在于提问或讨论的主要是些开放性问题；访谈与座谈的实现途径也可多种多样，如面对面、电话、音频、视频、网络等。观察体验是指深入评价现场，通过视觉、听觉、触觉等直接感受信息；观察体验也有参与式（participative）和非参与式（non-participative）观察、直接与间接观察之分。记录拍摄指邀请评价对象通过做记录、拍照、录像等形式收集信息，如一月就诊日记、一天三餐拍照、亲子互动录像等。设备监测应用便携或可穿戴设备收集评价所需信息，如应用手机应用软件监测运动、血压、脉搏等。过录与导出主要用于获取二手数据，如过录电子病历中的部分信息、导出项目数据库中积累的部分数据等。检索挖掘指应用搜索引擎或大数据挖掘技术（如爬虫软件）获取网络上相关的数据。

3. 数据偏倚类型　偏倚是影响卫生项目评价数据质量的重要因素，需要严格控制。所谓"偏倚"是指在数据采集中获得的某变量系统地偏离了该变量的真实值，从而使得项目评价结果与真实情况之间出现偏差。偏倚可概括为三种：选择偏倚、信息偏倚和混杂偏倚。

选择偏倚源自评价对象的选择不具代表性，主要包括：入院率偏倚，由于入院率的不同或就诊机会的不同而导致的偏倚（用住院病例进行研究时可能没有包括抢救不及时死亡的病例、距离医院远的病例、无钱住院的病例、病情轻的病例）；现患新发病例偏倚，凡因现患病例与新病例的构成不同，只调查典型病例或现患病例的暴露状况，致使调查结果出现的系统误差都属于本类偏倚；无应答偏倚和志愿者偏倚，无应答者指调查对象中那些因为各种原因不能回答调查研究工作所提出的问题的人（一项研究工作的无应答者可能在某些重要特征或暴露上与应答者有所区别，如果无应答者超过一定比例，就会使研究结果产生偏倚，即无应答偏倚）；检出征候偏倚，指某因素与某疾病在病因学上虽无关联，但由于该因素的存在而引起该疾病症状或体征的出现，从而使患者及早就医，接受多种检查，导致该人群较高的检出率，以致得出该因素与该病相关联的错误结论；易感性偏倚，有些因素可能直接或间接影响观察人群或对照人群对所研究疾病的易感性，导致某因素与某疾病间的虚假联系，由此产生的偏倚称为易感性偏倚。

信息偏倚指因为信息采集方法与手段的缺陷而产生的系统误差，所以又称为观察偏倚、测量偏倚。常见的信息偏倚包括：回忆偏倚、报告偏倚、诊断怀疑偏倚、暴露怀疑偏倚、检出偏倚、诱导偏倚。回忆偏倚：在回忆过去的暴露史或既往史时，因研究对象的记忆失真或回忆不完整，使其准确性或完整性与真实情况间存在的系统误差。报告偏倚：研究对象因某种原因故意夸大或缩小某些信息而导致的偏倚，因此也称说谎偏倚。诊断怀疑偏倚：如果研究者事先了解研究对象对研究因素的暴露情况，怀疑其已经患某病或在主观上倾向于认为应该出现某种阳性结果，于是在做诊断时就倾向于自己的判断（如对暴露者或实验组进行非常细致的检查，而对非暴露者或对照组则不然），从而使研究结果出现偏差。暴露怀疑偏倚：研究者若事先了解研究对象的患病情况或某种结局，主观上认为某病与某因素有关联时，在病例组和对照组中采用不同的方法或使用不同深度和广度的调查方法探索可疑的致病因素，从而导致错误的研究结论，由此引起的偏倚称为暴露怀疑偏倚。检出偏倚：实验过程中由于实验的仪器和试剂质量不好及操作人员的操作误差造成的偏倚称为检出偏倚。诱导偏倚：在调查过程中，调查者询问技术不当，或者为取得阳性结论，诱导调查对象做某一倾向性的回答，从而使调查到的结果偏离真实情况，由此产生的偏倚称诱导偏倚。

混杂偏倚源自多个关联因素的同时存在，从而扭曲了希望评价的两个因素间的真实联系。引起混杂的因素称为混杂因子。以某高血压患者管理项目为例，该项目选择经常应用电子血压计在家自测血压的高血压患者观察饮食干预的降血压作用。由于有相当部分的患者会根据自测血压结果调整降压药服用剂量，因此会一定程度上"抵消"可观测到的饮食干预的降压效果。

4. 数据质量保证 数据质量保证是指采取切实可行的措施，以最大限度地减少所获取的卫生项目评价资料中的各种偏倚。首先是选择适宜的数据采集工具：尽量使用成熟的调查问卷或量表；自主设计的问卷或量表须通过试点验证其可行性、信度、效度。其次是使用称职的数据收集人员：招募人员应具有相关知识与经验，开展人员培训，统一数据采集方式、方法、程序等；开展预调查，验证数据收集人员达到规定要求。再次是严控数据收集过程与质量：指派有经验的人员担任数据质量控制员；严格按照预先设计好的操作规程抽取调查对象和实施调查；每天审核当天收集的数据，以发现并更正可能存在的错漏；必要时按一定的比例开展抽样复查；必要时及时调整不合格的数据收集人员。最后是运用恰当的数据审核技术。主要是设置恰当的数据填写与录入约束，其中包括：数据类型约束，即仅允许录入预先设定的数据类型，如布尔值、数字、日期等；数据范围约束，即仅允许录入符合预先设定的数值范围的数据，如年龄必须在 0~120 岁；逻辑一致性约束，即仅允许录入符合预先设定的逻辑关系的数据，如只允许录入"女性"调查对象录入"妇科病"。

案例6-5

"盐和健康行动"评价数据质量控制

赵老师团队的专题会议讨论的第五个议题是"盐和健康行动"评价数据的质量控制，讨论的初始质控措施如下所示。

调查工具的遴选与设计

- 多途径收集食盐消费量数据（如主妇调查＋市场盐销量统计）；多途径收集高盐饮食相关慢病负担数据；选择或设计信效度高的相关知信行问卷。

调查人员的选择与培训
- 招募训练有素且依从性好的现场数据收集人员；制定数据收集人员培训计划；开展数据收集人员的培训与考核。

调查对象的抽样与随访
- 制定详细的评价现场与对象的抽样与招募规程；明确界定纳入和排除标准；设定"补访"要求；记录"失访"与"拒访"原因。

回收数据的审核与校正
- 安排数据质量督导员；同步录音调查和访谈过程；制定现场数据收集人员的自我审核规程；设置收集质量抽查比例与内容；反馈数据质量审核结果。

三、数据处理与分析

　　评价过程中搜集来的数据经过恰当的分析才能对被评价的卫生项目作出合理的判断。大多数数据在分析之前还需做一定的处理。由于评价数据大都包含各种各样的来源和类型，而不同类型的数据适用不同的分析技术与方法。

　　1. 数据清洗处理　卫生项目评价数据的处理包括数据转写、编码、录入、校对、清洗等。转写主要指将现场收集的录音、录像、照片等资料转换成便于进一步分析的文字甚至数字。编码主要是依据预先制定好的"主题"分类标准等，对定性数据（如定性访谈、座谈会记录等）实施分类或标注。录入主要指将一些非电子的资料（如现场填写完成的纸质调查问卷）输入至项目评价专用的数据库中。数据的校对和清洗主要是运用适宜的方法发现、更正、去除、弥补数据中可能存在的错漏、垃圾等，其中包括逻辑矛盾数据、离群（异常高或异常低的）数据。

　　2. 定性数据分析　定性资料分析主要是针对文本数据所做的分析，包括评价过程中所收集的访谈语音、现场观察视频等转化而得的文本数据，从而作出对项目效果的判断。定性资料分析的基本步骤包括了解资料、聚焦目的、主题编码、解释联系。了解资料即仔细阅读需要分析的文字材料，以便对其内容（卫生项目活动、产出及效果等的描述）获得较为全面而详细的了解。聚焦目的即对照评价目的，列出需要从定性资料中"提取"信息的主题。假如被分析的定性资料为一次定性访谈的文字记录，访谈的问题是"贫困地区卫生发展项目的干预优势"，则其中的主题可能就包括"资源投入""技术改善""转变观念"等。主题编码即在前述"主题"清单的基础上，通过比较、分析、归类等重新组织计划分析的资料，并添加恰当的"主题"标签。分析联系即识别不同主题之间的模式与联系，评估不同主题的相对重要程度，并用其说明项目理论的合理性，从而形成有意义的分析报告。目前已经有许多定性分析软件可供选择适用，这些软件可极大地提升定性分析的效果、降低其工作负荷。

　　3. 定量数据分析　定量资料分析是对连续型及等级变量的数据资料进行统计分析，包括统计描述和统计推断。统计描述主要用于揭示评价数据的集中趋势、离散程度和相关强度，最常用的指标有平均数、标准差、相关系数等。统计推断通过假设检验的概率大小来推断项目干预与项目结果之间是否存在某种关联，包括参数估计、方差分析、卡方检验、多重回归分析等。定量资料分析通常从统计描述开始，主要计算均数±标准差、中位数（或分位数，如四分位数、百分位数）以及变量的频数分布。描述性分析往往为进一步分析提供线索。例如，当频数分布显示为正态分布时，后续的统计学检验适合使用参数检验；当频数分布为非正态时，则需要尝试对变量值做适当的转换，以获得正态分布；如果无法转换为正态分布，则后续的统计检验适用非参数检验。描述性分析之后，通常接着做的是单因素比较和关系分析。单因素比较分析用于检查同一变量不同分组之间是否存在有统计学意义的差别；而单因素关联分析则旨在发现不同变量之间的两两关联是否有统计学差异。此外，大多数的卫生项目评价还会用到多因素分析。这类分析适用于一种结果（因变量）同时受多个原因（自变量）影响的情形。通过多因素分析可以区分出各种项目干预措施对项目结果的"独立"作用。多因素分析一般以前述单因素分析为基础，也就是仅将单因素分析中发现的有统计学关联的自变量纳入多因素分析模型。多因素分析最常用的方法为多元线性回归和 logistic 回归。当因变量为连续变量且有多个自变量时，采用多元线性回归分析；如果因变量为分类变量时则可采用 logistic 回归分析。项目理论对多因素分析具有重要的指导意义，许多定量模型（如通径分析模型、结构化方程等）的构建都以项目理论为基础。

案例6-6

"盐和健康行动"评价数据分析

赵老师团队的专题会议讨论的第六项议题是"盐和健康行动"评价数据分析，使用的初步提纲如下。

定性数据分析

- 用常用定性分析软件对照预设的主题清单编码定性访谈资料，再人工总结不同利益相关者与"盐和健康行动"相关的概念框架、成功与不足之处等；用预设的模糊检索算法提取各项目点收集的"盐和健康行动"信息、教育、沟通（IEC）材料中的关键"主题"及其出现频次，再做 IEC 内容的人工总结。

定量数据分析

- 描述"盐和健康行动"的不同产出指标（如制作的电视、微信、抖音等 IEC 数量，发放的控盐器具数量等），对比基线与"盐和健康行动"后不同时点的结果指标（如居民食盐消费量、高血压等高盐相关疾病负担）；构建这些产出指标与结果指标间的多因素模型等。

四、结果报告与传播

卫生项目评价所做的所有工作及其产出都需用恰当的方式记录下来和传播出去，只有这样才能发挥项目评价应有的作用。项目评价报告是记录和传播评价结果的最常用途径。此外，绝大多数项目评价的资助方还希望通过发布会、研讨会、学术刊物、大众媒体等扩大项目及其评价结果的影响。

1. 项目评价报告结构　所有的卫生项目评价最终都要在分析评价数据的基础上撰写出项目评价报告。虽然评价报告的具体内容千变万化，但都要有一些基本的组成部分。其中包括评价摘要、评价背景、评价目的、评价方法、评价结果、评价结论、评价建议、附件材料。摘要用于简明扼要地陈述报告的重要内容。目的是使读者充分了解报告所传递的主要信息，以帮助他们确定是否需要阅读后续详细报告。"评价背景"主要阐述两个方面的问题：评价项目是如何提出的、谁资助的、谁负责实施的等；被评价的卫生项目的概况，包括目标、内容、规模、过程等。"评价目的"用于明确地说出评价的总体和具体目标，以便读者对照判别报告中后续的方法是否合适、结果是否恰当等。"评价方法"用于介绍项目评价的研究设计、数据收集方法、问卷与量表、评价过程、分析指标等，是理解和判断评价结果的重要依据。"评价结果"一般是评价报告中最详细的部分，重点介绍依据项目评价数据分析得出的结果，包括重要的图表、典型案例与评论等。"评价结论"则依据上述评价结果给出有关被评价项目的成效的判断，包括项目总体目标的达成程度、项目所取得的主要成就以及没能实现的项目目标等。"评价建议"旨在为被评价卫生项目的下一阶段的发展以及向其他地区和单位推广提供可操作的建议。"附件材料"则主要包括各种调查表格、所收集的原始数据、调查记录等。把这些材料附在报告后面可使正文内容相对集中，同时允许读者对报告所用调查材料的收集方法的科学性和所用材料的真实性、可靠性作出判断，也便于其他评价与研究项目参考。

2. 项目成果可推广性　评价卫生项目成果的可推广性，需要了解和排除项目所具备的独特条件或性质。首先要排除干预人群独特性。有时候，干预措施只在某特殊的人群中才有效，而不能外推到其余人群中去。例如，某薪酬改革项目之所以能在所研究的医院中有效，是因为该医院的院长不仅威望很高，而且特别重视该项改革，而其他医院则可能不具备这些条件。其次要排除测量独特性。有些卫生项目的干预措施本身有利于对项目有效性的测量。例如，某"抗菌药物控制项目"所采用的干预措施是在干预组的诊室张贴"负面清单（即不宜使用抗菌药的疾病名称）"，对照组没有这样的清单；评价方法是现场观察并记录"清单上"的疾病是否使用了抗菌药。这样得到的干预组的抗菌药物使用几乎肯定低于对照组。因为干预组医生知道观察者在记录什么而对照组却不知。第三要排除环境独特性。有时候项目干预措施的有效仅得益于特有的环境条件。例如，某健康宣教项目的组织者是著名教授，因而参与者的积极性很高，但当换成普通的组织者后，效果可能就会完全不同了。

只有有效排除或降低卫生项目所具有的人群独特性、测量独特性和环境独特性，才有利于项目成果的推广与普及。

3. 项目结果传播途径　项目成果的传播可通过多种多样的途径。常见传播途径之一是发布会与研讨会，邀请已经实施项目的单位及有可能实施项目的关键利益相关者参与，召开较为正式的成果发布会；或借助参加专业研讨会的机会，传播评价结果及建议。传播途径之二是学术刊物，通过发表学术论文来传播项目成果。传播途径之三是制定手册或专项报告，将评价结果印成手册，以供随时翻阅；或以专著的形式全文印制或出版评价报告。传播途径之四是传统大众媒体，主要包括报纸、杂志、书籍、广播、电影、电视等。传播途径之五是新兴媒介，包括综合性门户网站、政府网站、企业网站、社交媒体等。

案例 6-7

"盐和健康行动"评价报告框架

还是赵老师团队的专题会议，这次讨论的议题是"盐和健康行动"评价报告框架，使用的初始框架如下。

评价摘要

- 用高度简洁的语言概括"盐和健康行动"评价的基本结论、主要结果、重要影响、成功经验、面临的挑战等。

评价的项目与背景

- 扼要描述中国"盐和健康行动"的背景、目标、活动内容等，以及项目评价原因、资助方等。

评价的目的与原则

- 扼要描述"盐和健康行动"评价的目的、指导思想、主要原则等。

评价的方法与过程

- 详细说明"盐和健康行动"评价的：内容与方法；现场、对象、规模与抽样；数据的形式、来源、收集问卷与工具、期限等。

项目的结果与影响
- 详细描述"盐和健康行动"评价的指标,展现各指标高低的图表,反应各指标因素关系的数量与逻辑模型等。

项目的挑战与建议
- 选择重要且可以解决的"盐和健康行动"问题与挑战,分析其表现形式与成因,提出有针对的政策建议与解决方案。

附件
- 更详细的"盐和健康行动"评价数据图和表;评价中使用的问卷、量表等。

第三节　卫生项目评价方法

实际应用的卫生项目评价方法不计其数,而且新的评价方法与技术正不断涌现。根据评价目的要求选择合适的方法是卫生项目评价非常重要的环节。评价方法的选择需从三个层面综合权衡。一是依据衡量项目成效的主要指标的构思评价的总体策略或者说评价设计。二是以既定的评价设计为基础,遴选合宜的项目效果指标及其分析方法。三是适应项目效果分析需求制定经济有效的数据采集方案。

一、卫生项目评价设计策略

衡量卫生项目成效的最基本的视角是时间上的前后比较,也就是比较特定变量在卫生项目实施前与实施一定时间后的变化。除此而外,还有三个经常考察的变量,即趋势、对照和匹配。这三者的不同组合实际上构成了基本的卫生项目评价策略。

1. 趋势分析　趋势(trend,简称 T)分析即在卫生项目评价中考察特定变量在项目实施前后的趋势变化。以某"健康素养促进"项目为例,评价中如果不考虑趋势变化,则只需观测并比较基线及项目实施一定时间(比如一年)后居民的健康素养得分即可(图 6-1A)。如果评价中考虑趋势变化,则需要项目实施前后居民健康素养的测评时点(比如项目前后各 2 年),从而估计并比较项目前后两个时段内的健康素养变化趋势(图 6-1C)。趋势分析主要用于排除可能存在"自然(非项目因素形成的)"趋势(图 6-1B)。

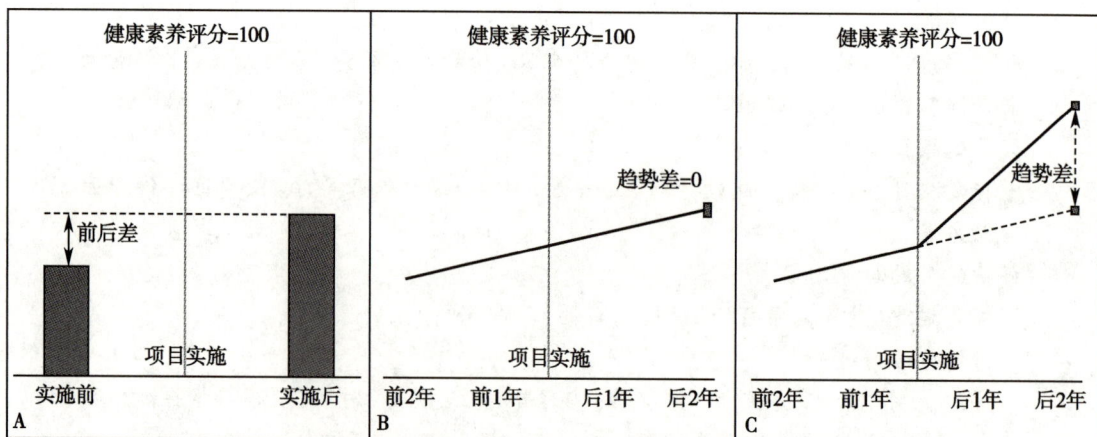

图 6-1　卫生项目评价中的趋势分析示例

2. 对照设置　对照（control，简称 C）指的是评价中是否和如何区分干预组与对照组（或者说项目组与非项目组）并比较它们之间的差别。对照的设置可概括为随机和非随机两大类。随机对照设计按照规范的随机化方法将干预对象分配到干预组和对照组。在干预组实施预设的干预措施，而对照组不实施任何干预措施或仅给予安慰剂。然后应用相同的方法随访观察干预组和对照组，比较两组在预设的效果指标上的差别。随机对照设计是评判干预措施有效性的"金标准"；规范的随机过程加上足够的样本量就能保证干预组和对照之间非干预因素的齐同；只可惜，大多数卫生项目无法满足这种设计要求。非随机对照设计也包括干预组和对照组，但两组并非随机分组而得，而是通过其他过程形成的。比如，某项目评价以项目地区为干预组，以非项目地区为对照组；而其中的项目地区的名单是在各地主动报名的基础上经遴选而形成的。

3. 匹配措施　匹配（match，简称 M）指是否和如何采取措施提高干预样本和对照样本之间的可比性。比如，在项目地区和非项目地区选择年龄、性别、文化程度、职业等相互匹配（构成相近）的居民参与健康素养测评。匹配的目的是减少"混杂（或非干预）"因素对评价指标的影响。所以要做好匹配首先是明确正在考虑的评价指标（如疾病负担、健康素养等）。其次是应用恰当的方法遴选出纳入匹配的变量，其中包括：依据评价团队的专业知识；通过文献复习；组织专家咨询；应用多因素统计分析（如多因素回归模型）等。

4. 设计组合　如果以 0 表示无，以 1 表示有，则上述三个变量的组合无外乎 8 种：$T_0C_0M_0$、$T_0C_0M_1$、$T_0C_1M_0$、$T_0C_1M_1$、$T_1C_0M_0$、$T_1C_0M_1$、$T_1C_1M_0$、$T_1C_1M_1$。它们实际上构成了基本的卫生项目评价策略。以 $T_0C_0M_0$ 为例，它表示"无趋势 - 无对照 - 无匹配"设计：仅比较特定变量在卫生项目实施前与实施一定时间后的变化；不考虑该变量在项目实施前后的变化趋势；不设干预组和对照组；忽略接受评价的项目前后两组样本间的可比性。类似地，$T_0C_1M_0$ 表示"无趋势 - 有对照 - 无匹配"设计。而 $T_1C_1M_1$ 则表示"有趋势 - 有对照 - 有匹配"设计。这里的 8 种组合中，$T_0C_0M_0$ 设计最为简单、方便、成本低，但它的缺点是不够精确、无法区分项目本身所产生的作用与其他因素所造成的影响；而 $T_1C_1M_1$ 设计则最为精确，但最为复杂、实施难度和资源投入最大。

二、卫生项目效果分析方法

如果从量化的角度去理解，卫生项目评价的实质就是构建关于项目措施（X）与项目效果（Y）之间的定量模型，即 $Y=F(X)$。然而，复杂的现实环境中差不多总存在一些既影响 X 又影响 Y 的干扰变量，使得利用常用的线性回归模型判断 X 和 Y 的因果关系时很容易出现误差，统计学称之为遗漏变量偏差（omitted variable bias）。为应对这些偏差，人们提出了许多办法，其中包括控制回归法、双重差分法、断点回归法等。这些方法在计量经济学、统计学、流行病学教科书都有系统描述，下面仅做扼要介绍。

1. 控制回归法　控制回归（controlled regression，CR）这里泛指通过控制干扰变量来构建 Y 对 X 的回归模型的一大类方法。其中最简单、直接的做法是分层构模：①找出干扰变量；②依据找出的干扰变量对评价对象分组；③分别针对各组构建回归模型；④比较各组模型的差别。以健康素养评价为例，考虑到城乡很可能是干预效果评价的干扰变量，于是先将评价对象分为城市和农村两组，再利用这两组分别构建评价模型。

控制干扰变量的另一种做法是变量匹配法（covariant matching，CVM），其基本思路是：针对每个干预组的个体，依据预设的协变量为其寻找一个匹配或可比的对照组个体，然后再通过干预组与对照组的比较以判别卫生项目的有效性。匹配的最直接的做法是确保所有纳入考虑的变量都可比。但随着纳入考虑的协变量数的增加，直接匹配很容易导致匹配"条件爆炸"。于是，倾向评分匹配（propensity score matching，PSM）应运而生；它通过将多个协变量转换成单一的倾向评分，从而实现匹配负荷的大幅度降维及 PSM 应用场景的大幅度拓展。

2. 双重差分法 双重差分法（difference in difference，DID）仅适用于面板数据，不适用于截面数据，它所依据的基本模型如公式（1）所示。其中，y_{it} 为第 i 个个体在 t 阶段的预期或估计的评价指标值；d_u 为干预分组变量（$d_u=1$ 表示干预组，$d_u=0$ 表示对照组）；d_t 为干预实施变量（$d_t=0$ 表示干预实施之前，$d_t=1$ 表示干预实施之后）；$d_u d_t$ 为分组与实施变量的交互项，其系数反映了干预实施的净效应；ε_{it} 为随机误差。

$$y_{it} = \alpha_0 + \alpha_1 d_u + \alpha_2 d_t + \alpha_3 d_u d_t + \varepsilon_{it} \tag{1}$$

依据上述公式（并忽略 ε_{i0}）：①干预组（$d_u=1$）干预前（$d_t=0$）的 y_{i0} 为 $\alpha_0+\alpha_1$，干预后（$d_t=1$）的 y_{i1} 为 $\alpha_0+\alpha_1+\alpha_2+\alpha_3$，两者之差为 $\alpha_2+\alpha_3$；②对照组（$d_u=0$）干预前（$d_t=0$）的 y_{i0} 为 α_0，干预后（$d_t=1$）的 y_{i1} 为 $\alpha_0+\alpha_2$，两者之差为 α_2；③最后的"双重差"（干预组的前后差 - 对照组的前后差）为 α_3。这就是双重差分法的基本思路。从中可见，使用 DID 须满足两个关键条件：①项目或者说干预必须是逐步实施的（比如先试点再推广），这样才能找到干预组和对照组（一次性全铺开的项目不适用 DID）；②必须具有至少两个时点（如项目实施前后各一年）的面板数据。

3. 断点回归法 断点回归（regression discontinuity，RD）分析被认为是最接近随机实验的检验方法，其目的是分析特定评价变量在项目实施点是否存在跳跃现象，也就是"断点效应"。在某些情况下，断点效应可以用散点图来观察（图 6-2）。由图 6-2A 可见，某地近两年的居民健康素养评分呈现持续的逐月上升趋势，而且项目实施前后没有出现明显的断点效应。相比之下，图 6-2C 则出现了肉眼可见的断点效应；项目实施前后的健康素养评分都呈逐渐上升趋势，但在项目实施后的一个月内出现陡然跃升。

实际上，图 6-2B 中的散点在项目实施后也有一定的跃升，只不过幅度不够大，肉眼不易观察到。这是散点图应用中经常碰到的问题之一。除了因"跳跃"的幅度不够大而使断点不直观之外，当样本较大时，散点就会变得很密，这也给直观观察断点带来挑战。断点回归可以很好地克服直观观察不够精确的问题。更重要的是，断点回归被看作是一种"局部"的随机对照试验，能够较好地控制前述遗漏变量偏差。因为它将考察项目效果的焦点限定在断点两边较少的区间内；只要这个区间足够小，遗漏变量或非观测因素的影响就可以忽略不计。断点回归的运算并不复杂：①利用断点左右两侧邻域的数据分别构建线性回归模型；②比较两侧回归系数差异来判别是否存在断点效应。

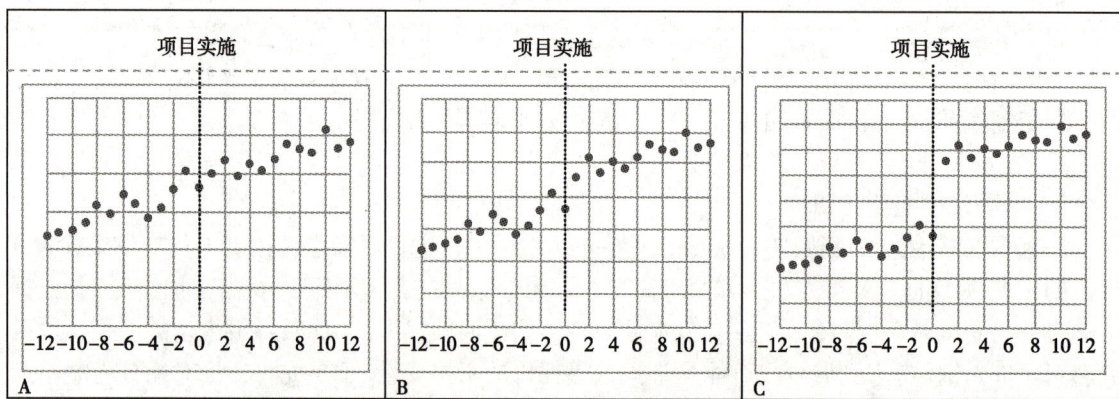

图 6-2　某地健康素养评分（纵坐标）逐月（横坐标）变化

三、卫生项目数据收集方法

完整、准确的数据是卫生项目评价成功的前提和基础；数据收集差不多是所有评价任务中最艰巨的部分。数据收集方法的选择与使用对这两方面都有至关重要的影响。方法的把握重在优势、缺点和适用场景,而不是新颖和高端。

(一)文献分析

文献分析(literature review)是指带着特定的问题,系统地搜集和研究已经记录并保存下来的资料,从中获得可能的答案。文献的形式可以是文字,也可以是图片、符号、声音、视频等。文献的来源可以是学术期刊,也可以是书籍(如教科书、辞典、百科全书、手册等)、报告(如相关调查报告、学术会议报告等)、文件(如政府文件、项目计划书等)。文献分析一般都要经历一些基本的过程,也有其优势与不足。

1. 文献分析的类型　不同性质文献的分析适用不同的方式与方法,但概括起来可分为两类,即定性文献分析和定量文献分析。定性文献分析或描述性文献分析(narrative literature review)指的是围绕需要了解的"主题",用文字描述、总结、归纳文献中可得的一般现状、制约因素、发展趋势等。定量文献分析则指从可得文献中提取有意义的数量化的信息,并统计分析所得定量数据,从而发现关联、寻找答案。定量文献分析又可进一步分为计量分析(metric analysis)和荟萃分析(meta-analysis)。文献计量分析即用数学和统计学的方法,定量地分析描述文献的各种特征,如文献量、作者数、主题数等。荟萃分析主要用于综合多项研究的结果,通过对同一主题多个样本较小的原始研究的综合,提高统计效能,解决各原始研究结果间的不一致性;估计已发表研究的发表偏倚,发现各项原始研究未提出的问题。提出新的研究问题及未来需聚焦的方向。

2. 文献分析的过程　文献分析一般要经过四个基本的过程。首先,界定文献分析的目的和范围。服务于卫生项目评价的常见文献分析目的包括:了解项目评价现状与趋势;特定卫生项目的评价内容与方法;特定评价问卷与量表等。文献分析的范围一般应该足够大,以保证分析结果足够全面。如果相关文献太多,可根据资源的可得性适当限制文献范围,如仅限于近5年的文献。其次,检索相关文献。应用事先设定的主题与算法,检索相关文献库,并组织人员识别相关文献和排除不相关文献。第三,提取文献信息。从检索得到的文献中提取卫生项目评价所需的信息。具体活动包括:预先设制一个信息提取表;安排至少两位专业人员分头独立完成信息提取;综合不同人员分头提取的信息。第四,分析文献信息。具体活动包括:分析文献中得到的"主题"间的关系;以形成理论架构;将文献中得到的信息定量化、可视化,如制作"主题"网络图、词云图等。

3. 文献分析的优势　文献分析可避免研究对象的各种有意、无意的"反应"或"应对"偏倚。因为,各种形式的文献研究都不需要直接同人打交道,而只是面对那些已存在的文字材料、数据资料以及其他形式的信息材料。虽然收集资料的工作有可能因为调查者的主观因素而产生偏差,但所收集的资料本身不会发生变化,便于复查、复核。文献分析也不会因调查对象不配合而出现"失访",较少受时间空间限制。文献分析还具有费用较低、效率较高的特点,所需人力与费用一般较少。

4. 文献分析的不足　文献分析也会出现误差,包括来自文献本身和分析主体与过程的误差。有可能影响文献分析质量的主体与过程因素包括:文献的检索范围、检索主题与算法;文献信息提取提纲与表格;文献信息提取与分析人员的价值观和兴趣。另外,文献本身也会良莠不齐,而且文献绝大多数都是前人积累的,无法根据项目评价需要加以控制。有些文献由于自身的研究设计与方法不当而存在多种偏倚。有些文献因为其撰稿人或记录者的倾向性使内容不够准确、全面和客观。此外,有些文献因为属于非公开文献而不易获得。还有些文献,由于丢失、毁坏等而不够齐全。

5. 文献分析的选用　作为基础性的信息获取方法,文献分析在卫生项目评价中具有极其重要的地位。只要条件许可,所有卫生项目评价都应该开展必要的文献分析。实际上,文献分析在项目评价的所有环节都有其用武之地。在评价设计阶段,可通过文献分析了解即将评价项目及相关领域的现状和趋势,从而开阔评价视野、借用可得问卷与量表、引入最新评价方法与技术等。在评价数据收集阶段，可通过文献分析收集他人开展的类似评价结果，以便同当前评价结果做比较，甚至弥补当前评价设计中的不足和疏漏。在评价的报告与传播阶段，可通过文献分析以启迪对评价结果的解释、评价报告的撰写，以及结果传播的设计等。

（二）定性访谈

定性访谈（qualitative interview）是一种围绕设定议题的"开放"性的交谈，即评价人员通过口头谈话的方式，了解评价对象对有关评价问题的态度、建议等。定性访谈同时强调"聚焦"和"开放"。"开放"即通过提出开放式、探索性的问题，最大限度地获取被访者的言语、肢体语言以及感情流露出的各种有用信息；而"聚焦"则指访谈虽然"开放"，但并非漫无边际，而是紧扣预先设定的访谈"主题"。作为一种"探索"性的方法，定性访谈大都与其他评价方法混合使用，为其他方法的应用提供线索、补充、印证等。

1. 定性访谈的形式　按照访谈中所提问题的开放程度，可将定性访谈分为半结构式访谈、非结构式访谈和深度访谈。半结构式访谈（semi-structured interview）事先制定提纲，访谈内容基本围绕提纲展开。作为"定性"的访谈，访谈过程中所询问的问题都是开放性的。不过，访谈所提问题的顺序并不一定固定，可根据访谈进展情况适当调整。非结构式访谈（unstructured interview）是一种无控制的访谈，事先没有预设访谈提纲，而只有一个访谈题目或访谈范围。访谈过程由访谈者与访谈对象在这一范围内自由推进，具体问题可在访谈过程中边谈、边形成、边提出。深入定性访谈（in-depth interview）对访谈问题和程序的要求可以很粗略、也可以相当细致。它注重通过层层深入的提问与应答，获得对相关主题的全面、深入和细致的了解。同后文将要介绍的"结构化"定量问卷调查相比，"非结构化"的定性访谈最主要的特点是弹性和开放；能充分发挥访谈者和访谈对象的主动性、积极性、灵活性和创造性；有利于适应不断变化的客观情况；有利于调查原设计方案中没有考虑到的新情况、新问题。无论是哪种类型的定性访谈，都对访谈技巧及访谈问题的熟知程度有较高的要求。

2. 定性访谈的过程　定性访谈大致可分为三个基本阶段：访谈的准备、访谈的实施、访谈的总结。访谈的准备阶段需做的事项包括：紧密围绕访谈的主要目的及所要获得的信息，拟定可操作的访谈提纲；开展必要预访谈，以修改完善所制定的访谈提纲；确定关键知情人（key informants），即被访谈人群中消息灵通的、语言能力较强、富有经验和愿意提供信息的人；选择访谈员，即寻找忠于事实、热情敬业、善于沟通、能保持中立态度、理解力强等素质的人担任访谈员；培训访谈员，使其充分熟悉访谈提纲、了解提问顺序、方式、技巧等；准备访谈用品，包括知情同意书、录音笔、摄像机等；选择并约定适宜的访谈地点、时间等。访谈实施阶段需做好的工作包括：开场介绍或"开场白"，如自我介绍、访谈的目的介绍等；征求知情同意，即告知被访谈者的可能受益与风险、访谈结果的应用和保密性等，以征得被访者的同意并签署知情同意书；提问问题，即以明确、清晰、中立、通俗易懂的语言提出问题；倾听应答，即认真听取访谈对象对所提问题的回答、注意每个细节（包括表情与肢体语言）；做好回应，即在必要的时点、以适当的方式对被访谈者作出回应，如通过"重复"或"复述"核实所获得的信息、通过语言（如"对""是吗""好"等）或非言语（如点头、微笑等）鼓励被访谈者继续、通过提示或追问等引导和拓展访谈内容等；控制进程，即保证访谈始终围绕访谈的中心议题展开，控制话题、避免离题；做好记录，即及时记录访谈中获得的信息，包括情境和非语言的信息；结束访谈，当访谈目的完全达到或由于各种原因无法达到时，及时结束访谈，并向被访者表示感谢。访谈的总结阶段需做好的事项包括：整理访谈记录，即于每次访谈之后立即回顾、转写、补充访谈记录，应尽快写出访谈记录，及时存档并确保这些文件和录音的安全性；撰写访谈小结，即在规定的时间内撰写完成每次定性访谈的总结报告；修改访谈计划，即在完成访谈总结的基础上，组织评价团队讨论访谈进展及所获得的信息并根据需要调整访谈提纲与安排；确定访谈终点，对照目的与已经完成的访谈人数和所获取的信息，判断新增的访谈是否达到"信息饱和"，如果达到了则及时终止整个访谈计划。

3. 定性访谈的优势　定性访谈是卫生项目评价中常用的信息获取方法。通过访谈员的充分说明与沟通，可使被访者消除戒备心理，表达真实想法。通过事先确定的访谈提纲，以及灵活地安排访谈的内容、时间及提问的次序，能有效避免其他因素的干扰，有利于被访者客观地回答问题。通过适当的引导和进一步的追问，可以与被访者探讨一些深层次的问题。访谈者可现场观察被访者的表情、动作等肢体语言，进而了解其微妙的内在的心理过程。一问一答的方式要求被访者在很短时间内对问题作出回应，无法进行长时间的思考，因而回答往往出于自发性的反应。面对面的交谈可以有效地避免被访者不回答问题或者遗漏问题。定性访谈的受众面广，不仅适用于有一定文化程度的个体，也适用于一些文盲、半文盲的受访者，甚至适用于一些特殊的对象（如盲人）。此外，访谈员还可以根据被访者的具体反应对提纲进行调整或完善，可以根据被访者的提出或表现出的疑惑给出进一步的解释说明。

4. 定性访谈的不足　定性访谈需要访谈员拥有足够的访谈常识和经验。定性访谈易受访谈员的穿着打扮、态度、询问方式、肢体和言语行为等的影响。定性访谈虽然具有灵活性，但也会有一定的随意性。定性访谈员在访谈过程中灵活调整提纲内容时，有可能造成被访者的回答内容各异。定性访谈需要安排一定的访谈地点，交通上也会花费一定的开销和时间，记录的处理与分析需消耗大量的时间、精力和物力，只适合进行小样本的信息收集。

5. 定性访谈的选用　在卫生项目评价中，特别适合应用定性访谈的具体场景包括：了解项目评价资助人及其他关键利益相关者对评价的需求与期望；了解项目实施过程中的关键环节及促进与阻碍因素；了解项目的重要变故及其深层次原因；为界定项目评价内容及主要与次要指标提供线索；征求关键知情人初步评价方案、初步调查问卷、初步评价报告等的意见与建议等。定性访谈常与问卷法、观察法等方法结合使用。

（三）专家咨询

专家咨询（expert consensus）是依靠专家的经验与智慧来解答特定问题的一种研究或评价方法，特别适合于高度复杂的问题和其他定性定量方法尚无法得出客观解答的问题。卫生与健康问题的错综复杂，使专家咨询法在卫生领域得以广泛应用。许多卫生发展规划、评价指标体系、业务操作指南等，都以专家咨询为主要依据。专家在特定领域的知识、经验和分析判断能力，在卫生项目评价的设计、实施和传播中，都具有独特的应用场景与优势。

1. 专家咨询的形式　常见的专家咨询有德尔菲法（Delphi method）和专家会议法。这里所谓的专家一般指具有专业知识、精通业务、在某些方面经验丰富、富有创造性和分析判断能力的人。德尔菲法通常邀请专家通过多轮次、独立地填写问卷或打分，再经过分析、汇总和反馈，进而形成对特定问题的共识。德尔菲法的应用过程中，专家以独立活动为主，相互之间较少发生横向联系或讨论。相比之下，专家会议法则强调专家之间的互动与启发，其主要特征可概括为：根据规定的原则选定一定数量的专家；按照一定的方式组织专家会议；发挥专家集体的智能结构效应。根据具体组织方式的不同，专家会议法可进一步细分为座谈交流法、头脑风暴法、列名小组法等。座谈交流法，一般先向一组经过挑选的专家提供一个问题清单（必要时包括一定的背景资料），再通过会议的形式，邀请专家自由或轮流发表意见。头脑风暴法更强调专家间的互动与启发，通常会邀请全部与会专家围绕一个明确的问题充分发表看法，以利于相互启发与补充。列名小组法（nominal group technique）既有点像"头脑风暴法"又有点像"德尔菲法"，它通常既包含独立思考的程序，又包含轮流提建议与解释的过程，还包含分别打分或投票的步骤。

2. 专家咨询的过程　不同类型的专家咨询（expert consensus）方法的具体实施过程不尽相同。专家会议法的基本过程可概括如下：界定会议咨询的内容和目的（必要时提出会议议题清单）；选择参会专家（一般8~15人，尽量保证专家结构合理并避免"权威"左右与会专家的意见）；组织召开咨询会议（可以线下、线上或二者相结合）；整理与分析专家讨论的过程、提出的设想方案和评价意见等。德尔菲法的基本过程：界定会议咨询的内容和目的；设计咨询问卷及打分规则；选择咨询专家（一般 15～20 人为宜，重大或复杂问题的咨询专家人数可达 50 人以上）；邀请专家参与（向专家递送咨询问题及相关材料并发出参与评价的邀请）；由专家作出书面答复并返回给评价小组；评价小组汇总各位专家的意见并做适当分析再分发给各位专家；专家比较自己同他人的不同意见，修改自己的意见和判断并再次返回给评价小组；如此往复三到四轮，直到大多数专家不再有新的意见为止。列名小组法的基本过程：界定会议咨询的内容和目的；选择参会专家；组织召开"六步"程序化咨询会议；步骤一是提出待解决的问题；步骤二是邀请与会的专家分别独立思考几分钟并记录下各自的解决方案；步骤三是邀请与会专家逐一介绍自己"独立"的解决方案（每人每次只能说出一条与其他人不一样的意见），由会议组织者将专家提出的全部不同意见记录在人人可见的载体（如大屏、黑板等）上；步骤四是重复步骤三，直至所有专家独立提出的意见全部记录下来；步骤五是组织与会专家解释、讨论、修改、归并记录下的意见，形成初步方案；步骤六是组织专家围绕"初步方案"打分或投票，进而得出最终的解决方案。

3. 专家咨询的优势　专家咨询法的优势在于能够克服单一人员的认识局限，发挥多领域专家的协同作用，集思广益。此外，不同的专家咨询方法还各有优势。德尔菲法不仅不需要专家见面讨论，省去了交通、住宿等费用，还允许专家独立思考，较少受同伴的干扰；头脑风暴法允许专家面对面交流，易引起思想火花的碰撞，有益于产生更多、更新颖的观点和想法；列名小组法兼备德尔菲法和头脑风暴法的优点，既允许专家分别独立思考，又允许相互讨论、启迪。

4. 专家咨询的不足　专家咨询法的主要缺点包括：实施过程比较复杂，花费时间较长；咨询效果难免受专家个人和组织者背景知识及主观因素的影响，易受"权威"专家的影响（面对"权威"，部分资历较浅的专家会受"拘束"）；部分专家有可能碍于情面而不愿意发表与其他人不同的意见；部分专家有可能碍于自尊心而不愿意修改自己原来的意见等。

5. 专家咨询的选用　在卫生项目评价中，德尔菲法和列名小组法比较适合于制定各种评价指标体系以及各种操作指南等。而座谈交流法和头脑风暴法则比较适合于了解不同利益相关者对项目评价的需求与期望，以及征求专家对初步评价方案、初步评价报告等的修改完善建议等。

（四）现场观察

现场观察顾名思义是在一定理论指导下，借助传感器或一定的观察仪器和观察技术（如摄像仪）对评价目标实施直接或间接的观察（observation），以获得期望收集的信息。观察是社会学中常用的研究方法，拥有许多优势。但它所能收集到的信息很大程度上取决于观察者的能力与经验，需要观察者使用自己的理性思考并尽可能客观地分析。有效地运用现场观察方法，需要对其形式、过程、特点等有足够的了解。

1. 观察的形式　现场观察的形式多样，依据对观察内容的限制性强弱或观察提纲的详细程度，可分为结构性观察（constructive observation）与非结构性观察（non-constructive observation）。结构性观察预先制定较为详细的观察计划，并对观察的对象、范围、内容、程序有明确规定。非结构性观察采用完全"开放"的策略，没有预先设定的观察提纲，观察目的只限于对观察对象的一般性了解，或者完全依赖观察者临场决定观察内容。现场观察还可分为直接观察和间接观察，前者指观察者亲自观察与记录，后者是事件发生时先用一些设备将其记录下来事后进行分析。根据观察者的隶属关系（即观察者是否以内部成员的角色参与观察），观察法又可分为参与观察（participant observation）和非参与观察（non-participant observation）。依据对所观察对象的制约因素的调控程度，观察法可分为自然观察（在自然条件下对观察评价对象）和实验观察（对某些变量加以控制并实施观察）。

2. 观察的过程　现场观察的步骤不完全统一，但大体上可划分为观察前的准备、观察的实施及观察数据的分析三个基本阶段。观察准备一般包括：界定观察拟达到的目标与数据要求；制定观察提纲或记录表；确定对象、范围与场所；选择观察方法与手段；训练观察员；做好材料准备（如记录本、录音机、照相机、录像机等）。观察的实施主要围绕观察计划与提纲进行实际观察，包括参观、旁观、参与等；有时候，可能还需要针对观察中发现的事例开展个别访谈等。实际观察过程中，需特别注意保持被观察对象的自然状态，以最大限度地避免干扰。此外，还要认真做好观察记录。最好是同步记录，即在现场观察的同时记录下观察情况；如果不宜做同步记录，则观察后尽快追记；可能的话，同步做一些摄像、录音等。在每次观察活动之后，必须及时回顾观察过程，梳理观察记录；并按预定计划分类、归档、统计观察所得资料，及时核查、补全与修正缺漏、错误等。

3. 观察的优势 现场观察至少拥有两大方面的优势。首先是观察所获信息真实性强。观察者亲临现场体验、观察事件的经过，不必经受访者的口头报告或转述，可避免受访者有意或无意的信息筛选的影响，使资料转换过程产生的损失最小；观察还可以记录到一些不被观察者注意的细节，所获得的信息不会受观察对象能力的限制，较少依赖观察对象的合作态度。其次是观察所获信息丰富。观察可以同时通过听觉、视觉、触觉等全方位地"感受"和记录现场的"真实情况"，可以获得一些无法用语言表达的信息。

4. 观察的不足 现场观察也有其不足与局限性。首先，有些"特殊"群体不愿让别人观察（如同性恋人群），且真实世界中可能观察的变量有限；例如，个人偏好、真实意图与态度等较难观察。其次，某些事件的发生有一定的时间限制，过了特定时间就不会再发生，且有时很难预测它何时会发生；换言之，观察现象不一定在观察时出现。再次，观察者或多或少会凭借自身主观经验推测观察结果。最后，观察所需的时间和花费相对较多，不太适合开展大范围、大规模的观察。

5. 观察的选用 现场观察基本可视为卫生项目评价的一种"辅助性"方法。直接的现场观察所需的人力、物力成本巨大，因此需慎重考虑使用这一方法。实际中，观察方法的应用规模一般较为有限，且大多与其他方法结合使用，或只作为其他调查方法的验证与补充。观察方法特别适合两种"场景"。一是"探索性"观察。以某"基于VR青年学生艾滋病防控教育"项目的可行性评价为例，由于应用VR（virtual reality）技术开展针对青年学生的艾滋病健康教育尝试并不多见，相关的参考文献较少，于是就需要开展小规模的实际应用观察，通过观察了解操作细节、潜在的促进与妨碍因素等"第一手"信息。二是"验证性"观察。例如：入户调查居民的24小时饮食行为，完成问卷调查后可以结合观察居民家中橱柜与冰箱里所保存生熟食品及剩饭剩菜来进一步判断受访者的回答与现实情况的偏差。

（五）问卷调查

问卷调查（questionnaire survey）这里专指运用统一设计的、结构化的问题所组成的问卷或调查表，邀请被调查对象逐一回答问卷中的问题，从而收集信息的一种调查方法。问卷调查是一种非常有效的信息收集方法，在卫生项目评价中具有极其广泛的应用。

1. 问卷调查的形式 问卷调查的形式主要由调查员与调查对象之间的距离、问题的提问方式、问题的回答方式以及调查表的填写方式来决定。根据调查员与调查对象间的距离的远近，问卷调查可分为面对面和远程调查。其中的远程调查又包括电话调查、网络调查、信函调查等。在问题的提问方式方面，可由调查员口头提问，也可通过智能语音提问，还可借助书面文字提问。在问题的回答方式方面，可由调查对象直接口头回答，也可由了解情况的调查对象的亲友代答。而在调查表的填写方式方面，可由调查员填写，也可由调查对象填写，还可由调查对象的亲友代填。

2. 问卷调查的过程 问卷调查的基本设计步骤是：明确研究目的，确定调查对象；列出要研究的问题，搜集相关的信息，选择适合的问卷类型；草拟问卷，征求专家的意见并做相应修订；开展预调查，计算问卷的信度和效度，并分析潜在的偏倚及防范措施；根据预调查的结果再次修订问卷，以形成最终问卷；选择、培训调查员；抽样、协调和宣传动员；招募调查对象和征求知情同意；提问问题并记录应答；审核刚完成的调查问卷、更正错误、填补缺漏。整个问卷调查过程中，数据质量的控制至关重要，尤其要做好三件事。一是做好现场调查人员的遴选和培训，保证问卷的提问、填写等规范统一；可以根据需要编制《调查手册》或《现场指南》，明确给出相关概念与定义、操作方法与流程图、指标要求与参考值等。二是严格执行抽样规则、保证应答率和控制失访，要详细记录抽样与招募经过、拒访原因等；可以根据需要开展公共媒介宣传，如在社区居民入户调查前宣传调查的目的、意义及对居民的潜在收益等；可根据需要聘请具有良好信誉的社区或行政村"协调员"或"领路人"。三是设置质量控制人员，以及时审核已经收回的调查问卷，以及按事先设定的比例抽取刚回收的调查问卷开展"再调查"或"回访"。

3. 问卷调查的优势 问卷调查的优势可概括为四个方面。首先是经济与有效。问卷调查大都可以由较少的调查员在较短的时间内调查到很多人，组织实施方便，效率较高；可以借助邮寄或网络实施调查，打破地域限制，能够用较小的投入取得较大的收获。其次是简单易行。由于问卷调查往往包括大量调查对象，加上问卷调查的"匿名"特性，可大大消除调查对象对"隐私泄露"方面的担心，易于获得支持和配合；尤其是远程的和自填式问卷调查，调查对象不必直面任何"陌生人"，具有足够的"私密"空间，因而较少回避涉及个人隐私及社会禁忌等敏感问题。第三是统一与规范。问卷调查中，所有调查对象都使用相同的问卷，问题的表达、题目的次序、答案的类型和回答的方式都高度一致；这些有助于减少各种人为误差。第四是细分与量化。问卷调查的样本一般较大，而且调查所得资料很容易转换成定量数据，便于定量分析和深入分组、比较。

4. 问卷调查的不足 问卷调查的不足包括：部分问卷调查（尤其是远程调查）的失访率较高；部分自填问卷调查的数据质量较难保证，调查对象有时会请别人代答、代填，或是与别人商量着作答；问卷调查只适合有相对明确的应答选项的问题，而不适合内容复杂、没有固定应答选项的问题。

5. 问卷调查的选用 问卷调查是卫生项目评价中最主要的数据收集方法，基于问卷调查的定量分析往往能为卫生项目评价提供令人信服的证据。问卷调查特别适合收集下列卫生项目信息：项目所引起的健康结局指标的变化，如疾病的发生、身体症状的出现与严重程度、焦虑与抑郁、生存质量等；项目所引起的知识、态度和行为变化，如健康素养的变化、吸烟喝酒行为的变化、饮食行为变化、运动行为变化等；项目所引起的满意度、忠诚度变化；利益相关者对项目的需求与期望等。

（王德斌）

思考题

1. 卫生项目评价的主要目的有哪些？
2. 卫生项目评价的主要内容有哪些？
3. 卫生项目评价应遵循哪些原则？
4. 卫生项目评价中容易出现哪些偏倚？
5. 如何保证卫生项目评价中的数据质量？
6. 分析卫生项目效果的常用方法有哪些？
7. 卫生项目评价报告一般包括哪些内容？

第七章　卫生项目范围管理

章前案例

　　在某区新建社区卫生服务中心项目的计划制定过程中，项目负责人老马召集项目组成员首先讨论的问题是：建设一个符合本社区居民卫生服务需求的社区中心需要做哪些工作？项目小组热烈讨论起来：小李说要租房屋、装修房屋、分配房屋；小张说要买设备、买家具、买仪器；老王说要招聘人、培训人、合理配置人；小许说要定规范、定标准、定制度……老马说："咱们一个一个来，先将项目工作分为几大类，再逐级分解，一直分解到工作能够具体被某人承担为止。如何分解我们大家讨论，我的要求是：项目需要做的事一件也不能漏掉，项目不需要做的事一件也不要纳入，要划清项目的边界。"小李说："小区居民中老人比较多，我们是否需要提供理疗服务？如果需要，设备、技术、人员都需要考虑。"小许说："社区服务站的标准、规范、管理制度等都有现成的，我们是照搬过来还是重新制定？如果希望让这些规章制度和管理机制更加合理有效，可能需要到一些先进地区进行考察，学习先进的经验。"老马说："我们现在就是要充分讨论，将我们认为需要做的事都写入计划，等项目开始后才想起来，只能是修订计划了。"

　　当社区卫生服务中心项目执行过半，社区居民表示之前制定的项目计划中有些条款不够明确，无法满足实际居民卫生服务需求，因此需要变更请求。那么此时项目负责人老马应如何进行抉择，从而使双方对项目范围变更有共同的、清晰的理解和预期？

第一节　概　　述

一、项目范围管理的定义

（一）项目范围

　　项目范围（project scope）是指为了成功地实现项目目标所必须完成的、全部且最少的工作。"全部"是指为实现该项目目标所进行的"所有工作"，任何工作都不能遗漏，防止出现项目范围"萎缩"（project scope shrink）；"最少"是指完成项目目标所规定的"必要的、最少量"的工作，不进行此项工作就无法最终完成项目。但是，工作范围不包括超出项目可交付成果需求的多余工作，否则将导致项目范围"蔓延"（project scope creep）。

　　项目范围是为了成功达到项目目标，项目所规定要做的事项，是关于项目工作内容和期望产出的所有信息。项目范围包括项目最终产品或服务及实现该产品或服务所需要开展的各项具体工作。项目范围包括项目可交付成果范围和项目工作范围两个方面的含义。项目可交付成果范围是根据利益相关者的要求来确定的，而项目工作范围则是根据项目范围管理计划来确定的。

　　简单地说，确定项目范围就是为项目界定界限，划定哪些方面是属于项目应该做的，而哪些是不应该包括在项目之内的，定义项目管理的工作边界、确定项目达到目标时可以交付的成果。

卫生项目范围主要是指项目活动范围,也就是项目做什么、如何做,才能达到项目实施的目的。

(二)项目范围管理

项目范围管理(project scope management)是对项目从立项到完结的全过程中涉及的项目工作的范围进行管理和控制的过程,包括确保项目能够按既定范围完成的所有过程。项目范围管理的主要内容包括:定义范围、创建工作分解结构、项目范围核实、项目范围控制4个方面的内容(图7-1)。

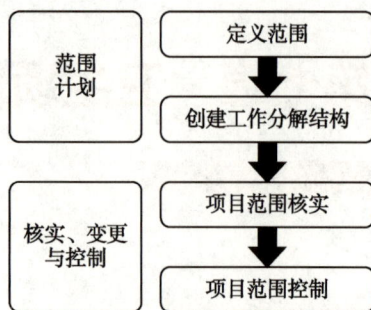

图 7-1　范围管理的主要内容

1. 定义范围　定义范围(define scope)是界定项目要解决的问题、主要活动、具体需求和最终成果形式并进行详细描述的过程,旨在编制项目范围说明书,以便明确项目边界,并规定项目的主要可交付成果。项目范围说明书是对项目章程中的项目总体范围的初步细化,应该以项目启动过程中记录的项目目标、假设条件和限制因素等信息为基础,并根据这些信息的实际变化在必要时修改项目范围说明书。在规划过程中,由于对项目有了更多的了解,因此能够更具体地定义项目范围。项目范围说明书的详细程度,对项目能否成功起着至关重要的作用,通过定义范围,可以使所有项目利益相关者对项目边界达成共识,明确界定项目边界,为后续的各种项目决策打下基础。如果项目边界不清,就无法确定项目的具体内容,也就无法编制项目进度、成本、质量等计划。

项目边界特指授权项目开始的时间点,以及批准项目完成的时间点。前一个边界是项目章程的发布时间,后一个边界是宣布项目正式结束的时间。在这两个项目边界之内,项目经理受项目执行组织的委托领导项目团队实现项目目标。项目边界是项目的时间目标,与项目的效率有关,通常在项目启动阶段所编制的项目章程中就予以规定。项目范围是为完成项目可交付成果而必须要执行的全部项目工作。项目范围是项目的范围目标,与项目的效果有关,通常需要在规划过程中通过编制项目范围说明书、工作分解结构来逐步明确。

项目边界和项目范围都是来定义项目目标的重要维度,都需要在项目管理中加以明确,都需要得到重要项目相关方的批准方可据此执行。项目经理必须在批准项目边界和项目范围内完成项目。两者存在密切联系并相互影响。项目边界和项目范围会联合对项目成本、质量、风险等产生影响。

在卫生项目中,项目范围说明书通常体现为项目任务书,它是由项目负责人带领项目团队,以获得批准通过的项目建议书中的项目目标、假设条件和限制因素等信息为基础,并根据实际变化进行必要的修改后制定而成,且需要获得各方利益相关者通过。在编制过程中,需要与包括项目批准单位在内的主要利益相关者沟通,深入了解他们对项目的要求和期望。

之所以要制定范围说明书,是由于项目资源的有限性,这决定了必须将项目资源用于最有价值的事务中。通过定义范围确定项目的边界,项目团队能够把资源用于既定范围内的工作,并只做项目范围内的工作。如果把资源用于范围外的工作,将会使资源失去用于更有价值的事务的机会,从而增加机会成本。

2. 创建工作分解结构　工作分解结构(work breakdown structure,WBS)在项目范围管理中处于核心地位,它是由构成并界定项目总体范围的项目要素,按照一定的原则和标准(例如,按子系统划分、按生命周期划分、按成果要求划分等),以可交付成果为导向,把项目分解成任务,任务再分解成一项项工作,再把一项项工作分配到每个人的日常活动中,直到分解不下去为止。它归纳和定义了项目的整个工作范围,每下降一层代表对项目工作的更详细定义。

3. 项目范围核实　范围核实是指项目范围的审查与核准,是利用规范化的程序,获得项目利益相关者对项目范围和项目可交付成果的正式接受。项目范围核实的对象是可交付的成果和工作结构内容;项目范围核实的方法是审查和验收;项目范围核实在项目生命周期的各个阶段进行。

4．项目范围控制　范围控制是监督项目的范围状态、管理范围基准变更的过程。在实际操作的过程中，当变更发生时，需要采用范围控制过程来管理这些变更，控制范围过程需要与其他控制过程联系在一起。一个项目的范围计划可能制定得非常好，但变更发生是不可避免的，因而必须采取某种形式的措施对变更进行控制。

项目范围管理的流程如图 7-2 所示。

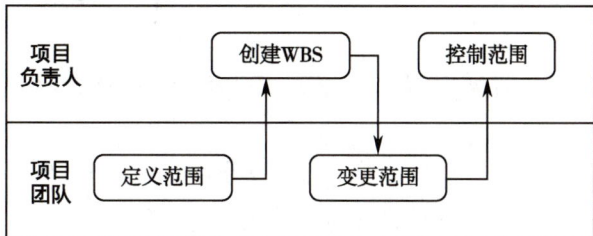

图 7-2　项目范围管理的流程

（三）卫生项目范围管理

项目管理方法已经在卫生服务行业广泛使用，卫生项目管理过程中最重要的，同时也是最困难的工作之一就是确定项目范围。确定卫生项目范围就是在整体把握卫生项目目标的基础上，进一步明确项目包括什么和不包括什么的范围定义与控制的过程。这个过程旨在确保项目组和项目相关人员对项目成果以及成果获得过程有一个共同的理解。确定卫生项目范围是编制卫生项目开发与实施计划的依据，通过项目范围的确定进一步明确卫生项目管理的目标和边界。卫生项目范围管理能够使卫生项目的利益相关者在解决哪些问题、开展哪些主要活动和形成哪些项目产出、交付哪些卫生项目成果等方面达成共识。

二、项目范围管理的地位

项目范围管理作为制定项目计划的第一步起着至关重要的作用。

1．项目范围管理是所有项目管理工作的平台和基础。作为项目管理十大知识领域之一，项目范围管理可以说是其他领域的基础，只有做好了项目范围管理才能进行项目时间、成本、人力资源、风险等方面的管理。

2．项目范围管理是连接项目工作和项目前期设计过程的枢纽。项目设计的所有要素都必须体现在对项目的范围管理过程中，进而在项目的其他管理行为中体现出来。

3．项目范围管理是联系项目及其外部环境的桥梁。所有项目外部环境的变化对项目的影响、项目自身变化对外部环境的影响都会在项目范围管理中体现出来。

三、项目范围管理的作用

项目范围一般会涉及财务、技术、成本、人员等诸多方面的问题，是项目未来一系列决策的基础，因此在项目计划阶段，项目组就应该提出一个比较稳定的项目范围，为项目的实施提供一个牢固的前提和框架，所有项目活动的开展，包括成本、质量、时间的控制也应该在此范围内进行。因此项目范围管理可以说是项目管理中最重要的一个领域。

1．在管理结构上，项目范围是其他所有项目管理工作的前提基础和准则，项目的时间管理、成本管理、风险管理等活动均在项目范围管理的基础上开展。

2．在时间结构上，项目范围管理能够体现出可交付成果的所有必备要素，是连接项目工作和项目前期设计工作的中心枢纽，即所有的计划管理工作都是在项目范围的基础上制定的。

3. 在空间结构上，项目范围是联系项目及其外部环境的桥梁，所有项目外部环境的变化对项目的影响、项目自身变化对外部环境的影响都应该在项目范围中体现；实施有效的范围管理，有助于根据内外部环境及时进行项目自身调整，促进项目顺利开展。

第二节　卫生项目范围的确定

一、确定卫生项目范围的原则和方法

项目工作因其本身"独特性、一次性"的特性，使得项目"该怎么做"，"做到什么程度"，即项目范围如何确定才算"合适"，成为项目范围确定过程中不可回避的难题。

(一) 确定项目范围的原则

1. 与目标相一致原则　卫生项目范围的确定围绕需要解决的卫生问题展开。在项目范围确定阶段，应尽可能收集有关项目的各种信息，包括基线资料、成本、质量、时间、外部环境、卫生服务需求信息、利益相关信息等。根据项目需求的变化及时地做好调整。项目的范围确定一定要致力于实现项目目标，只有与项目目标一致的范围才具有价值。例如，卫生Ⅷ项目的总目标是：通过改善农村贫困地区的卫生服务提供能力、提高卫生服务利用水平，保证当地居民获得基本医疗卫生保健服务，提高健康水平，并在一定程度上减少因病致贫、因病返贫现象。根据这一目标，该项目的范围就定为开展农民健康保障制度建设、改善农村卫生服务提供系统、提供核心公共卫生服务及项目协调与政策开发等项目工作。

2. 恰当处理成本、时间、质量关系的原则　任何项目都存在着时间、成本、质量这三个约束条件，需要恰当地处理好这些约束条件之间的关系。在项目实施过程中，往往出现项目范围变动的情况，一般是向外扩大的现象，由此可能导致范围边界模糊扩大（图 7-3），如果既定范围（S）不变，项目成本（C）、质量（Q）、时间（T）就可以在一个固定的 S 边界限制下给出一个约束的关系模型。但是如果 S 值并非固定，出现边界模糊或者向外扩展时，C、Q、T 就失去了可依赖的边界限制，约束关系就会复杂化。

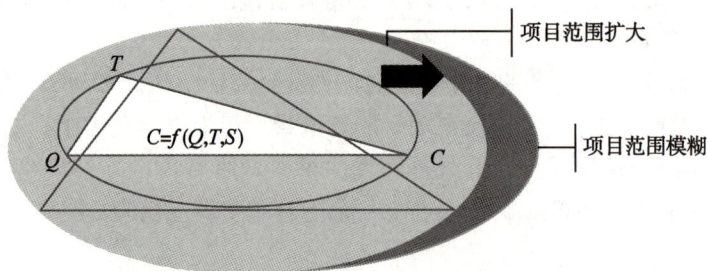

图 7-3　项目实施中的三角制约模型

因此，在对范围进行管理的时候，首先要保证项目初期的范围准确可靠；其次，要保证项目实施过程中的稳定，尽量避免或减少项目范围的变更。

3. 定性与定量相结合的原则　卫生项目种类繁多，既有房屋、设备等硬件建设项目，也有体制改革、制度建设、政策开发等软件项目，还有医疗服务、公共卫生、康复服务等卫生服务项目。因此，在确定范围时既要从事物本身的性质进行分析，对事物的发生发展规律进行阐述，又要考虑量化标准，使项目范围清晰明确，防止范围模糊不清、边界不明。比如在卫生Ⅷ项目范围确定中将"秦巴地区特困家庭能够公平地获得基本卫生服务"定性指标与"项目将资助贫困家庭医疗救助计划，拟覆盖秦巴项目地区 20% 的贫困人口"定量指标相结合。

4．精益原则 精益管理原则的对象是人（专业化）、事（流程化）、物（规格化），其精髓是不断地消除浪费，做到恰好及时。卫生项目因其自身集成性、复杂性及多变性的特点，要求在确定范围时要本着精益性原则将项目流程清晰化、条理化、明确化，避免复杂化。项目范围管理工作要尽量做到简单、明确、易于接受和实施。

5．系统化原则 系统化原则是项目目标要与项目开展的主要活动、最终成果密切相关，为此项目范围的管理部门、工作任务、前后阶段的工作之间应做到连贯一体、紧密结合。

（二）项目范围确定方法

1．结构分解分析法（structural decomposition analysis） 产出物结构分解法是按项目产出物和项目阶段可交付物逐层向下分解的方法。在分解中需要确认：所有的项目产出物要素是否充分和必要，所有的项目工作包是否充分和必要，如果不是，就应该重新修订。

2．专家判断法（expert judgment） 邀请相关专家参加定义范围的过程，常用来分析制定项目范围计划所需的信息。判断结果可从多种渠道获得，包括具有专门知识或经过专门培训的小组或个人等，这种方法可用来处理各种技术细节。

3．成本 - 效益分析（cost-benefit analysis） 成本 - 效益分析是指以货币单位为基础对投入与产出进行估算和衡量的方法，是一种预先制定的计划方案。

4．产品分析（product analysis） 分析项目产品应该具备的功能，以便确定项目范围，只有清楚产品应该具备的功能，才能清楚项目的范围。

5．备选方案识别法（alternatives identification） 识别并分析可用于实现项目目标的多种方案，以便从中选择最佳方案。

6．引导式研讨会（facilitated workshops） 在会议主持人的引导下，项目团队与利益相关者共同讨论，确定项目范围。讨论过程中可采用"头脑风暴法"和"横向思维法"。头脑风暴法是用来产生和收集关于卫生项目需求与项目产出物需求的多种创意的一种技术。横向思维法，是指突破问题的结构范围，从其他领域的事物、事实中得到启示而产生新设想的思维方式。

二、卫生项目范围定义

范围定义指的是制定项目和产品详细描述的过程：从项目需求出发，把项目的主要可交付成果划分为较小的、更易管理的许多组成部分（即项目可交付成果），最终定义和界定项目产出物范围的项目管理活动。正确合理的卫生项目范围定义对于医疗保健项目的成功是至关重要的，否则项目最终可能会失败。

项目范围定义是通过任务分解实现的，任务分解就是把笼统的、不能具体操作的任务细分成较小的且易执行和控制的、包含具体细节的可操作任务。任务分解有助于提高项目成本估算、进度和资源估算的准确性，有利于对项目的执行情况进行评价，便于明确项目团队成员的职责和进行资源分配。

项目范围定义的主要内容如表 7-1 所示。

表 7-1 项目范围定义的主要内容

依据	工具与技术	结果
项目管理规划	专家判断	项目范围说明书
项目章程	利益相关者分析	项目范围管理规划（更新）
初步范围说明书	成果分析	
需求建议书	成本效益分析	
组织过程资产	项目方案识别技术	
	工作分解结构	

（一）卫生项目范围定义的依据

项目范围定义的依据如下。

1. 项目章程

2. 初步范围说明书 初步范围说明书为将来项目实施提供了基础。其内容包括以下几部分。

（1）项目合理性说明：即解释为何要进行这一项目，为以后权衡各种利弊关系提供依据。

（2）可交付成果清单。

（3）项目目标的实现程度。

3. 需求建议书

4. 组织过程资产 组织过程资产是能够影响项目范围管理方式的正式和非正式的方针、程序和指导原则。可能影响项目范围定义过程的组织过程资产主要包括以下部分。

（1）用于指定项目范围说明书的政策、程序和模板。

（2）以往项目的项目档案。

（3）历史资料。其他项目的相关历史资料，特别是经验教训，在确定范围定义时也应考虑。

（二）卫生项目范围定义的工具与技术

1. 专家判断 在制定项目管理范围计划时，利用专家就以往同等项目的范围管理方式所作出的判断称为专家判断。专家判断法及利用各领域的专家来帮助项目团队制定范围计划，专家可以是来自各领域的具有专业知识和技能的人员，也可以来自咨询公司、行业协会等。

2. 利益相关者分析 利益相关者分析是指识别各种各样利益相关者的利益和影响，并将其需要、愿望与期望具体化成文件。分析之后，对这些需要、愿望与期望进行选择，确定重要性大小的顺序，加以量化，并编写出要求说明书。不能量化的期望如顾客的满意程度，能被成功满足的不确定性很大。利益相关者的利益可能受到项目执行或完成的有利或不利影响，因此，他们也会对项目及其可交付成果施加影响。

3. 成果分析 通过成果分析可以加深对项目成果的理解，确定其是否必要、是否有价值。将项目目标变成有形的可交付成果和要求说明书，每一个应用领域都有一个或多个普遍公认的方法。成果分析包括产品分解、系统分析、系统工程、价值工程、价值分析和功能分析等技术。

4. 成本效益分析 成本效益分析就是估算不同项目实施方案的内部与外部、有形与无形的费用和效益，通过项目投资的收益率、投资回收期等财务指标，估计各个实施方案的相对优越性。

5. 项目方案识别技术 这里的项目方案是实现项目目标的方案。项目方案识别技术泛指提出实现项目目标的执行与实施项目工作的不同方法的一种技术，最常用的是头脑风暴法与横向思维法。

6. 工作分解结构 工作分解结构（work breakdown structure，WBS）是一种为了便于管理和控制而将项目工作分解的技术，是项目范围定义中最有价值的工具。WBS 逐层把项目分解成子项目，子项目再分解形成更小的、更易于管理的工作单元（或工作包），直至具体的活动（或工序）。WBS 可以把整个项目联系起来，把项目目标逐步细分成许多可行的，并且是相对短期的任务。

有关 WBS 的内容详见本章第三节。

（三）卫生项目范围定义的结果

卫生项目范围定义的结果即项目范围说明书。

项目范围的确定以项目范围说明书的完成为标志。项目范围说明书（project scope statement）是项目文档中最重要的文件之一，它详细描述了项目可交付成果，以及为提交这些可交付成果所必须开展的工作，其详细程度决定着项目管理团队控制项目范围的有效程度。

一个标准的项目范围说明书主要包括项目的目标、产品范围说明书、项目要求说明书、项目可交付成果清单、成果验收准则、项目假设条件、项目约束条件、项目组织团队、项目风险、项目里程碑、项目成本估算、项目产出、项目成果的考核和评价等内容,但根据实际需求情况也会有所变化。

卫生项目更多体现为任务书,一般包括对"项目最终要解决的卫生问题、主要活动、具体需求和最终成果形式"的说明,还包括对项目工期、费用、资源等方面的规定。要求表述明确、切实必要,对资源保障有一定弹性。

项目范围定义的要点。项目范围的定义是项目团队根据项目的需求提出来的一个框架式的工作纲领,在对这个框架式的工作纲领定义的过程中一般会涉及多块业务,如财务管理、采购管理、客户管理、技术管理等。在对这些不同业务领域的工作范围进行定义和描述时,一般项目团队只可能以粗条目的方式列出,且很难做到细化。细化的工作一般都是随着对项目工作的不断认识,在项目的执行过程中通过需求调研的方式来进行的。换言之,项目范围包含的内容在项目的开始阶段可能是"广泛"的,其深度和广度从本质上来说是模糊的。因此,既要做到不让需求"泛滥"导致项目范围蔓延,又要满足业务的需要把所有必须做的工作都定义到项目的范围管理过程中,项目团队要把握好这个尺度。此外,项目范围的定义应该做到可量化、可验证。在实际工作中,很多要求都是定性的,而不是定量的,如界面友好、可操作性强、提高用户满意度等,这些模糊的定义也是项目范围管理过程出现问题的一个主要原因。

第三节　工 作 分 解

一、工作分解原理

工作分解结构最早在美国国防部的军用标准中提出,后来被写入美国项目管理协会的标准教程。它是项目范围管理的主要工具,其目的是把项目工作分解为更小、更易操作的工作单元。

二、工作分解结构

(一)工作分解结构概述及相关术语

工作分解结构(WBS)指的是以项目的可交付成果为中心,为完成项目目标和创造项目可交付成果,由项目组按照系统、生命周期、成果要求、目的等原则或标准进行的一种对项目工作有层次的分解,分解结果是由构成并界定项目总体范围的项目要素,按照一定的原则和分类编组所构成的一种树形图,该树形图可以作为划分项目工作范围的依据。

(二)WBS创建原则

工作分解结构跟因数分解是一个原理,就是把项目工作,按一定的原则进行分解,项目分解成任务(task),任务再分解成一项项工作,直到分解为可以独立完成的工作单元或称作工作包(work package)。一般可将项目的具体目标作为WBS中的0级工作,下面的层次1,是将0级工作分解成为若干1级工作,1级工作是主干,当与每个1级工作相关的工作都完成时,0级工作也就完成了。从理论上讲,当m级工作分解而成的$m+1$级的工作完成时,m级工作就宣告完成(图7-4)。

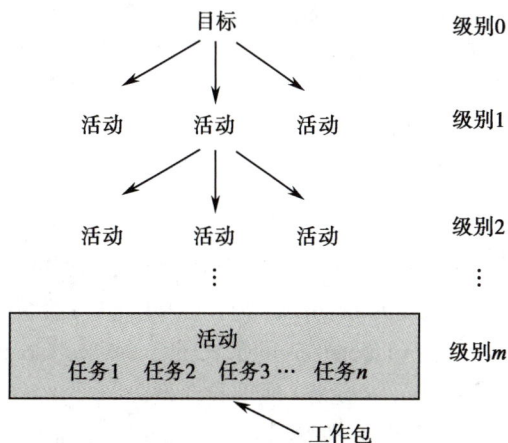

图7-4　WBS树形图

（三）WBS 作用

WBS 可作为一种项目管理的有力工具，能为项目管理人员提供形象化的范围管理思路；作为一种有效的项目设计工具，它能清晰地表示出各项工作之间的相互联系；在计划阶段，WBS 能展现出项目的全貌，详细说明完成项目所需进行的各项工作，从最低一级工作着手，可以估计出工期和资源需求，制定出工作进度表及项目的交付日期，体现出计划工具的用途；同时，随着低层次工作的完成，由下向上不断整合，某些较高级别工作的完成表明项目取得显著进展，成为项目的里程碑事件，因此 WBS 可以作为项目状态报告的框架，体现出项目进展。

总之，WBS 作用主要体现为以下几个方面。

1. 能够将项目的活动与组织战略、项目目的、目标、需求紧密地联系在一起。
2. 能够清晰地显示项目与其周围环境的联系，包括各种有利和不利的因素。
3. 能够帮助管理项目中的系统综合和整合协调工作，将任务分配到个人，做到分工明确，责任到人。
4. 能够有效地对项目工作的进程进行控制。
5. 能够加强对项目的执行力，提高项目管理的工作效率。
6. 能够为项目目标的实现提供支持和服务。

三、标 准 选 择

1. 按生命周期分解项目 　按照项目生命周期的不同阶段分解项目是项目管理中经常使用的分解方式，使用这种方式的最大好处是比较容易，只要按照项目的起始、计划、执行和结束阶段来分解工作任务就行。但是这种分解方式对时间要求比较严格，有时也会造成项目逻辑上的混乱。

2. 按子系统、子项目分解项目 　按照项目子系统划分的范围，简单、清晰、明确。子系统的复杂程度决定项目层次的划分。但这种分解结构是线性的树形结构，仅限定于纵向的划分，而忽略了横向的有机联系。鉴于卫生项目的复杂性，这种方法有时无法达成卫生项目的预期目标，很难满足项目利益相关者的需求。

3. 按项目专业分工分解项目 　按项目专业分工来分解项目是比较容易的分解方式，在确定项目的专业工作分工后就可以进行工作的分解，但是这种分解方式最大的缺点是很难对项目工作进行协调，也就是说项目的协调或者沟通工作很难设计到项目的工作包中，这种分解方式也可能导致工作包负责人难以确定。

4. 按项目可交付成果分解项目 　卫生项目的最终交付物可以是解决人群中某项健康问题、提供一项新服务或建立一项新制度。在进行静态的工作结构分解时，这种分解方式能够紧紧围绕卫生项目的目标进行，使工作的开展能够支撑项目目标的完成，达成项目利益相关者的愿望。因此，这种方法在卫生项目管理中应用最为广泛。

四、类型与方法

（一）类型

按项目目的可以将 WBS 分为 4 种类型：产品 / 服务导向（products/services oriented）型、结果导向（results oriented）型、工作 / 任务 / 活动为导向（work/task/activity oriented）型，以及混合导向（mixed products/services，results and work/task/activity oriented）型。卫生项目的 WBS 多为结果导向型和工作 / 任务 / 活动导向型。

（1）产品 / 服务导向（products/services oriented）型：企业业务范围限定为经营某种定型产品，在不从事或很少从事产品更新的前提下设法寻找和扩大该产品的市场。实行产品导向的企业仅仅把生产同一品种或规格产品的企业视为竞争对手。产品导向指企业的产品和技术都是已定的，而购买这种产品的顾客群体和所要迎合的顾客需求却是未定的，有待于企业寻找和发掘。企业业务范围扩大指市场扩大，即顾客购买量增多和所迎合需求增多，而不是指产品种类或花色品种增多。

产品导向型 WBS 的特点：其优点在于注重最终产品，便于检查衡量；有助于采购与分包；重视生产什么，而不是如何生产；提供有关整个产品较好的观察。其缺点在于容易忽视中间环节，逻辑性差，不易懂，难以编制。

（2）结果导向（results oriented）型：站在结果的角度去考虑问题，以达成目标、取得效果为原则来实施一系列行动。结果是客观事实，既可能是达到预期的，也可能是超出预期或甚至与预期相差甚远的；它可能是正面的也可能是负面的。结果往往会被视为过程的总结，完全代表了过程。

（3）工作 / 任务 / 活动为导向（work/task/activity oriented）型：以任务为导向的方法侧重于此时此地的行动。它不仅要关心你想要完成什么，还要关心你将如何实现它。

使用任务导向型 WBS 的人们专注于每次和每项任务。活动导向型 WBS 的特点：其优点在于易读易懂；逻辑性好，易编制；容易进行活动的识别和定义。缺点在于不易跟踪考核；注重如何完成工作，可能导致忽视宏观整体。

（4）混合导向（mixed products/services，results and work/task/activity oriented）型：混合导向型是指综合了产品 / 服务导向、结果导向和工作 / 任务 / 活动导向的一种方式。

（二）方法

工作分解可以根据不同的项目阶段、成果类别、专业分工来进行，分解的结果多以树形图或层次列表的形式呈现。分解的方法主要有模板参照法、类比法、自顶向下法和自底向上法等。

（1）模板参照法：通过对以往成功的卫生项目管理的经验进行总结，目前已形成了很多标准或半标准化的 WBS，它们可以作为模板供新启动的卫生项目管理参考使用。

（2）类比法：虽然每个卫生项目都具有唯一性，但是 WBS 经常能被"重复使用"，对于同一领域的卫生项目来说，一般都会存在一定程度的相似性。例如，从不同阶段看，许多卫生项目有相同或相似的周期和因此而形成的相同或相似的工作细目要求，因此可以采用类似项目的 WBS 作为参考。从某种意义上说，类比法与模板参照法有几分相似的地方。

（3）自顶向下法：自顶向下法采用的是演绎推理的方法。它从项目的顶层目标着手，将卫生项目最终需提交的成果，按照项目的阶段或者功能，从上至下逐层分解，形成每个阶段需要提交的阶段成果或者系统的功能模块、子模块等。例如，图 7-5 就是从功能的角度对"门诊挂号分诊系统"项目按照自顶向下法进行工作分解所形成的 WBS。自顶向下法比较适合在开发人员对项目比较熟悉或者对项目大局比较有把握的情况下采用。由于该方法可以将项目工作定义在适当的细节水平，对于接下来的项目工期、成本和资源需求的估计可能比较准确。

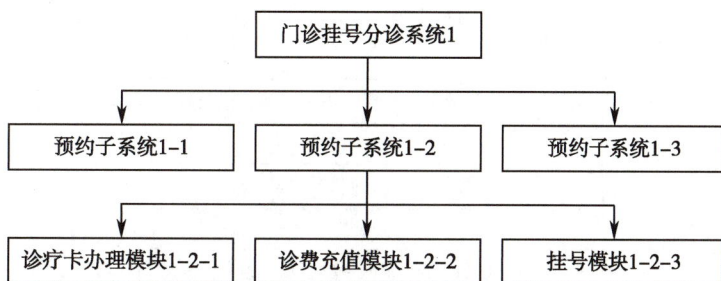

图 7-5　自顶向下法工作分解示例

（4）自底向上法：自顶向下法是从一般到特殊的方向进行的，自底向上法正好相反，是从特殊到一般方向进行的。自底向上法首先定义项目中的一些特殊任务，然后将这些任务组织起来，形成较高级别的 WBS 层。在较高级别的 WBS 层上再进行任务的归类，从而得到更高级别的 WBS 层。如图 7-6 就是对"门诊挂号分诊系统"项目按照自底向上法进行工作分解所形成的 WBS。自底向上法一般是在开发人员对项目比较陌生或者项目是一个崭新的项目，此前没有类似项目可供借鉴的情况下采用。这种方法存在的主要风险是可能不能完全识别出所有任务或者识别出的任务过于粗略或琐碎。

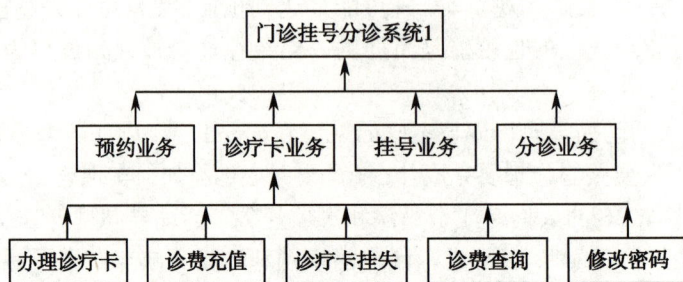

图 7-6　自底向上法工作分解示例

五、步　　骤

WBS 将项目的整个范围组织在一起并加以明确，就是把一个项目，按一定的原则分解，项目分解成任务，任务再分解成一项项工作，再把一项项工作分配到每个人手中，直到分解不下去为止。即：项目→任务→工作→个人。WBS 总是处于计划过程的中心，也是制定进度计划、资源需求、成本预算、风险管理计划和采购计划等的重要基础。WBS 就是将工作细分为更小、更易于管理的组件，其内容就是工作包，工作包就是活动。工作任务代表的是成果或工作产品，而活动是创造工作任务的。创建工作分解结构的步骤主要包括以下 7 个步骤（图 7-7）。

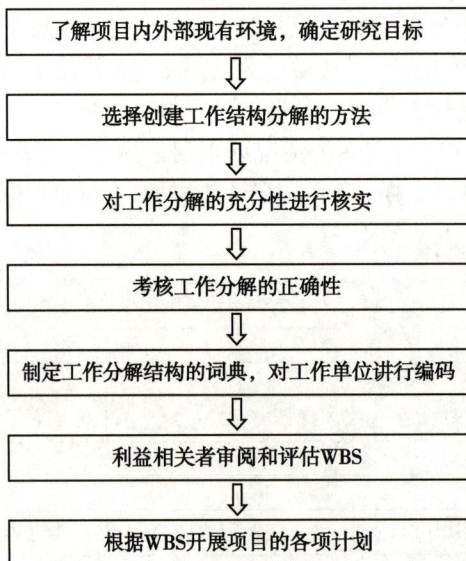

图 7-7　工作分解的步骤

1. 了解项目内外部现有环境，确定研究目标 在制定 WBS 之前，一定要对项目所处的环境、确定的目标、所需的人员及拥有的资源进行评估和确定，以保证在 WBS 中对工作定义的准确性和完整性。

2. 选择创建工作结构分解的方法 项目 WBS 的构建对于一个有效的工作系统来说十分关键，通常采用两种方法。一是自上而下的方法。自上而下法被视为构建 WBS 的常规方法，即将项目工作逐级分解成为子项目，不断细化工作任务。这是一种从整体角度去分析的系统思考方法，符合常规的思维方式，应用广泛。但使用这种方法需要具备比较全面的项目经验，对项目理论有充分的理解。二是自下而上的方法。自下而上法是对项目工作分解的一个先发散后归纳的过程，就是先尽可能地确定与项目有关的各项具体任务，然后将各项具体任务进行分析和整合，归纳总结到一个整体任务或 WBS 中的一级内容上去。这种方法一般比较费时，项目组成员可以用类似头脑风暴的方法，一开始尽可能地确定各项具体任务，然后将各项具体任务进行分析和整合，形成零散的思路，最后再由微观到宏观地归纳。该方法较适用于独特性和创新性强的项目 WBS 创建。此外，还可以借鉴类似项目的经验来创建新的 WBS。例如，A 医院在建设信息平台时，可借鉴 B 医院建立信息平台时的 WBS，再结合 A 院的实际情况加以补充、修改和完善。

3. 对工作分解的充分性进行核实 在创建 WBS 的方法确定后，要对工作分解的内容进行核实，经过总结、归类与审核，增加遗漏工作，删除多余工作，以确保内容完整，符合项目需求。

4. 考核工作分解的正确性 要考虑到 WBS 是否能清楚界定工作内容，是否能够有效跟踪和控制成本、质量、进度、风险，是否能准确地确定项目的里程碑，是否能做到项目组的人员分工明确。

5. 制定工作分解结构的词典，对工作单位进行编码 项目中每一项工作都要编上号码，用来确定其在 WBS 的唯一身份，这些号码的全体叫作编码系统。项目各基本单元的查找、变更、费用计算、时间安排、资源配置、质量要求等都要参照这个编码系统。利用编码技术对 WBS 进行信息交换，可以简化 WBS 的信息交流过程。

编码设计与结构设计应相互对应：结构的每一层次对应编码的某一位数字，是分配给它的特定代码数字。在最高层次，项目不需要代码，也就是 0 级；在第二层次对应编码数字是 1，以下依次类推，如图 7-4 和图 7-8 所示。

图 7-8 **工作分解结构编码设计**

工作分解结构词典是指 WBS 各组成部分的详细内容说明，其内容主要有：识别编码、工作包内容的具体描述、负责的组织，以及进度里程碑清单。一个标准的工作分解结构词典如表 7-2 所示。

表 7-2 **工作分解结构词典（包含但不限于以下方面）**

识别编码	工作包内容	进度计划	成本预算	人员安排	质量标准
CT12-OESC001-R03	完成子系统试验和验证	7 月 10 日—8 月 5 日	50 万元	×××为该工作包负责人	符合行业相关标准

6. 利益相关者审阅和评估 利益相关者对 WBS 的理解和认可，才是 WBS 划分成功的表现。当利益相关者对 WBS 产生不满时，应该及时沟通，对 WBS 进行有效的修改。

7. 根据 WBS 开展项目的各项计划 WBS 是整个项目计划的基础，项目的时间、成本、质量、人力资源及采购等计划的制定，都要依据 WBS 来确定；同时，WBS 也要适合于项目对时间、资金、质量等方面的要求，并根据上述要求对 WBS 进行不断调整，最终形成符合项目需要的工作范围。

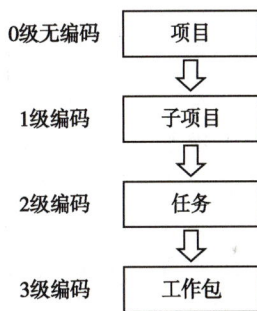

六、工作分解需注意事项

工作分解是卫生项目范围定义之后又一项非常重要的管理工作。WBS 分解的质量对项目后期的管理和控制有着十分重要的影响，需要引起项目管理人员充分重视。在卫生项目工作分解的过程中，还需要注意以下几点。

1. 确定项目的 WBS 就是将项目的成果、组织、过程这三种不同的结构综合为项目分解结构的过程，也就是给项目的组织人员分派各自角色和任务的过程。在分解之前应该收集与项目相关的所有信息。

2. 项目最底层的工作要非常具体，而且要完整无缺地分配给项目内和项目外的不同个人或者组织，以便于明确各个工作的具体任务、项目目标和所承担的责任，也便于项目管理人员对项目的执行情况进行监督和绩效考核。

3. 最底层的工作要素要有全面、详细和明确的文字说明，并汇集编制成项目 WBS 字典，用以描述工作包、提供计划编制信息（如进度计划、成本预算和人员安排），以便在需要时随时查阅。工作分解结果必须有利于责任分配。

4. 同一项目可以有多个正确的 WBS，WBS 中所有的分支并非都必须分解到同一水平，分支中的组织原则也可以不同。

5. 工作分解的规模和数量因项目而异，先分解大块工作，然后再细分小的工作，确保最底层是可控和可管理的。要避免不必要的过细分解，最好不要超过 7 层。

七、卫生项目中典型工作分解应用示例

卫生项目的 WBS 多为结果导向型和工作/任务/活动导向型。例如，某县在世行贷款卫生 XI 项目中的工作分解结构（图7-9）。

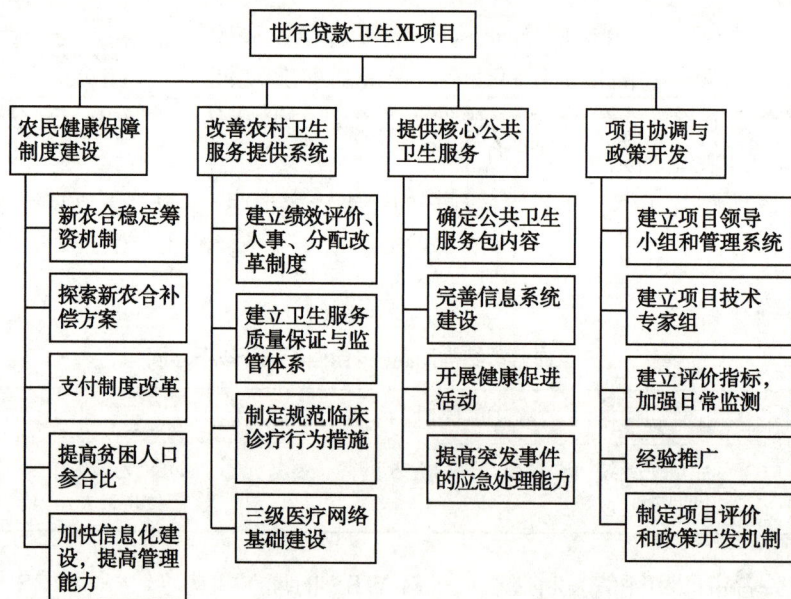

图7-9 世行贷款卫生XI项目工作分解结构

在世行贷款卫生XI项目的例子中，"农民健康保障制度建设"这一目标就被继续分解为更低级别的工作，其工作分解结构如图7-10所示。

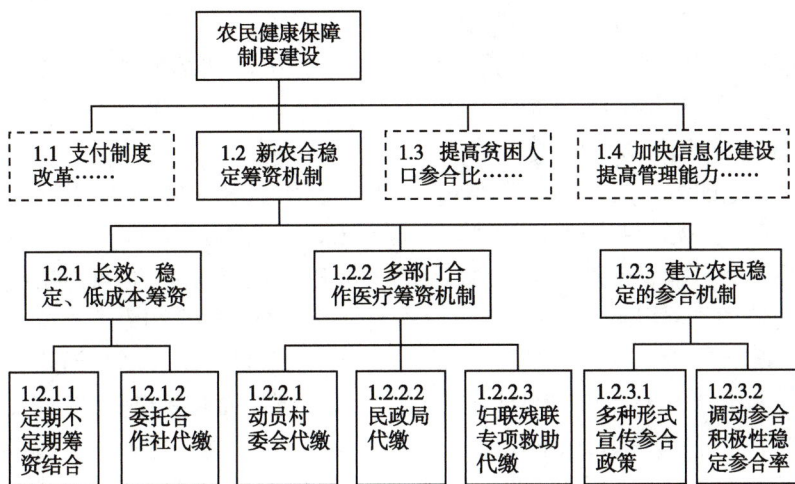

图 7-10　世行贷款卫生 XI 项目中农民健康保障制度建设工作分解结构

第四节　项目范围计划与审核

一、项目范围计划

（一）项目范围计划与编制

项目范围计划（project scope plan）是描述项目任务范围和工作边界的文件，是对项目任务的计划和安排。项目范围计划编制（project scope planning）是将完成项目所需开展的工作和项目文件进行细化和归档的过程。项目范围计划告诉我们为完成项目目标必须完成哪些工作任务，哪些任务与本项目没有关联。因此，项目范围计划编制就是项目目标分解至具体任务的过程，项目范围计划是项目范围变更的基本依据。

（二）卫生项目范围计划的作用

一个项目要想取得成功就需要制定详尽、周全的范围计划。作为项目总体计划的基础，项目范围计划在项目管理中发挥着重要作用。

1. 使项目各利益相关者更好地理解项目目标　项目范围计划是为了更好地实现项目的既定目标而制定的，为了实现这一目标就必须对项目全部所要开展的、必须完成的工作进行定义，并且要通俗易懂，让每一个项目的利益相关者都能够很好地理解自己的工作，了解自己的工作目标、工作性质和自己在这个项目中所担任的角色。

2. 避免或减小不确定性　在制定项目范围计划时，应对未来可能发生的情况进行预测和判断，充分考虑项目实施过程中可能出现的问题及其结果，尽量减少不确定性，提高计划的有效性。

3. 提高运行效率　项目范围计划是项目实施的基础，是对项目工作进一步明确和界定的过程。它能够告诉我们哪些任务是必须完成的，哪些任务与本项目没有关联，从而使项目的实施有依据，有助于项目执行者迅速着手实施项目，并指导项目组按照既定时间完成工作，提高项目的工作效率。

4. 为监测和控制工作提供基准　项目范围计划不仅是项目组织、指挥、协调的前提和准则，而且与项目的监测和控制活动紧密相连。范围计划为项目的管理活动确定了尺度和标准，它不仅为项目的控制指明了方向，而且还为项目控制活动提供了依据。经验告诉我们，没有计划的活动是无法控制的。

（三）制定卫生项目范围计划的工具与技术

制定卫生项目范围计划的工具与技术包括：结构分析方法、专家判断法、成本 - 效益分析法、产品分析法、备选方案识别法和引导式研讨会（相关内容详见本章第二节中"项目范围确定方法"）。

（四）卫生项目范围计划的结果

在项目范围计划的编制过程中会遇到很多的不确定因素，出现各种各样的问题，但其中最主要也最常见的是范围蔓延。范围蔓延是指项目范围未得到控制的变更，导致在项目进行期间非期望需求的缓慢增加。如果处理不当它将成为项目失败的主要原因。比如，在英国国民健康服务体系（NHS）进行的一项将患者病案记录电子化的项目中就出现了因为严重范围蔓延而导致项目无法完工的情况，该项目涉及 30 000 名基层全科医生和 300 家医院，初期预算为 46 亿美元，但是 4 年过后项目却未能完工，而且看似距离完工尚遥遥无期，而实际花费已经超过 254 亿美元。出现范围蔓延的原因可以归纳为以下几点。

1. 错误地定义流程　项目范围计划的制定者对项目的流程了解不深，或是没有认识到所有的流程都是相互连接的，就可能会导致对流程的错误定义，人为分隔开各个相互联系的流程，导致出现范围蔓延。

2. 错误的人在定义范围　项目范围计划的制定者应对项目有充分的理解，对项目目标及实现目标的工作有充分的认识。而有些时候，项目范围计划是由一些并不十分了解项目的人制定的，他们往往按照自己意愿或想象制定计划，出现项目范围蔓延的可能性就会大大增加。

3. 未明确定义与项目相关的术语　对项目范围的准确定义，是建立在项目各利益相关者对项目认识一致的基础之上，而对项目相关术语的明确定义，是达到一致认识的基础。当这些术语没有被定义时，就会模糊范围的界定，出现范围蔓延。

4. 忽略对流程的全面检查　在制定了范围计划之后，没有检查制定者是否有资质制定项目范围计划，没有核对制定的项目流程是否合理、有效，没有明确项目相关术语的定义。缺少了对这些项目范围计划是否可行、有效的核实工作，就可能会出现范围蔓延。

范围蔓延是一个项目失败的重要原因，那么如何应对范围蔓延就成为制定项目范围计划过程中的一个必须要思考的问题。可以通过尽量细化范围说明书或项目任务书，确保项目范围得到各利益相关者确认并记录在案，严格控制项目范围变更请求等方式来控制范围蔓延。

二、项目范围计划的基本结构

项目范围计划工作的最终结果主要包括三份文件：项目范围主体计划、项目范围支持计划和项目范围管理计划。

（一）项目范围主体计划

1. 项目理由　项目的理由是项目立项的基础，应在健康需求调查的基础上，对健康需求进行评估，对当前科学技术水平下可解决的主要卫生问题、内外环境进行分析，在项目各利益相关者的参与下，共同确定优先解决的健康问题。比如，需求调查发现了"人群卫生服务可及性差""服务质量低"及"慢性病控制率低"等问题，因而设计出"提高人群卫生服务可及性""改善卫生服务质量"及"某地慢性病控制"等项目。

2. 项目产出　卫生项目产出是指通过执行一系列项目活动产生的特定结果，可以是有形产品，也可以是无形产品，项目的产出物可以是一个，也可能有很多个。例如：世界银行贷款卫生Ⅷ项目中的一部分内容是农村特困人口医疗救助计划，是在项目地区筛选项目县农业人口 5%的最贫困人群实施医疗救助。卫生项目虽然以人群的健康问题为由立项，但是项目的设计却往往受部门利益影响，导致有时候出现项目活动未能惠及目标人群，项目建议书所定义的健康问题依旧存在等不希望看到的情况。因此，在项目设计阶段就要通过逻辑框架将项目活动与项目产出有效结合。

3. 项目目标　项目目标，简单地说就是实施项目所要达到的期望结果。通常有战略性项目目标、策略性目标和具体的项目目标三个层次。战略性、策略性目标被分解至最低层的时候，便是具有可测量、可实现、可操作的工作包，而每一个工作包则是靠一系列任务来实现。项目目标分解对制定项目计划有两方面意义：一是形成项目目标体系，用物理分解的方法，将项目目标逐级分解乃至最终形成项目的具体任务，从而产生出项目目标体系；二是有助于确定项目范围，凡是被分解出的属于目标下的任务和工作，都与项目具有关联性，就应该划定在项目范围之内。

卫生项目中项目目标往往表述为总目标和具体目标。比如，世界银行贷款卫生Ⅷ项目的支持项目 H8SP 的总目标是："为了改善农村贫困地区的卫生服务提供能力、提高卫生服务利用水平，保证当地居民获得基本医疗卫生保健服务，提高健康水平，并在一定程度上减少因病致贫、因病返贫现象"，并围绕总目标制定了 6 个具体目标。

案例 7-1

　　为促进世界银行贷款卫生Ⅷ项目的实施，支持原卫生部实施国家卫生改革与发展政策，通过改善农村基本卫生服务而减少贫困，英国国际发展部（DFID）为世界银行贷款卫生Ⅷ支持性项目（H8SP）提供了 1 501 万英镑的赠款，其中 1 330 万英镑为资金援助，171 万英镑为用于该项目的国际技术合作。项目执行期 6 年（1999 年 7 月至 2005 年 6 月），分为两个阶段实施，第一阶段为期 2 年，第二阶段 4 年。H8SP 的总目标同卫生Ⅷ项目完全一致。

　　H8SP 的具体目标是：①所有县加强规划和管理，开发和实施县级卫生资源规划；②改善基本卫生服务项目的质量和有效性；③改善特困人群，尤其是妇女和儿童，对基本卫生服务的可及性；④加强中央专家组的活动，使之起到项目质量保证的作用，同时加强原卫生部国外贷款办公室的项目管理能力；⑤建立并培训省级专家组，为县级项目活动提供有效的支持；⑥对选取的试点和开展的研究进行评价，在中央和省级推广项目中有效的方法和经验。

（二）项目范围支持计划

1. 已识别的项目假设条件　列出并说明与项目范围有关的具体项目假设条件，以及假设条件不成立时可能造成的后果。例如，卫生Ⅷ项目的假设条件之一是，项目期间国家对农村合作医疗的支持政策逐步加强。如果此假设不成立，则项目设计的很多相关活动将失去意义。

2. 项目制约因素　列出并说明与项目范围有关，且限制项目组选择的具体项目制约因素，可使用事先确定的预算、强制性日期或强制性进度里程碑来表示。例如，当地财政提供的配套经费是否能够及时到位，是卫生Ⅷ项目的制约因素，应受到重视。

3. 可能出现的项目变更　在制定计划的时候就标明在项目执行过程中可能出现的范围变更，并提出解决方案。例如，项目设计的乡镇卫生院设备购置计划可能会因为国家标准的出台而有所变化，应根据国家标准来调整设备采购工作。

（三）项目范围管理计划

项目范围管理计划（project scope management plan）是一种规划工具，说明项目团队如何确定项目范围，如何制定详细的项目范围说明书，如何确定与制作工作分解结构，以及如何核实项目范围，说明管理控制项目范围的具体责任主体。项目范围管理计划的主要内容包括以下四点。

（1）范围进程：详细说明项目范围如何变化以及何时范围可能还会修改。

（2）职责范围：说明各项工作由谁负责，明确项目范围的责任主体。

（3）范围说明：对 WBS 中各层级的工作任务进行详细说明。

（4）变更控制：包括如何控制变更，以及范围变更可能造成的后果。

三、项目范围审核

（一）项目范围审核

项目范围审核（scope verification）是对项目范围的审查和核准，是利用规范化程序，获得项目决策者和利益相关者正式确认并接受项目范围的过程。

1. 对项目工作分解结构进行审核，确保所有的、必需的工作都已经纳入 WBS，而与项目目标无关的工作均不包括在项目范围之内。

2. 审核项目范围界定的工作结果，包括审查项目启动情况、项目范围定义和计划的相关文件。

3. 审核整个项目和各阶段应交付的成果，如果项目提前结束，则需要查明哪些工作已经完成、完成到什么程度，并将审核结果记录在案。

（二）卫生项目范围审核的依据

1. 项目范围说明书 范围审核的最重要依据就是范围说明书也就是卫生项目的项目任务书，其中会就项目目标、项目任务、项目交付成果进行详细说明，是未来项目实施的基础。随着项目的不断实施，项目范围说明书也要进行必要的修改、细化、更新，以反映项目本身和外部环境的变化。卫生项目范围审核的依据主要是卫生项目任务书、政府批文、备忘录等。

2. 工作分解结构 工作分解结构不仅是项目范围计划的基础性文件，也是进行项目范围审核的重要依据。它通过将项目分解成任务，任务分解成工作，最后分解成工作包，更加详细而具体地确定了项目的全部范围，也标示了项目管理活动的努力方向。

3. 工作分解结构词典（work breakdown structure dictionary，WBSD） 工作分解结构词典通过对每一工作步骤的详细内容进行表述，更加细致地定义项目目标、项目任务以及工作流程，为项目范围的审核提供依据。

（三）范围审核常用工具

项目范围审核的常用工具是项目范围检查表（表 7-3）和工作分解结构检查表（表 7-4）。

表7-3　项目范围检查表

序号	检查内容	检查结果
1	项目目标是否完整、准确	
2	项目目标的衡量标准是否科学、有效和合理	
3	项目约束条件、限制条件是否真实并符合实际	
4	项目假设前提是否合理、不确定性的程度是否偏低	
5	项目的范围界定是否能够保证上述目标实现	
6	针对项目的范围界定是否需要进一步开展辅助性研究	

表7-4　项目分解结构（WBS）检查表

序号	检查内容	检查结果
1	项目目标的描述是否清楚、明确	
2	项目的各项成果是否以工作分解结构为基础	
3	项目目标层次的描述是否清楚	
4	项目工作分解结构的层次划分是否与项目目标层次的划分和描述一致	

序号	检查内容	检查结果
5	项目工作、成果与目标的关系是否一致和统一	
6	项目的工作和成果以及项目分目标和总目标之间的逻辑关系是否正确、合理	
7	项目目标的衡量标准是否有可以度量的数量、质量和时间指标	
8	项目目标的指标值与项目工作绩效的度量标准是否匹配	
9	项目工作分解结构的层次分解是否合理	
10	项目工作分解结构中各项工作所需的资源是否明确、合理	
11	项目工作分解结构中各项工作的考核指标是否合理	

第五节　项目范围变更的控制

一、范围的变更

（一）项目范围变更

项目实施中范围变更不可避免，在项目的计划、执行或是项目的结束阶段都有可能发生，范围变更管理是项目范围管理的重要内容之一。项目范围变更（scope change）是指为使项目朝着有利于项目目标实现的方向发展而变动和调整某些方面因素所引起项目范围变化的过程，表现为工作内容、最终产出或最终服务范围的增加、修改或删减。项目范围发生变更并不意味着项目出现了问题，关键是不能缺乏对项目范围变更的管理。

（二）项目范围变更的原因

范围变更具有多方面原因，包括：①项目工作所采用技术的不确定性；②项目对象提高要求，引起项目范围变化；③利益相关者角色变化。除此以外，项目外部环境发生变化，如政府的有关规定发生变化，在项目范围计划时出现了错误，项目实施组织本身发生变化，以及项目预算的增加或减少等，也是变更出现的重要原因。

（三）项目范围变更的影响

项目范围的变更，会导致项目目标的变化，可能会造成项目实施时间的延长或缩短，项目费用的增加或减少，还会影响到项目最终绩效测量标准等。

二、范围变更的控制

（一）项目范围变更控制的原则及特点

范围控制（scope control）是指对有关项目范围的变更实施控制，是监督项目和产品范围状态，管理范围基准变更的过程。范围控制涉及影响范围变更的因素，确保所有请求得到变更。范围控制过程应该与其他控制过程协调开展。范围控制的作用是在整个项目期间保持对范围基准的维护。

在进行项目范围变更控制时，必须同时考虑其对时间、费用和质量的影响，如果范围变更控制不当，可能导致项目失败。此外，对项目范围变更的控制应该贯穿项目生命周期的全过程，不应该仅仅停留于项目实施阶段。

项目范围控制的要点主要包括以下几个方面。

1. 应严格按照项目的范围和项目分解结构文件进行项目的范围控制。

2. 在项目范围控制中,应跟踪检查,记录检查结果,建立文档。

3. 在进行项目范围控制中,应判断工作范围有无变化,对范围的变更和影响进行分析与处理。

(二)项目范围控制的依据及主要活动

1. 项目范围变更控制依据 进行项目变更控制的主要依据是项目范围管理计划、工作分解结构、任务变更请求和项目实施期间的督导报告、项目进展报告等。

(1)项目范围管理计划:项目范围管理计划变动会带来项目范围的变化,项目组就要按照项目范围管理计划所表述的变化内容对项目范围进行变更控制。

(2)工作分解结构:工作分解结构是进行范围审核的依据,也是进行变更控制的基础。它通过分解项目工作,更加详细和具体地确定了项目的全部范围,标示了项目管理活动的努力方向,规定了项目实施的具体步骤,为范围计划变更的控制提供依据。

(3)项目范围变更请求:卫生项目的利益相关者众多,所有利益相关者均可提出项目范围变更的要求。项目范围不能随意改变,如果确实需要,必须按照规定的程序,进行严格的变更控制。

(4)项目实施绩效报告:项目进展报告和督导报告可以提供项目执行状态的信息。例如,项目的哪些中间成果已经完成,哪些还未完成。它还可以就可能在未来引起不利影响的潜在问题向项目管理者发出警示信息。

2. 项目范围变更控制的步骤和主要活动 项目范围变更控制可以通过提出范围变更申请、批准范围变更申请、实施项目范围变更3个步骤(图7-11)来完成,其具体流程如图7-12所示。

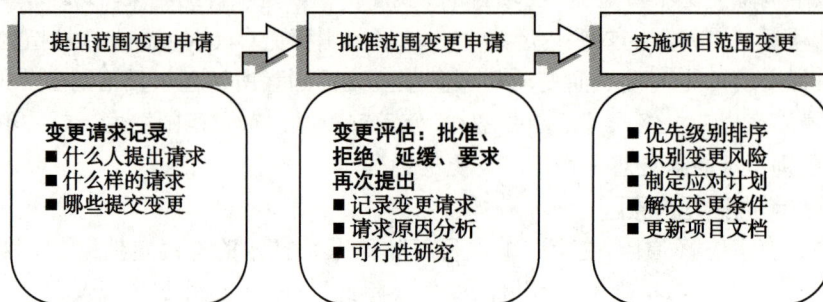

图7-11 项目变更控制的主要步骤

(三)项目范围控制的工具与技术

1. 用于项目范围变更控制的方法

(1)偏差分析:在控制变更的时候,可以利用项目绩效测量结果,来评估偏离范围基准的程度,据此决定是否需要采取纠正或预防措施。

(2)卫生项目范围变动控制系统:项目范围变动控制系统规定了项目范围变更的基本控制程序、控制方法和控制责任。包括文档化工作系统,变动跟踪监督系统,以及项目变更请求的审批授权系统。

(3)卫生项目实施情况的度量:项目实施情况是指项目的哪些中间成果已经完成,哪些还未完成,哪些事情在以后的工作中要重点加强,将这些情况汇总,形成一份关于项目实施效果与绩效情况的项目进展报告或者项目督导报告,这份报告将成为控制范围变更的一个依据。

(4)追加计划法:为有效进行项目范围变更的控制,应不断对项目进行再分解,建立多个计划更新方案,一旦需要,可对项目范围进行重新界定,控制范围的变更。

2. 用于项目范围变更控制的工具

(1)项目范围变更请求表:用于提出项目范围变更请求,以及描述变更请求,分析变更影响和记录变更请求批复(表7-5)。

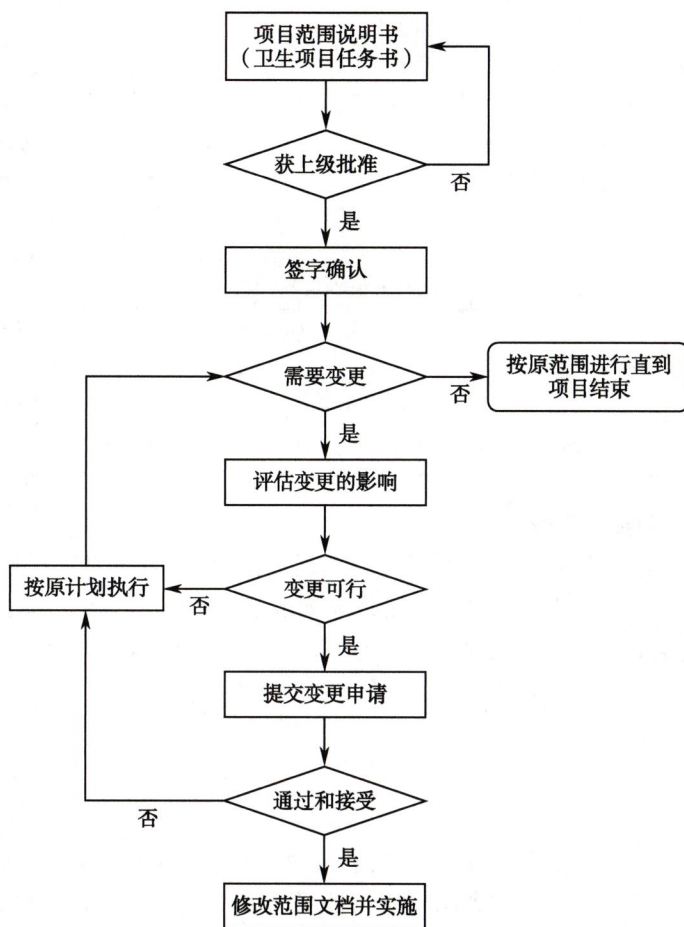

图7-12 项目变更控制流程图

（2）项目范围变更请求记录表：用来保存对项目范围变更请求状况的跟踪记录。

表7-5 项目范围变更请求表

变更请求号	请求人	请求日期
变更请求描述		
变更描述（包括受影响的目标和可交付成果，或者新的目标和可交付成果）		
变更请求的商业或技术理由		
优先性 □最高 □高 □中等 □低等		
不做变更的后果和影响		
变更影响分析		
对项目要求的影响		
对项目风险的影响		
对项目进度的影响		
对项目预算的影响		

续表

对项目资源配置的影响	
替代方案（如果有）	
建议	

变更请求批复	
变更请求结果 □批准　□暂缓　□不批准	批复日期
批复人 □项目经理　□项目客户　□项目组织内部负责人　□其他	

（四）项目范围控制的结果

项目范围变更出现后，应修改有关技术文件和项目计划，并通知项目有关利益相关者。对项目范围变更采取措施、进行处理之后，应当将造成项目范围变更的原因、采取的措施以及采取此措施的理由、此次变更中所汲取的教训等记录在案，形成书面文件。

（邱五七）

思考题

1. 在制定一项项目计划时，项目组首先要讨论的问题是：满足利益相关者的需求需要做哪些工作？请结合本章的章前案例中老马提到的"要求项目需要做的事一件也不能漏掉，项目不需要做的事一件也不要纳入，我们要划清项目的边界"，试述什么是项目范围管理？项目范围计划的编制过程中最主要也最常见的问题是什么？主要原因是什么？如何避免？

2. 为什么说工作结构分解不要太粗，也不宜太细？你认为分解标准的确定应该考虑到哪些因素？（可结合第三节工作分解中世界银行贷款卫生Ⅺ项目工作分解结构案例进行分析简述）

3. 在卫生项目实施过程中，甲方提出变更请求，乙方试图用范围说明书来说服甲方，甲方却动辄引用合同的相应条款为依据，而这些条款要么太粗、不够明确，要么双方对条款有不同的理解。因此乙方对这些变更请求左右为难。面对如此情况，想要使双方对项目范围变更有共同的、清晰的理解和预期，应如何进行项目范围变更的控制？

第八章 卫生项目时间管理

章前案例

　　某地根据社区居民卫生服务的需求,计划在9个月内建立一家社区医院,安排小李重点负责社区医院建设项目的时间计划。小李反复考虑几项主要的工作:卫生服务需求调查分析后才能确定社区医院的功能,功能确定后才能确定所需人员的种类和数量,然后才能开始招聘;招聘前需要制定人员招聘标准和程序;招聘的人员需要进行岗前培训,培训的主要内容是社区医院的各种技术和管理的规章制度,这些规章制度应在培训开始前制定出来,而制定规章制度需要在现有各项制度的基础上起草,组织相关人员赴外地考察后,将先进的经验融入其中,再经过三次专家论证和修订后形成;培训的另一项内容是业务培训,培训需要在社区医院基本建成并形成功能后进行,并且要求仪器、设备安装调试完毕,仪器设备购买、运输、安装、调试都需要时间,也需要在完成装修后的社区医院中运行,而装修需要在签订房屋租赁合同后开始……各种活动相互影响,互为条件,如果衔接不好,就会出现窝工现象,不仅会影响时间进度,也会造成浪费。小李想:老马让我看的《卫生项目时间管理》能帮助我解决这些问题吗?

第一节　概　　述

　　项目时间管理(project time management)又称项目工期管理或项目进度管理(project schedule management),主要是围绕时间或进度对项目及其所拥有的资源,运用系统的理论和方法进行计划、实施和控制的过程。它包括项目活动定义、项目活动排序、项目活动持续时间估算、编制项目进度计划和项目进度控制。项目时间管理是确保项目准时完成所需的管理过程。

　　对于一个卫生项目来说,项目时间管理是整个项目中最为重要的组成部分,也是项目管理人员十分关心的问题。如章前案例中的社区医院建设项目,小李很关注项目的时间管理,认真做好社区医院建设项目的时间计划,并严格按照时间进度招聘和培训人员,建立规章制度,进行社区医院装修和购买相关设备,以保证项目的顺利进行。对卫生项目进行富有成效的时间管理,是项目按照预定时间完成的有效手段。

　　时间管理研究如何克服在项目开展过程中时间资源的浪费,以便有效地完成既定项目目标。由于时间总是按照一定速率来临,并且按照同一速率消失,所以时间本身无法管理。因此,时间管理的正确含义是面对时间资源进行“管理者的自管理”过程。项目的时间管理对保证项目按照时间期限在预算成本内完成项目全部可交付物工作具有重要的作用。卫生项目的时间管理是为了保证项目按照预定目标,按时按质完成所进行的一系列管理过程。

　　当一个卫生项目确定了项目范围后,时间管理的任务包括:依据项目范围管理产生WBS和工作清单,识别和定义为完成项目目标所进行的各项具体活动;识别和定义各活动之间的逻辑关系,进行活动排序;估算完成每项活动所需要的时间长度,进而估算工期、编制项目工期计划;在项目的执行过程中,监测项目进度计划的实际实施情况,控制和调整项目进度计划偏差,以保证项目的按时完成(图 8-1)。

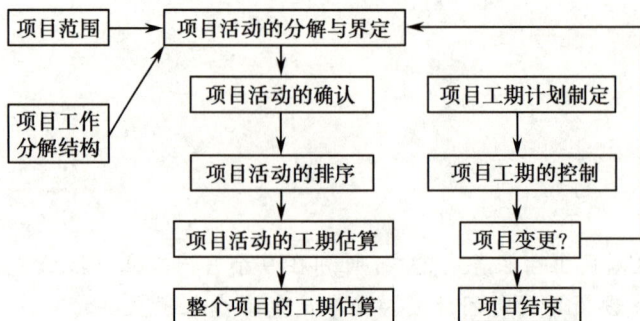

图 8-1 项目时间管理主要内容及流程

项目时间管理技术相关研究,在国外最早开始于一百多年前,并经历了以下发展过程:①甘特图、里程碑图:甘特图表简单明了、适用范围广,至今还被很多人使用。②网络计划技术:最常用的是关键路径方法、计划评审技术、图形评审技术和风险评审技术等。同时,有学者提出用于建设工程规划假设案例研究的灰色关键路径法,并提出了关键路径法与模糊关键路径法。③关键链技术,它是在约束理论上发展起来的解决项目进度计划的一项新技术。该技术被认为是项目管理领域自发明关键路径法(CPM)和计划评审技术(PERT)以来最重要的进展之一,在实践中也发挥了巨大的作用。

我国在项目时间管理的理论和实践方面发展相对较晚。我国从 20 世纪 60 年代中叶才陆续引入关键路径和计划评审技术等网络计划技术。随后,我国学者采用系统学的理论与方法加以提炼与综合,创建出相关管理科学技术。20 世纪 70 年代,系统工程管理方法在宝钢、秦山核电站等工程项目中的使用,确保了这些工程按时完成。20 世纪 80 年代,我国根据网络计划技术和其他理论自行开发了项目管理软件并在建筑工程方面加大了推广,提高了我国建筑业项目管理质量。随着中国科研技术迅速提高,CMP、PERT 方法和技术逐步被人们所了解,并被运用到石油、水利、建筑、化工等领域。随着计算机科学的发展,我国学者通过软件结合网络计划整合算法,开发出了多个项目时间管理软件。同时,很多中国学者应用现在计算机软件模拟仿真技术获取大量数据,在此基础上提出一些创新设想,如关键链项目进度管理方法较传统项目进度管理方法在项目计划工期可行性和稳定性方面有很大的改进。

卫生项目时间管理的主要过程在理论上界限分明,但在实际管理中却通常相互影响和相互制约,甚至有时无法区分和相互重叠。在某些项目,特别是一些小型项目中,项目管理过程甚至可以合并在一起视为一个阶段。例如,一个社区健康教育项目中的活动排序、活动持续时间估算和进度计划编制之间的关系极为密切,可以由一个有经验的人在较短时间内完成,因此可以视为一个过程。另外,有些卫生项目是长期持续运行的,如某些社区人群的队列研究或卫生环境的干预项目等,可能需要数年甚至数十年时间来实施;而有些项目虽然单轮的时间长,但是按周期(如每年)重复开展,如我国的国家基本公共卫生服务项目是一年一个周期,每年都反复开展。这些项目的时间管理有其特性,难以严格按照项目时间管理的主要过程进行划分和管理,需要适当变通,对某些过程进行合并或拆分,才更利于项目的时间管理。

第二节　项目活动定义和活动排序

案例8-1

社区老年高血压项目的时间管理

　　某大学课题组计划选取市区10个社区作为研究现场，对社区四万名老年高血压患者开展综合管理研究。希望在2年内能完成所有研究内容，并探索出适合本市应用的社区老年高血压综合管理模式，提高社区老年人高血压管理效果。该项目时间管理工作如下。

　　1. 项目活动定义　采用活动分解技术和专家判断方法，明确了本项目的活动清单、工作分工，列出项目里程碑。

　　2. 项目活动排序　查阅文献→制定细化项目方案→选取10个干预社区→选取10个对照社区→社区动员→人员培训→基线调查→预实验→修改完善方案→正式干预→中期评估→调整方案→持续干预→终末效果评估→项目总结。

　　3. 工期估算　通过专家咨询法，项目组对各项目活动和整个项目的研究持续时间进行估算，预计在2年内能顺利完成。

　　4. 工期计划　制定出详细的项目进度计划，并采用甘特图把每个研究步骤和活动时间列出来，希望课题组全体成员以此为依据抓紧开展课题。计划从2021年4月1日开始，2023年3月31日结束。

　　5. 项目进度控制　项目建立了进度控制管理小组，要求课题组所有成员做好工作进度记录，每周召开课题组会议，课题组成员每周汇报本人负责的工作进度；小组成员每周去现场考察一次。在项目开展了8个月后，发现有两个社区因患者较多，造成干预进度滞后。进度控制管理小组及时开会讨论应对方法：为这两个社区增派人员，并对进度计划做了微调。

　　该项目应用社区老年高血压综合管理模式对试点社区进行了2年干预，10个干预社区的四万名老年高血压患者管理率、高血压控制率、健康知晓率、健康行为形成率等指标均得到显著提高。

　　卫生项目时间管理的第一项任务，就是要弄清楚为完成WBS中每一个工作包所需要开展的项目活动，从而弄清楚为完成整个项目所需要开展的全部活动，得到项目的活动清单及活动的属性；依据项目各项活动之间的逻辑关系，对活动进行排序，弄清楚各项活动的先后顺序。

一、项目活动定义

（一）项目活动定义相关概念

　　项目活动定义（project activity definition）是识别和确定为完成项目目标所需要进行的所有具体活动的一项任务。该任务的目标是对实现项目目标所有活动有一个完整、具体的理解。具体来说，项目活动定义就是将为完成WBS中规定的所有工作进行的具体活动进行识别和定义的项目时间管理过程。

（二）项目活动定义的依据

　　项目活动定义主要依据包括以下信息。

　　1. 项目目标　应根据项目目标来确定项目活动，避免将一些与项目目标无关的活动被界定为项目必要活动。

2. 项目范围说明书 避免漏掉一些必须开展的项目活动。

3. 历史资料 以往项目经验值得借鉴。

4. 各种约束条件及假设前提 考虑限制因素的影响。

5. WBS 为分解、界定项目全部活动提供基本依据。

(三)项目活动定义的主要工作

项目活动定义的主要工作包括：输入上述项目活动定义所依据的相关信息，应用适当的方法和工具，产生项目活动定义的产出成果，主要包括项目的活动清单以及有关项目活动清单的辅助性支持细节资料说明等（表8-1）。

表8-1 项目活动定义主要工作

依据	方法	成果
项目工作分解结构	活动分解技术	更新的工作分解结构
项目范围说明	模板法	活动清单
历史资料	专家判断	活动属性
制约因素		里程碑清单
假设条件		

(四)项目活动定义主要方法

1. 活动分解技术 分解是把项目的组成要素细分为可管理的更小的部分，以便更好管理和控制的方法。活动分解结果是活动而不是项目细目，例如，问卷调查是一项工作，而设计、印刷、发放、回收、整理及分析问卷等，则均属于完成此项工作的活动。在有一些应用领域，WBS和活动目录同时编制，详见卫生项目范围管理一章。

2. 模板法 由于很多卫生项目彼此之间存在某种程度的相似性，所以项目活动目录常可作为新项目活动目录参考样板。模板法是使用已经完成的类似项目的活动清单作为一个新项目活动定义的模板，根据新项目实际情况进行调整，从而定义出新的活动的方法。在定义项目活动时，模板法是一种简单、高效的活动分解技术。

3. 专家判断 选择擅长制定详细项目范围说明书、WBS和项目进度表并富有经验的项目团队成员或专家，可以提供活动定义方面的专业知识。

(五)活动定义成果

1. 活动清单 活动清单包括项目将要进行的所有计划活动。作为工作分解结构的补充，活动清单应当包括活动标志，并对每一计划活动工作范围给予详细描述，以保证项目团队成员能够理解如何完成该项工作。计划活动的工作范围可有具体数量，如问卷印刷数量、参会专家人数等。

2. 活动属性 活动属性是活动清单中的活动属性的扩展，指出每一计划活动具有的多种属性。每一计划活动属性包括活动标志、活动编号、活动名称、紧前活动（predecessor activity）、紧后活动（successor activity）、逻辑关系、提前与滞后时间量、资源要求、强制性日期、制约因素和假设。活动属性还可以包括工作执行负责人、实施工作的地区或地点，以及计划活动的类型。这些属性用于制定项目进度表，并以各种各样方式选择列入计划活动，确定其顺序并将其分类。

3. 里程碑清单 计划里程碑清单列出了所有的里程碑，并指明里程碑属于强制性还是选择性。

二、项目活动排序

在项目时间管理方法中，当得到一份详尽的计划活动清单后，第二步就是对活动清单进行排序。活动排序的目的是对项目活动进行识别，并建立活动之间的逻辑关系，可考虑活动间的紧前、紧后、提前、滞后等关系，力求制定出符合实际的和可以实现的项目进度表。排序过程主要依据活动清单，利用绘图法及各活动之间的逻辑关系制定一份科学、合理的项目进度管理网络图，为项目工期及资源估算奠定基础。

（一）项目活动排序的相关概念

1. 项目活动排序　项目活动排序（activity sequencing）是指识别项目活动清单中各项活动的相互关联与依赖关系，并据此对项目各项活动先后顺序进行安排和确定的工作。活动排序应在项目工作分解结构的基础上，通过判断各个活动在项目执行过程中的逻辑关系和先后顺序，确定哪些活动可以同时进行，哪些活动必须按先后顺序进行，在某个活动开始前哪些活动必须结束等逻辑关联，并用图示方法表示出其逻辑关系。

2. 项目活动间的逻辑关系　所谓项目活动的逻辑关系，是指开展各项活动时必须遵循的先后顺序。对于卫生项目来说，很多时候只有一项活动完成了才能够开始另外的活动，这样就产生了各活动进行的先后次序关系、纵横约束条件等，这些就是卫生项目活动中的逻辑关系。通常卫生项目活动间的逻辑关系由以下因素决定：活动规律、项目要求、研究现场限制、卫生资源限制和项目活动开展方式。

3. 依赖关系　依赖（dependency）或关系（relationship）与项目活动的排序相关。项目活动之间存在三种基本的依赖：强制性依赖（mandatory dependencies）、随意性依赖（discretionary dependencies）和外部依赖（external dependencies）。

（1）强制性依赖：强制性依赖是指活动间相互关系是确定的，活动间存在本质上的联系，通常不可调整。强制依赖关系相对比较明确和容易确定。例如，在一个卫生服务需求调查的项目中，需要先设计问卷，再进行现场调查，最后进行统计分析和撰写报告，先前的活动没有完成，后面的活动就不能开展。

（2）随意性依赖：随意性依赖是指活动间无逻辑关系，是一种可灵活处理的关系。这种依赖不具有可衡量的硬性指标，确定随意性依赖比较困难，需要根据以往经验和具体情况来合理地安排。例如，在上述调查项目中，是先做问卷调查还是先访谈，还是同时进行，需要根据具体情况才能确定。

（3）外部依赖：外部依赖是指项目活动和外部非项目活动之间发生的关系。例如，在上述卫生调查项目中，访谈对象是否有时间，天气、交通条件是否会延误调查员赶赴现场等，均可能对项目产生影响。所以，在项目活动计划安排过程中，需要考虑外部活动对项目活动制约及对外部依存关系的影响，才能合理安排项目活动之间的关系。

（二）项目活动排序的主要工作

项目活动排序的依据主要包括活动清单、约束条件、假设条件、可交付物说明、活动间的逻辑关系和里程碑，而成果包括主要项目网络图和更新后的项目活动清单，见表8-2。

（三）项目活动排序的依据

1. 项目活动清单及相关支持信息　列出了具体活动及活动说明，对活动排序有很好的支持作用。

2. 项目成果说明　可交付成果的特性会影响到活动排序，要根据项目成果说明对项目活动进行审查，确保活动排序无误。

3. 项目活动的各种关系　包括项目活动之间的必然依存关系、组织关系、外部制约关系。

表8-2　项目活动排序主要工作

依据	工具和方法	成果
活动清单	节点活动法	项目网络图
约束条件	箭线活动法	更新后的项目活动清单
假设条件	网络模板法	活动属性
可交付物说明		请求的变更
活动间的逻辑关系		
里程碑		

4. 项目约束条件及假设前提　各种资源限制及不确定条件的假设认定,会影响和限制项目活动的排序。

（四）项目活动排序的工具和方法

1. 网络图　网络图（network planning）是一种图解模型,形状如同网络,故称为网络图。网络图是对项目进行管理和控制的一种关键工具,利用这种可视化工具显示活动之间的逻辑关系。网络图由作业（箭线）、事件（又称节点）和路线三个因素组成。根据绘图表达方法的不同,分为单代号表示法（以节点表示工作）和双代号表示法（以箭线表示工作）。网络图有以下优点:能明确反映项目中各项工作的进度安排,先后顺序和先后关系;能通过网络计划和网络分析,找出计划中的关键工序和关键路线;便于进行重点管理;能通过网络计划优化,求得资源合理利用。

（1）绘制网络图的基本规则:①网络图中不能出现循环路线;②进入一个结点的箭线可以有多条,但相邻两个结点之间只能有一条箭线。当需表示多活动之间的关系时,需增加节点（node）和虚拟作业（dummy activity）来表示。③在网络图中,除网络结点、终点外,其他各结点的前后都有箭线连接,即图中不能有缺口,使自网络始点起经由任何箭线都可以达到网络终点。④箭线的首尾必须有事件,不允许从一条箭线中间引出另一条箭线。⑤网络图中只能有一个始点和一个终点。⑥网络图绘制力求简单明了:箭线最好画成水平线或具有一段水平线的折线;箭线尽量避免交叉;尽可能将关键路线布置在中心位置。

（2）网络图的绘制步骤:①确定所有工作分解结构中级别最低的活动,将这些活动的名称写在一个表格中。②按照活动内在逻辑顺序关系进行安排,绘制逻辑顺序关系表,尽可能使所有的活动并行进行。③绘制网络图,在活动网络图中每一个活动节点上面标注估算的横坐标标尺。④时间长度最长的活动路径为关键路径,根据这个时间画出横坐标的标尺。⑤建立时间网络,先画出关键活动路径,再画出非关键活动路径。

（3）网络图的一些术语和符号:任何一个项目都是由一些基本活动或工作组成,它们之间有一定的先后顺序和逻辑。用带箭头的线段"→"来表示工作,用节点"○"来表示两项工作的分界点。按工作的先后顺序和逻辑关系画成的工作关系图就是一张网络图。每一个节点称为"事项",它表示一项工作的结束和另一项工作的开始,只有一个总开始事项和总结束事项。在节点中可标上数字,以便于注明哪项工作的结束和哪一项工作的开始。

（4）网络图绘制方法:①顺推法。顺推法又称前进法,是根据项目活动之间的相互关系,从项目第一项活动开始,先确定起始活动的工作,再确定每项活动后续活动,把各项活动依次由前向后排,一直排到终止活动为止,顺推法可估算出活动最早开始时间。最长路径代表项目进度计划完成时间,成为关键路径。②逆推法。逆推法又称后退法,是从项目最后一项活动开始,根据活动之间先后逻辑关系,确定每项活动前置活动,把各项活动依次由后向前排,一直排到第一项活动为止,逆推法可估算出活动最迟结束时间。

（5）节点活动法:节点活动法（activity-on-node,AoN）又称顺序图法或前导图法（precedence

diagramming method，PDM）、单号网络图法，是一种利用节点代表活动，并利用表示依赖关系的箭线将节点联系起来的编制项目网络图方法。

节点活动法绘制网络图的规则：网络图是有向图，图中不能出现无头箭线和双头箭线，只允许单头箭线；网络图中活动与方框一一对应，两个相邻方框间只需要一条箭线相连；箭线必须从一个方框开始，到另外一个方框结束，不能从一条箭线中间引出其他箭线；网络图不能有循环回路；网络图中只能有一个起始节点和一个终止节点；网络图中的箭线要尽量避免交叉。

节点活动法包括简单折点式网络图（图 8-2A）和活动网络图（图 8-2B），包括四种依赖关系或先后关系，分别是以下四种（图 8-2C）。

1）完成—开始（FS）：某活动必须完成，另一活动才能开始。

2）完成—完成（FF）：某活动完成前，另一活动必须完成。

3）开始—开始（SS）：某活动必须在另一活动开始前开始。

4）开始—完成（SF）：某活动完成前另一活动必须开始。

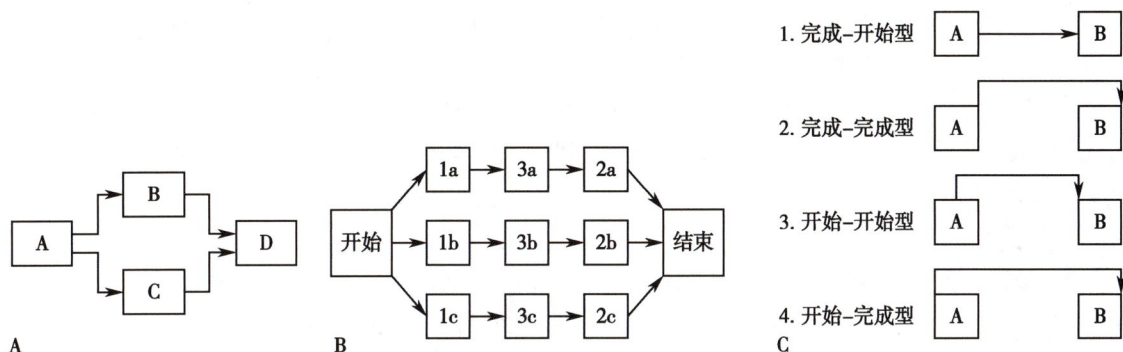

图 8-2 节点活动法图示
A. 简单折点网络图；B. 活动网络图；C. 四种网络图的依赖/先后关系图。

（6）箭线活动法：箭线活动法（activity-on-arrow，AoA）又称为箭线图法（activity diagramming method，ADM）或双代号网络图法，是一种利用箭线代表活动，在节点处将活动联系起来表示依赖关系的编制项目网络图的方法，分为简单箭线图和活动网络箭线图（图 8-3A，B）。每一个活动始于一个节点，终于另一个节点。在箭线活动法中，活动开始事件叫前置活动，活动结束事件叫该活动的紧后活动。箭线活动中有项目活动和虚活动，项目活动一般占用时间和资源，而虚活动表示不存在的活动，不消耗时间，不需要资源，在图中以虚线表示虚活动。由于虚活动并非实际上的计划活动，其持续时间在进行进度网络分析时赋予 0 值。例如，图 8-3C 中的计划活动 F，除了计划活动 H 之外，还依赖于计划活动 A 和 K 的完成。

1）箭线活动法绘制网络图的规则：同节点网络图一样，箭线活动法也是有向图，图中不能出现回路；活动与箭线一一对应，每个活动在网络中必须用连接两个节点的一条有向箭线表示；箭线必须从一个节点开始，到另一个节点结束，不能从一条箭线中间引出其他箭线；每个网络图只有一个开始事件节点和一个结束事件节点。

2）节点活动法和箭线活动法比较：节点法网络图将活动用方框表示；节点活动法网络图灵活性更大些，可以先在一页纸上画出所有的方框，然后插入逻辑关系；节点活动法可以在没有定义任何事件的情况下把网络图草拟出来；节点活动法网络图不使用虚活动，而箭线活动法网络图使用虚活动；节点活动法网络图可以直接描述四种活动之间的逻辑关系，而箭线活动法网络图只能直接描述结束——开始型一种逻辑关系；节点活动法网络图用节点表示活动，用箭线连接活动，而箭线活动法用箭线表示活动，用节点来连接活动；箭线活动法网络图用符号表示时间，这对初学项目网络图绘制者有帮助，可以避免混淆活动与事件的关系。

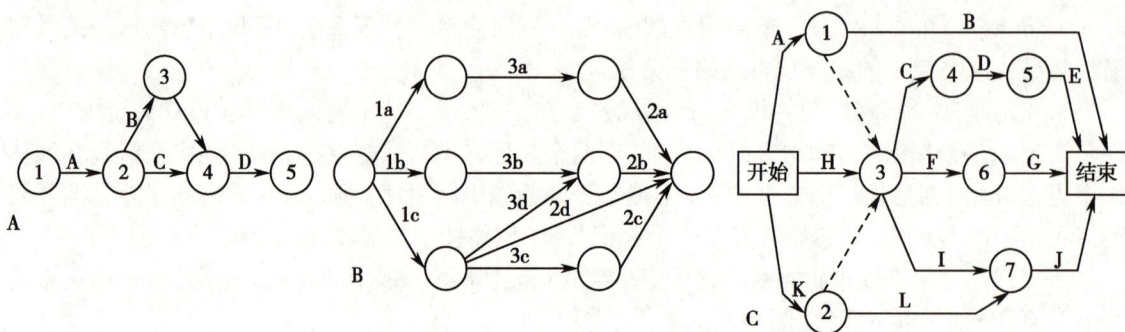

图8-3　箭线活动法图示

2.网络模板法　在编制项目计划活动网络时,可以利用标准化项目进度网络图作为新项目网络图的模板以减少工作、加快速度。这些标准网络图可以包括整个项目或其中一部分。项目进度网络图的一部分称为子网络或者网络片断。当项目包括若干相同的可交付成果时(例如药品研制项目的临床试验或者开发项目的启动阶段),子网络就特别有用。

3.利用时间提前与滞后量　项目管理团队要确定可能的时间提前与滞后量的依赖关系,以便准确地确定逻辑关系。时间的提前与滞后量以及有关的假设,要形成文件。利用时间提前量可以提前开始后继活动。

(五)活动排序的成果

1.项目进度网络图　项目进度网络图是展示项目各计划活动及逻辑关系的图形。项目进度网络图可用手工或利用项目管理软件制作。该图可以包括项目的全部细节,也可以只有一项或若干项概括性活动。项目进度网络图应附有简要的文字,说明活动排序使用的基本方法,对于特殊的活动序列,应在这段文字中加以详细说明。

2.更新后的活动清单　活动排序过程中可能批准变更请求,如果批准,就应将其列入活动清单,使之更新。

3.更新后的活动属性　将确定的逻辑关系及所有有关的时间提前与滞后量都列入活动属性,使之更新。活动排序过程中可能批准活动属性变更请求,如果影响到活动清单,则应将批准变更加入活动属性,更新活动属性有关事项。

4.请求变更　确定项目逻辑关系及时间提前与滞后量时,可能会遇到对活动清单或活动属性提出变更请求的事例。例如,当活动计划变更或由于其他原因重新定义计划活动时,就要细化依赖关系,或者调整时间提前与滞后量,以便绘制反映正确逻辑关系的图形。活动定义过程中可能提出影响项目范围说明与工作分解结构的变更请求。

第三节　工 期 估 算

卫生项目工期估算是根据项目范围、资源状况计划估算出项目活动所需要的持续时间,这涉及对项目中每个活动以及整个项目作出成本和资源需求的估算。工期通常以小时或天表示,但大型项目也可能用周或者月作为表示工期的单位。估算的工期应该现实、有效并能保证项目质量。所以在估算工期时要充分考虑活动清单、资源需求、人员能力以及环境因素对卫生项目工期的影响。在对每项活动的工期估算中应充分考虑风险因素对工期的影响。项目工期估算完成后,可以得到量化的工期估算数据,同时完善并更新活动清单,项目工期估算的主要工作见表8-3。

表8-3　项目工期估算的主要工作

依据	工具和方法	成果
活动清单	专家判断法	估算出项目工期
资源需求	类比估算法	估算依据文档
历史资料	参数估计法	更新活动清单
	三点估算法	
	德尔菲法	
	模拟估算法	

项目工期是项目时间管理过程的核心，是成本控制和进度控制的基础，也为成本控制和进度控制提供了依据，它不仅可用来确定某项活动开始和结束的时间，还可以根据其前置活动的积累持续时间计算最早开始时间，根据其紧后活动的积累持续时间计算最迟结束时间。假如项目的活动持续时间估算过短，则会使项目组织处于被动紧张的状态；假如项目持续时间估算过长，则会延误整个项目过程的完成。因此，正确估算项目工期对保证项目顺利完成具有重要意义。

项目工期估算把项目清单及相关资料作为估算依据，估算完成项目活动所需的时间、成本以及项目工期估算的最终成果。进行项目活动持续时间估算的依据包括活动清单、资源需求状况以及历史资料信息。

一、项目工期估算的类型

1. 近似估算　近似估算在项目工期估算的初期阶段进行。

（1）这种方法估算得到的结果一般为准确结果的90%～100%。

（2）一般而言，采用近似估算是没有比较数据的。

（3）最好由一个富有经验的估算人员或小组来完成。

（4）在采用近似估算方法时，其结果很容易被作为一个约束条件来考虑。

2. 初步量级估算　初步量级估算通常作为投资收益计算和成本效益分析的一部分，初步量级估算的目的是形成一个数量级，通过数量级来划分项目的等级，以便对项目进行长远考虑。

（1）这种方法准确范围一般从25%～75%。

（2）这种方法没有详细的数据。

（3）通常以历史数据为基础，按比例进行增减。

（4）在项目计划编制阶段，初步量级估算用在初始预算中。

3. 预算估算　在项目需求评估过程中，需要使用预算估算。

（1）这种方法准确范围一般从10%～25%。

（2）依赖于一定量的数据。

（3）包括对劳动力价格，材料及设备费用的综合估算。

（4）为确定项目所需资金量提供依据。

（5）最好是在项目计划已经完成，准备审批过程中，进行预算估算。

4. 详细估算　详细估算是对项目工作内容最终的估算。它用于监督项目进度过程中，同时还能够协助项目组织、项目经理及项目管理人员对项目进行控制。

（1）这种方法准确范围一般从5%～10%。

（2）依赖于准确的数据、参考标准、图样和明确的结果。

（3）最好在项目详细计划完成的后期进行详细估算工作。

5. 后备分析 项目团队可以在总项目进度表中以"应急时间""时间储备"或"缓冲时间"为名称增加一些时间,这种做法是承认进度风险的表现。应急时间可取活动持续时间估算值的某一百分比,或取某一固定长短的时间,或根据定量风险分析的结果确定。应急时间可能全部用完,也可能只使用一部分,还可能随着项目准确信息的增加和积累而减少或取消。这样的应急时间应当连同其他有关的数据和假设一起形成文件。

二、影响工期估算的因素

项目工期估算是编制项目进度计划的一项重要基础工作,对工作持续时间估算的基本要求是:客观、正确。估算时间过长,会影响项目工期目标的实现;估算时间过短,会造成项目运作的被动与时间紧张。在进行工作持续时间估算时,应考虑的因素包括以下几点。

1. 人员的工作熟练程度与工作效率 一般工期估算均是以典型工作人员的熟练程度为基础进行的,但在实际工作中,不是每个研究人员都能达到典型工作人员的熟练程度。当参与项目的人员熟悉程度高于平均水平时,可以缩短工期,相反则延长工期。例如,安排熟悉实验操作技术的检验人员开展人群肿瘤生物标志物的测定项目,既可以减少实验的时间,又能提高检测效果。

2. 项目的工作量 工作量的多少直接影响工作持续时间的多少。

3. 采用的技术、研究方案 技术和方案不同,所需时间不同。

4. 各种资源的供应情况 资源供应情况不同,所需时间是不同的。如开展一个社区居民卫生调查项目,减少一半调查人员时,现场调查的持续时间可能延长一倍。

5. 项目的约束和限制条件 如高考期间,要求对噪声进行控制,则有可能影响工作时间的安排。

三、工期估算的工具与技术

1. 专家判断法 由于影响工期的因素太多,如资源的水平、生产率等,所以常常难以估算。可以利用专家的经验进行判断。例如,在本章的章前案例中,某地需要筹建一家社区医院,可以先请本领域经验丰富的相关专家进行初步的工期估算,这对后续的工期计划和工期控制起到重要的参考作用。但如果既往很少人做过相关项目,无法请到相关专家,则工期估算中的不确定性和风险就会增加。

2. 类比估算法 工期类比估算就是以从前类似项目的工期为根据,估算将来的工期。当有关项目的详细信息数量有限时,如在项目的早期阶段,就经常使用这种办法估算工期。在以前的活动和当前项目活动类似,而且进行类比估算的项目团队成员具备必要的专业知识时,持续时间类比估算最可靠。例如本章的章前案例,如采用类比估算法,在通过了解既往其他社区医院的筹建情况和工期来估算本项目工期时,除了考虑建筑物装修的表面问题外,还需要了解医院的科室设置需求、功能配置、设备要求、专业团队到位等问题。

3. 参数估算法 将应当完成的工作量乘生产率,就可以估算出工期的基数。例如,要完成2万名居民健康素养调查,按照项目开展的效率,课题组每天可以完成400人的调查,可以估算出总调查时间约50天。

4. 三点估算法 考虑原有估算中风险的大小,可以提高工期估算的准确性。三点估算就是在专家判断法、类比估算法和参数估算法基础上作出的。

三点估算法多适用于采用新工艺、新方法、新材料而无既往案例可以参考的卫生项目。在进行估计时要根据过去的经验,把工作持续时间作为随机变量,应用概率统计知识,估计出下面三种时间。

（1）最短工作时间 a：即在最有利的工作条件下，完成该工作的最短必要时间，因此也称最乐观时间。

（2）最可能工作时间 c：即在正常工作条件下，完成该工作所需时间。它是在同样条件下，多次进行某一工作时，完成机会最多的估计时间。

（3）最长工作时间 b：即在最不利工作条件下，完成该工作所需时间。一般认为，最长工作时间包括项目开始阶段，由于配合不好造成的进度拖延时间，以及其他原因所浪费的时间，但不包括事故造成的停工时间。最长工作时间也称悲观时间。

a、b、c 三种时间做了估计，但还无法进行计算，因此利用概率论中期望值的概念，要由 a、b、c 三值和它们的分布求出工作的期望平均值，并据此进行工作持续时间的计算。假定 c 发生的可能性两倍于 a 和 b，则用加权平均方法求出：(a,c) 之间的平均值 $=(a+2c)/3$，(b,c) 之间的平均值 $=(b+2c)/3$，故期望平均值 $m=1/2\{[(1+2c)/3]+[(b+2c/3)]\}=(a+4c+b)/6$。利用上述三种估算工期的平均值，就可以估算出该活动的持续时间。这个平均值常常比单点估算的最可能持续时间准确。

5. 德尔菲估算法 邀请相关专家匿名判断实施项目各活动所需要的时间长短。在收到专家的判断意见后，项目执行人将专家们的判断结果和意见汇总分析，把汇总分析结果反馈给各专家，再由他们进行第二轮判断。第二轮判断时，专家可以保留第一轮的意见，也可以修改意见。再依次进行第三轮、第四轮等，最后得到专家基本一致的看法，作为活动工期预测。德尔菲法一般进行 2～6 轮专家咨询，当专家的意见逐渐趋于一致时可结束专家咨询。

6. 模拟估算法 模拟估算法是指根据活动的可能工期的概率分布以及活动之间的逻辑关系，在计算机模拟项目实施多次，计算每次完成项目使用的天数，并最终画出工期模拟结果的概率分布图和概率表（表8-4），表8-4为某项目进行了 600 次模拟项目实施得到的蒙特卡洛模拟结果。如果说三点估算法考虑了三种可能性，那么模拟估算法则要考虑许多种可能性。常用的模拟估算法是蒙特卡洛模拟法。模拟估算法一般只用于对整个项目进行模拟，而不用于对每个活动进行模拟。

表8-4 **蒙特卡洛模拟结果**

结果	工期/周												
	9	10	11	12	13	14	15	16	17	18	19	20	21
累计出现次数	6	30	90	114	150	162	210	330	510	540	570	588	600
累计概率/%	1	5	15	19	25	27	35	55	85	90	95	98	100

随着计算机技术和人工智能技术的发展，国内外相关企业推出了用于项目工期估算和项目管理的软件，具有覆盖项目管理全生命周期的功能应用，极大地方便了项目的工期估算、工期计划与质量控制工作。

四、工期估算的成果

1. 估算出的工作持续时间及工期 项目工作持续时间估算是对完成一项工作所需时间及其可能的定量计算，根据项目各项工期估算，可进一步估算出整个项目所需工期。

2. 估算依据 在估算过程中所使用的各种约束和假设条件应予以说明，其他参照使用的历史信息资料、项目活动清单、资源需求数量资料均应列出。

3. 更新的工作清单 在进行工期估算过程中，可能发现工作分解结构和项目活动清单存在一些问题，需要重新分解、排序，某些逻辑关系需要调整，这时就需要更新原有的工作分解结构和工作清单。

第四节 工 期 计 划

一、工期计划概述

项目工期计划也叫项目进度计划,是在工作分解结构的基础上对项目、活动作出的一系列时间计划,它说明完成每一任务或工作所需要的时间。在制定了项目的开始和结束时间后,需要将总的目标转化为具体的各项任务,并对每项任务的完成时间作出安排。这种安排就构成了进度计划,包括所有的工作任务、相关成本和完成任务所需要的时间估计等。

1. 项目进度计划的类型

(1)项目实施计划:包括重大里程碑时间(如卫生项目开题、中期检查、结题、成果转化等)及在设计、准备、实施等各方面的资源等,应综合考虑社会及经济情况制定出总体实施计划。该计划明确了卫生项目人员设备动迁、卫生相关硬件建设、设备与材料运输等各方面工作的计划安排。

(2)详细执行计划:该计划是建立在项目实施计划基础之上,根据设计提出的项目设计文件清单和设备材料的采办清单,以及项目负责人提出的项目开展部署,制定出详细的工作分解,再按照紧前紧后工序编制完成。该计划在项目获得批准后即构成正式的计划予以执行。

(3)更新的计划:在目标计划的执行过程中,通过对实施过程的跟踪检查,找出实际进度与计划进度之间的偏差,分析偏差原因并找出解决办法。如果无法完成原来的目标计划,那么必须修改原来的计划形成更新计划。更新计划是依据实际情况对目标计划进行的调整。

2. 工期计划的时间参数

(1)工期:工期是完成活动所必需的时间。在每个活动开始之前,都有一个估算的周期,而在每个活动开始之后到完成之前,我们也可以估算剩余工期,当活动已经完成,我们可以记录实际工期。

(2)最早开始时间和最早结束时间:最早开始时间(earliest start-time,ES)是指某项活动能够开始的最早时间;最早结束时间(earliest finish-time,EF)是指某一活动能够完成的最早时间,它可以在这项活动最早开始时间的基础上加上这项活动的工期估计计算出来,$EF = ES + 工期估计$。

(3)最迟结束时间和最迟开始时间:最迟结束时间(latest finish-time,LF)是指为了使项目在要求完工时间内完成,某项活动的最迟完成时间;最迟开始时间(latest start-time,LS)是指为了使项目在要求完工的时间内完成,某项活动必须开始的最迟时间,$LS = LF - 工期估计$。

(4)时差(float or slack):如果最迟开始时间与最早开始时间不同,那么该活动的开始时间就可以浮动,称之为时差,时差 = 最迟开始时间 - 最早开始时间。

(5)其他计划时间:在一个完整的进度计划系统中,与每个活动相关的日期和时间可多达15个,安排项目进度计划的过程就是给这些日期和时间赋值。

二、工期计划编制

工期计划编制也称为工期计划开发或项目进度计划编制(schedule development),是在工作分解结构的基础上,根据时间管理过程的项目活动定义、项目活动排序、项目工期估算的结果和所需要的资源,对项目所有活动进行一系列的进度计划编制工作,其主要工作是要确定项目各活动的开始时间和结束时间、具体的实施方案和措施。项目工期计划编制在项目管理中具有重要的意义,它既是项目跟踪与控制的服务目标与对象,又是项目跟踪与控制的指南。

有多种项目工期计划技术可以用于项目工期计划编制,其中甘特图是最常用的工具,PERT

分析是评价项目进度风险的一种手段；关键路径分析是编制和控制项目工期计划的一种很重要的工具。近年来，运用了计算机项目管理软件技术后更有助于项目管理人明确项目各项活动之间的相互关系，更加有利于项目实施过程中各管理环节之间的协调与控制。编制项目工期计划的主要工作见表8-5。

表8-5 编制项目工期计划的主要工作

依据	工具和方法	成果
项目网络图	甘特图	项目工期计划
项目资源需求	关键路径法	项目工期补充说明
活动持续时间估算	计划评审技术	项目工期管理计划
活动逻辑关系	图表评审技术	
约束条件		
活动提前和滞后		
日历表		

1. 进度计划编制依据

（1）项目网络图：项目网络图即根据项目工作顺序及相互间的逻辑关系绘制的网络图。

（2）项目工作持续时间的估算。

（3）资源需求：资源需求即对资源数量和质量的要求，说明什么资源在什么时间用在什么工作中。当有多个工作同时需要某种资源时，需要作出合理的安排。

（4）制度安排：明确项目运作制度是十分必要的，它直接影响到进度计划的安排。

（5）约束条件：在卫生项目执行过程中总会存在一些关键事件或里程碑事件，这些都是项目执行过程中必须考虑的约束条件。

（6）项目工作的提前和滞后要求：为了准确地确定工作关系，有些逻辑关系需要规定提前或滞后的时间。例如，规定在雨期到来之前必须完成社区卫生服务中心的土方工程；某些医疗卫生设备的采购或安装，允许有几周的滞后量。

2. 进度计划编制的主要工具和方法

（1）甘特图：甘特图（Gantt chart, GC）又叫横道图、条状图，以图示的方式通过活动列表和时间刻度形象地表示出任何特定项目的活动顺序与持续时间。基本是一个线条图，横轴表示时间，纵轴表示活动，线条表示在整个期间上计划和实际的活动完成情况。它直观地表明任务计划在什么时候进行，及实际进展与计划进度的对比。管理者利用这种方法很容易弄清一项任务还剩下哪些工作要做，并可评估工作进度，如图8-4为某卫生项目的甘特图。

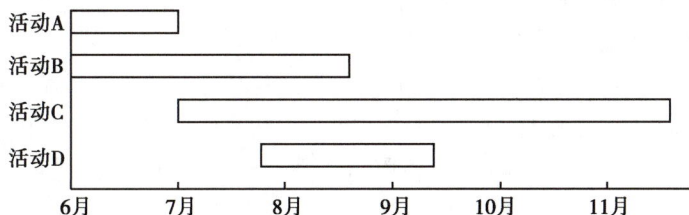

图8-4 某卫生项目的甘特图

甘特图的绘制步骤：①明确项目牵涉的各项活动，内容包括活动名称、顺序、开始时间、工期、活动类型和依赖于哪一项活动；②创建甘特图草图，将所有的项目活动按照开始时间、工期标注到甘特图上；③确定项目活动依赖关系及时序进度，按照项目活动的类型将其联系起来，并安排项目进度；④计算单项活动任务的工时量；⑤确定活动的执行人员并适时按需调整工时，计算整个项目时间。

优点：图形化，简单、明了、直观，易于编制和理解；特别适合不超过30项活动的中小型项目；有专业软件支持，为绘制甘特图带来便捷性。

局限：甘特图仅部分地反映了项目管理的时间、成本和范围，不能反映项目各项活动之间的逻辑关系或依赖关系，难以进行定量的分析和计算，也没有指出影响项目进度的关键活动，对于复杂的项目，甘特图不适宜使用。

(2) 项目里程碑：项目里程碑(milestone)是指项目中的重大事件，它列出关键项目的关键活动以及这些活动完成或开始的日期，此方法主要在管理层中应用。编制里程碑计划对项目的目标和范围的管理很重要，协助范围的审核，给项目执行提供指导，好的里程碑计划就像一张地图，指导项目该怎么走。项目里程碑的编制一般是由项目的关键管理者和关键执行者召开项目专题会议共同讨论制定，编制里程碑计划的具体步骤一般如下：①认可最终的里程碑：要求参会人员一致认可最终的里程碑，并取得共识。②集体讨论所有可能的里程碑；③审核备选里程碑：在得到的所有备选里程碑中，有的是另一个里程碑的一部分；有的则是活动，而不能算是里程碑。④对各结果路径进行实验：把结果路径写在白板上，把每个里程碑写在一片"便事贴"上，按照它们的发生顺序进行适当的调整和改变。⑤用连线表示里程碑之间的逻辑关系：从项目最终产品开始，用倒推法画出它们的逻辑关系。⑥确定最终的里程碑计划，提供给项目管理者审核和批准，然后把确定的里程碑用图表的方式公布，以便大家时时把握。表8-6为某市开展居民控烟健康促进项目的里程碑。

表8-6　某市居民控烟健康促进项目里程碑进度表

里程碑活动	时间点			
	2011年3月1日	2012年6月30日	2013年6月30日	2013年9月30日
项目论证完成	●			
居民基线调查完成		●		
居民控烟干预完成			●	
项目效果评价完成				●

(3) 关键路径法：关键路线法(critical path method, CPM)又称关键路径分析法，是根据网络顺序、逻辑关系和单一的历时估算，计算每一个活动最早和最迟的开始和完成日期。通常项目网络中有一条路径的时间最长，即关键路径(critical path)。关键路径上的活动称为关键活动，非关键路径上的活动称为非关键活动。关键路径法将项目分解成为多个独立的活动，并确定每个活动的工期，然后用逻辑关系（结束—开始、结束—结束、开始—开始和开始—结束）将活动连接起来，从而能够计算项目的工期，并确定各个活动的时间特点。

1) 关键路径法分类：根据绘制方法的不同，关键路径法可以分为两种（图8-5）：即箭线图(ADM)和前导图(PDM)。箭线图(ADM)法又称为双代号网络图法，它是以横线表示活动而以带编号的节点连接活动，活动间可以有一种逻辑关系，"结束—开始"型逻辑关系。在箭线图中，有一些实际的逻辑关系无法表示，所以在箭线图中需要引入虚工作的概念。前导图(PDM)法又称为单代号网络图法，它是以节点表示活动而以节点间的连线表示活动间的逻辑关系。

2) 关键路径法组成与应用：对于一个项目而言，只有项目网络中路径最长的或耗时最多的活动完成之后，项目才能结束，其通常做法是：将项目中的各项活动视为一个有时间属性的结点，从项目起点到终点进行排列；用有方向的线段标出各结点的紧前活动和紧后活动的关系，使之成为一个有方向的网络图；用正推法和逆推法计算出各个活动的最早开始时间、最晚开始时

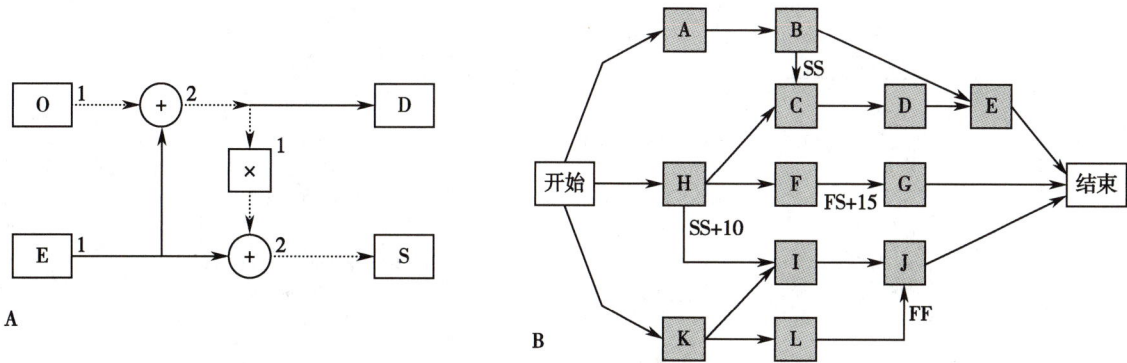

图 8-5　关键路径法
A. 箭线图；B. 前导图。

间、最早完工时间和最迟完工时间，并计算出各个活动的时差；找出所有时差为零的活动所组成的路线，即为关键路径；识别出准关键路径，为网络优化提供约束条件。

3）关键路径法的使用步骤：把所有的项目活动及活动持续时间估算列在一张工作表中，如表 8-7 所示；画出网络图，以节点标明事件，由箭头代表运作。习惯上项目开始于左方终止于右方；在箭头上标出每项活动的持续时间（T）；从左面开始，计算每项活动的最早结束时间（EF）。该时间等于最早可能的开始时间（ES）加上该活动的持续时间；当所有的计算都完成时，算出的时间就是完成整个项目所需要的时间；从右边开始，根据整个项目的持续时间决定每项活动的最迟结束时间（LF）；最迟结束时间减去活动的持续时间得到最迟开始时间（LS）；每项活动的最迟结束时间与最早结束时间，或者最迟开始时间与最早开始时间的差值就是该活动的时差；项目的关键路线就是所有活动的时差为零的路线。

表 8-7　项目活动及活动持续时间估算列表

序号	活动	时间估算	最早		最迟		总时差 TS
			开始时间 ES	结束时间 EF	开始时间 ES	结束时间 EF	
1	A	7	1	7	1	7	0
2	B	3	1	3	8	10	7
3	C	6	8	12	8	12	0
4	D	3	4	6	11	13	7
5	E	3	7	9	14	16	7
6	F	2	4	5	12	13	8
7	G	3	14	16	14	16	0
8	H	2	17	18	17	18	0

如表 8-7、图 8-6 所示，项目网络图从开始到结束的所有路径，总共有 3 条。每条路径从第一个节点 Start 开始，在最后一个节点 Finish 结束。通过该图将每条路径上各个活动的持续时间求和，可以计算出每条路径的长度。路径 A－C－G－H 有最长的持续时间（18 天），所以这条路径是项目的关键路径。

4）关键路径法的优缺点：优点是它为项目及其主要活动提供了图形化的显示方式，这些量化信息为识别潜在的项目延迟风险提供极其重要的依据。缺点是项目网络往往包括上千项活动，容易遗漏；各个项目活动之间的优先关系未必十分明确，难以作图；各个活动时间经常需要利用概率分布来估计时间点，有可能发生偏差；因此在项目中，CPM 也需要其他工具和方法同时辅助使用。

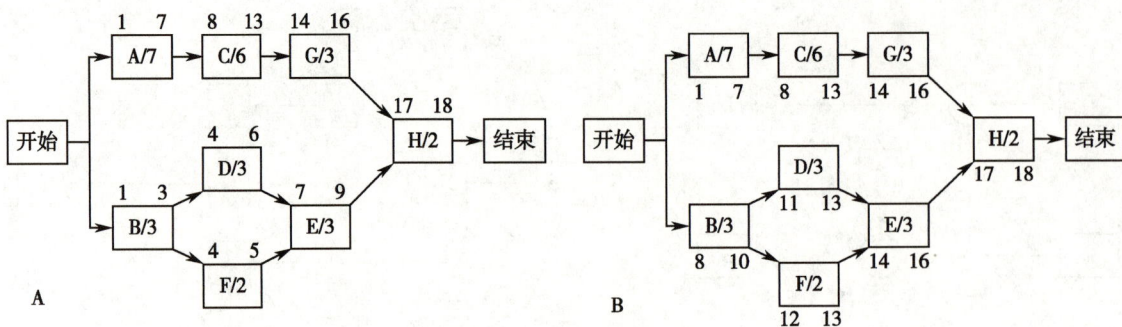

图8-6 项目网络图示例

A. 通过顺推法计算各项活动的最早时间网络图示例；B. 通过逆推法计算活动的最迟时间网络图示例。

（4）计划评审技术：计划评审技术（program evaluation and review technique，PERT）是安排项目进度的方法，它是当活动持续时间估算事先不能完全肯定或存在很大的不确定性时，用来估算项目时间长度的网络分析技术。它是用网络图、表格或者矩阵来表示各项具体工作的先后顺序和相互关系，以时间为中心，找出从卫生项目开始到卫生项目结束所需要时间的最长路线，并围绕关键路线对系统进行统筹规划，合理安排以及严密控制进度，以达到用最少的时间和资源消耗来完成卫生项目预定目标的一种计划与控制方法。

计划评审技术的思路是，对每项活动都采用三个时间估计值，使用贝塔分布进行分析，它强调用灵活的成本来达到进度要求。不过这种方法现在已很少使用。活动历时的三种估计：悲观（P），最可能（M），乐观（O）。

悲观时间（pessimistic time）：最坏情况，这种情况下所需时间比计划的要差。

最可能时间（most likely time）：在正常的情况下完成项目活动所需要的持续时间。

乐观时间（optimistic time）：最好情况，这种情况下所需时间比计划得要好。

1）PERT网络分析法的工作步骤：PERT网络分析法可以归纳为5个步骤：确定完成项目必须进行的每一项有意义的活动；确定活动完成的次序；绘制活动流程从起点到终点的图形，明确表示出每项活动及其他活动的关系，用圆圈表示事件，用箭线表示活动，就得到得到一幅箭线流程图，即为PERT网络，见图8-7；估计和计算每项活动的完成时间；借助包含活动时间估计的网络图，制定出包括每项活动开始和结束日期的全部日程计划。

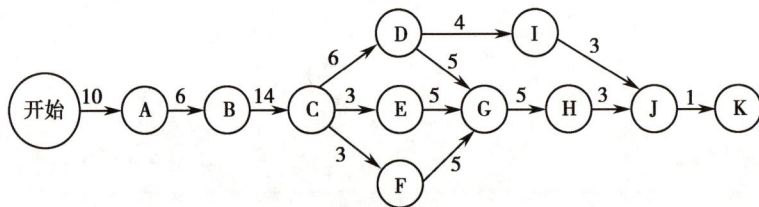

图8-7 PERT网络图

2）PERT网络技术的作用：标识出项目的关键路径，以明确项目活动的重点，便于优化对项目活动的资源分配；当项目管理者想缩短项目计划完成时间，节省成本时，就要把考虑的重点放在关键路径上；在资源分配发生矛盾时，可适当调动非关键路径上活动的资源去支持关键路径上的活动；采用PERT网络分析法所获结果的质量很大程度上取决于事先对活动事件的预测，若能对各项活动的先后次序和完成时间进行准确的预测，则可以通过PERT网络分析法明显缩短项目完成的时间。

3）PERT网络分析法的优缺点：PERT是一种有效的事前控制方法；它能增强项目管理的

全局观念和对计划的接受程度;时间网络分析使主管人员更加明确其工作重点,使控制工作更有效。但是,PERT 并不适用于所有的计划和控制项目,其应用领域具有较严格的限制。适用PERT 法的项目必须同时具备以下条件:事前能够对项目的运作过程进行较准确的描述;整个运作过程有条件划分为相对独立的各个活动;能够在事前较准确地估计各个活动所需时间、资源。

(5)图表评审技术:图表评审技术(graphical evaluation and review technique,GERT)又称随机网络技术或决策网络技术,是对逻辑关系进行条件和概率处理的一种网络分析技术。GERT 网络图由节点和箭线组成,见图 8-8。下面介绍图表评审技术中涉及的一些基本概念。

1)节点:GERT 中节点表示一定的逻辑关系,以便处理各种复杂情况,每个节点由输入和输出两部分组成。

输入表示三种内向活动与节点的关系。

"互斥或"(exclusive or)关系:表示几个活动中只有一个能够实现,在给定时间内完成该活动后,节点才能实现。

"可兼或"(inclusive or)关系:表示任何活动完成后,都可使节点实现。

"与"(and)关系:表示所有活动结束时,节点才能实现。

节点输出与外向活动的关系有两种:

肯定型:节点的实现使全部外向活动都可以开始进行,每个外向活动的实现概率都等于 1。

概率型:节点外向活动中只有一个能进行,并存在一定的发生概率。这样的节点全部外向活动的概率之和等于 1。

2)箭线:箭线又称有向边或传输元素,表明活动或情况的变化。箭线上要标注活动发生的概率、持续时间、成本等参数。

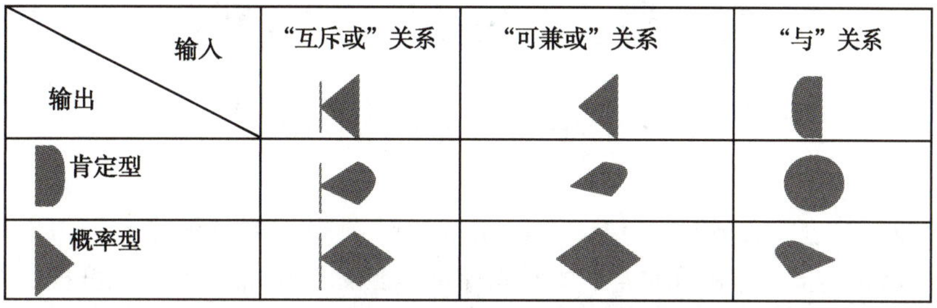

图 8-8　GERT 的输入(依据)和输出(成果)关系节点表

图表评审基本方法:图表评审基本方法可以分为两大类,解析法和模拟法。解析法利用随机网络中给定的参数,把概率和随机问题化为确定性问题来求解,也可以采用信流图理论,用等效函数法求解。模拟法在计算机上进行模拟试验,这种方法能够方便而迅速地处理随机问题,所以被广泛地应用。

图表评审技术的优缺点:其优点在于它将风险与持续时间的估算联系起来;其缺点在于由于它需要多个时间长度估算值,所以工作量较大。

3.项目进度计划优化　项目进度计划的优化一般是根据项目的网络计划图来进行的,即在一定的约束条件下,按既定的网络计划不断进行改进、调整,以寻求满意的进度计划方案的过程。根据网络计划的优化目标,项目的优化可分为工期优化、费用优化和资源优化。

(1)工期优化:工期优化是指通过压缩关键工作的持续时间来达到缩短工期的目的。在工期优化中,应按照合理的原则,不要将关键工作压缩成非关键工作。当工期优化过程中出现多条关键线路时,需对各条关键线路的总持续时间进行等量压缩,否则不能有效缩短工期。

(2)费用优化:费用优化又叫工期成本优化,是寻求最低成本的最短工期安排,或按要求工期寻求最低成本的计划安排过程。在进行费用优化时,把卫生项目费用分为两部分。一为直接费,如人工费、材料费、购买仪器费等。若要缩短工期,可能需加班工作,会引起工效降低和直接费的增加。二为间接费,例如现场管理费和实验场地租赁费等。由于两者对于工期长短来说,具有相反的性质,在总费用曲线中,必定有一个总费用最少的工期,这就是费用优化所寻求的目标,对应的工期称为最优工期。

(3)资源优化:卫生项目中的资源包括人力、设备、资金等。在编制进度计划时一定要以现有的资源条件为基础,通过改变工作的开始时间,使资源按时间的分布符合优化目标。资源优化包括"资源有限-工期最短"优化及"工期固定-资源均衡"优化。资源有限-工期最短优化,是通过调整计划安排以满足资源限制条件并使工期延长最少;工期固定-资源均衡优化,是通过调整计划安排,在工期保持不变的条件下,使资源需用量尽可能均衡的过程。

4.项目进度计划编制的成果

(1)项目进度计划:包括各项活动计划开始时间和预计完成时间,这是项目进度计划编制的主要成果。在资源配置之前的进度计划只是一个初步的计划,在资源配置得到确认和优化后,才能形成正式的项目进度计划。

(2)计划补充说明:补充说明主要包括对项目假设条件和制约因素的说明、进度计划具体实施细节和进度风险估算等方面内容,如有多个项目同时进行,还必须说明各个项目的不同优先级、资源需求和风险,各项目之间的依赖关系。

(3)进度管理计划:得到的项目进度管理计划说明了项目管理者和项目组织应该如何应对项目进度的各种变动,尤其是在多个项目同时进行时非常重要。它可以是正式的,也可以是非正式的,它是项目进度的补充部分。

第五节 卫生项目进度控制

一、卫生项目进度控制概述

项目进度控制管理(project schedule management)是根据项目进度计划与项目的实际进度情况不断进行跟踪、对比、分析和调整,从而确保项目目标的实现。项目进度控制是项目实施阶段的重要职能,也是项目时间管理的最后一环。在卫生项目实施过程中需要不断掌握项目的实施状况,并将实际情况与计划进行对比分析,必要时采取有效措施,使项目进度按预定的目标进行,确保目标的实现。进度控制管理是动态的、全过程的管理。

项目进度控制的主要工作内容包括:利用一定的组织和手段跟踪核查项目的实际进度;利用一定的工具和方法分析比较项目的实际进度与计划进度是否发生了偏差变化,并找出偏差变化的原因;及时对影响项目进度偏差变化的因素进行控制,及时采取措施纠正偏差变化,从而确保这种偏差变化朝着有利于项目目标实现的方向发展。项目进度控制的主要工作见表8-8。

表8-8 项目进度控制的主要工作

依据	工具和方法	成果
进度基准计划	进度跟踪系统	更新的进度计划
项目进度报告	偏差分析技术	纠偏措施
变更申请	绩效分析方法	经验教训
进度管理计划	进度变更系统	
	进度控制系统	
	项目管理软件	

二、项目进度控制的步骤

1. 编制进度计划　编制进度计划前要进行详细的项目结构分析，系统地剖析整个项目结构构成，包括实施过程和细节，系统地分解项目。通过项目 WBS 将项目分解到相对独立的、内容单一的、易于成本核算与检查的项目单元，明确单元之间的逻辑关系与工作关系，将每个单元落实到责任者，并能进行各部门、各专业的协调。

2. 成立进度控制管理小组　成立由项目负责人、项目管理人员、项目参与者等组成的进度控制管理小组。小组成员分工明确，责任清晰，定期召开会议，严格执行讨论、分析、制定对策、执行、反馈的工作制度。

3. 制定控制流程　项目实施与控制过程也是信息的传递与反馈过程；计划编制时也应考虑到各种风险的存在，使进度留有余地，具有一定的弹性，进度控制时，可利用这些弹性，缩短工作持续时间，或改变工作之间的搭接关系，确保项目工期目标的实现，见图 8-9。

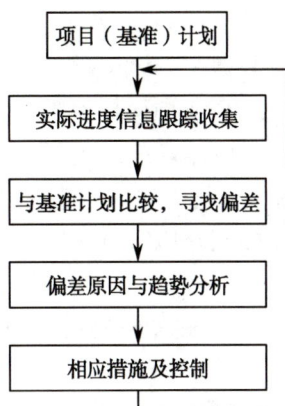

项目（基准）计划
↓
实际进度信息跟踪收集
↓
与基准计划比较，寻找偏差
↓
偏差原因与趋势分析
↓
相应措施及控制

图 8-9　项目进度计划控制的一般过程和原理

三、项目进度控制的依据

1. 进度基准计划　进度基准计划是经过项目组织和相关项目人批准，在技术上和资源上可行的项目进度计划。它是项目进度控制的主要依据，是衡量和报告项目实际进度执行情况绩效的基准尺度。建立进度基准计划是为了监控和报告项目的进度并对成本费用作出预测。在项目实施过程中，应该不断将项目进展状态同进度基准计划进行比较，分析其差别，为项目管理者和组织采取正确的决策提供参考。

2. 项目进度报告　项目进度报表是项目进度控制的具体体现，它通过表格的形式形成各种进度比较报表，或者通过绘制比较图形来分析实际与计划的差距。项目进度报表是按一定时间周期或时间点分析整个项目生命周期产生的系列项目报告。

3. 项目变更请求　项目变更请求是项目管理者对项目进度计划提出改动的要求，改动可能是推迟项目进度，也可能是加快项目进度。

4. 进度管理计划　项目进度管理计划提供了如何应对项目进度计划变动的措施和安排，是项目进行进度整理的主要依据。项目进度管理计划是项目整体管理中的一个附属部分，同时也是项目进度计划控制的主要依据之一。

四、项目进度控制工具和方法

（一）进度跟踪系统

进度跟踪系统是为跟踪检查项目进度计划实施而建立的有效程序，项目管理者执行一系列对项目进度的实际检查，由此了解项目进度计划的实际执行情况。项目跟踪系统的核心在于及时准确反映项目进度的实际变化，提供有关项目进度的各种信息报告。项目跟踪系统主要职能包括：建立项目进度跟踪组织系统，确定项目进度信息收集方法，实施现场检查，召开项目现场会议。

1. 项目进度跟踪的组织　项目进度管理中，应建立项目进度跟踪组织并配备专职的、具有相关知识的、责任心强的检查人员来进行项目进度资料数据的收集、分析和整理工作。

2.项目进度信息收集方法　一般项目进度信息收集可使用下列五种方法：发生频率统计法、原始数据记录法、经验法、指标法、口头测定法。

3.项目进度报告的内容和制度　项目进度实施情况跟踪检查的信息收集形式主要是项目进度报告以及配套的项目报告制度。项目进度报告的目的是及时反映项目进展状况和内外部环境变化状况，发现存在的问题、发生的变化，分析潜在的问题和预测发展趋势，便于项目经理或项目管理人员作出正确的判断和决策，实现有效的项目控制。

4.实施现场检查　实践证明，只靠项目进度报告是不能保证项目进度一定能顺利进行的，项目管理者需要亲自或委派项目跟踪组织人员到项目现场，随时检查核实项目各项工作的实施情况及后续工作的准备情况，为项目进度控制提供第一手资料。

5.召开项目现场会议　项目组成员应该定期召开项目活动实施者现场会议，及时、准确地了解项目实施情况，并交谈了解下一阶段项目活动实施时可能存在的问题，找出解决问题的方法。

（二）偏差分析技术

偏差分析技术是一种将项目实际进度和进度基准计划利用图形直观地进行比较分析的方法，它可使项目管理者有效观察项目的进度是否滞后，并为如何纠正偏差提供有效的决策信息。常用的偏差分析技术包括：甘特图比较法、S形曲线比较法、双曲线法、甘特图与双曲线综合比较法、模型图比较法和垂直图比较法等，下面介绍前三种方法。

1.甘特图比较法　甘特图比较法是一种形象直观、编制简单、使用方便的偏差分析方法，能直观明确地比较实际进度和计划进度的关系，是项目进度计划控制经常使用的一种最简单和熟悉的方法。

（1）匀速甘特图比较法：只适合于各项目活动（或工作单元）的进度基本按匀速进行的情况，即计划进度与实际进度进行比较时，某项活动每单位时间（年、月、周、日）内完成的工作量不与时间成正比，但累计完成的工作量与时间成正比关系。匀速甘特图比较法绘制的主要步骤为：编制横道线进度计划→在横道图上标出检查时间→将跟踪检查收集的实际进度数据按比例绘一条涂黑的平衡横道图于项目进度基准计划横道图的下方，反映实际累计完成的百分比→比较分析项目实际进度和计划进度，见图8-10。

（2）非匀速进展比较法：当工作在不同的单位时间里的进展速度不同时，可以采用非匀速进展横道图比较法。该方法在把表示工作实际进度的粗线涂黑同时，标出其对应时刻完成任务的累计百分比，将该百分比与其同时刻计划完成任务的累计百分比相比较，判断工作的实际进度与计划进度之间的关系。

非匀速进展横道图比较法的步骤：编制横道图进度计划→在横道线上方标出各关键时间工作的计划完成任务累计百分比→在横道线下方标出相应日期工作的实际完成任务累计百分比→用涂黑粗线标出实际进度线，由开工日标起，同时反映出实施过程中工作时间的连续与间断情况→对照横道线上方计划完成任务累计量与同时刻的下方实际完成任务累计量，比较出实际进度与计划进度之偏差，见图8-11。

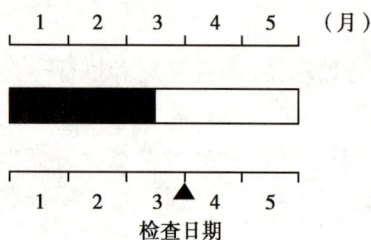

图8-10　匀速甘特图比较法

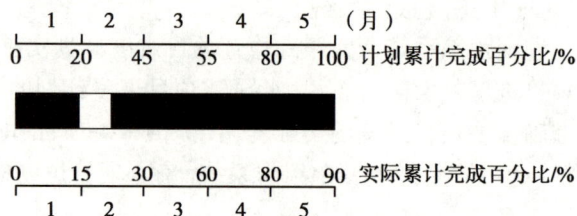

图8-11　非匀速进展横道图比较图

2. S曲线比较法 S曲线比较法是以横坐标表示时间,纵坐标表示累计完成任务量,绘制一条按计划时间累计完成任务量的S曲线,然后将项目实施过程中各检查时间实际累计完成任务量的S曲线也绘制在同一坐标系中,进行实际进度与计划进度比较的一种方法,见图8-12。在项目实施过程中,按照规定时间将检查收集到的实际累计完成任务量绘制在原计划S曲线图上,即可得到实际进度S曲线。通过比较实际进度S曲线和计划进度S曲线,可以获得如下信息:项目实际进展状况、项目实际进度超前或拖后的时间、项目实际超额或拖欠的任务量、后期工程进度预测。

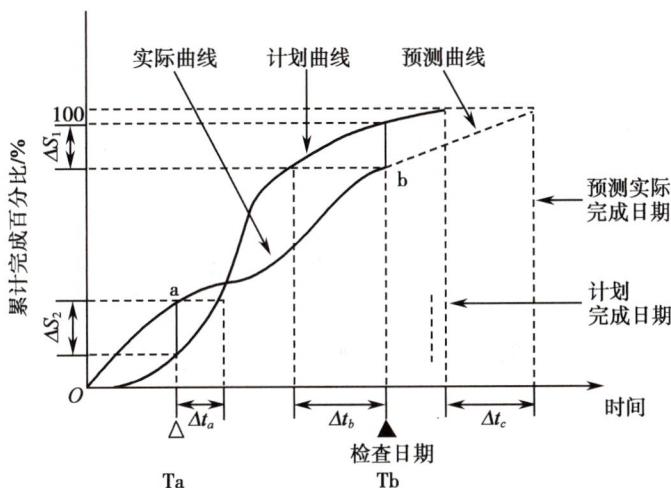

图 8-12　S 曲线比较法

3. 双曲线法 双曲线法又叫"香蕉"曲线比较法,是两条S形曲线组合成的闭合曲线。对于一个项目的网络计划,在理论上总是分为最早和最迟两种开始与完成时间的。任何卫生项目的网络计划,都可以绘制出两条曲线:一是计划以各项工作的最早开始时间安排进度而绘制的S形曲线,称为ES曲线;二是计划以各项工作的最迟开始时间安排进度,而绘制的S形曲线,称为LS曲线。两条S形曲线都是从计划的开始时刻开始和完成时刻结束,因此两条曲线是闭合的,见图8-13。ES曲线和LS曲线围成的面积形如"香蕉",故此称为"香蕉"形曲线。双曲线法的作用如下:利用双曲线进行进度的合理安排;进行施工实际进度与计划进度比较;确定在检查状态下,后期项目的ES曲线和LS曲线的发展趋势。

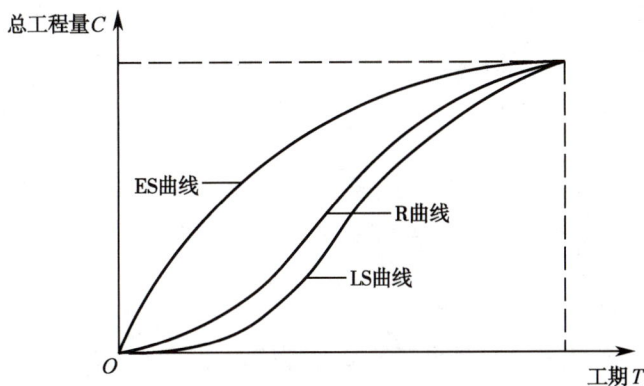

图 8-13　双曲线法

（三）挣值分析技术

挣值分析技术又称赢得值法，是一种分析目标实施与目标期望之间差异的方法。挣值法的优点是能同时判断项目预算和进度计划的执行情况，以预算和费用来衡量项目的进度。挣值分析是项目管理的经典理论之一，是各级各类项目管理师考试的难点、重点。挣值分析的三个基本参数包括：计划值（PV）、实际成本（AC）和挣值（EV），主要运用四个评价指标：进度偏差（SV）、成本偏差（CV）、成本执行指数（CPI）和进度执行指标（SPI），也可以用挣值法评价曲线进行分析，其详细内容见卫生项目成本管理。

（四）工期优化

1. 工期优化定义　工期优化也称时间优化，就是当初始网络计划的计算工期大于要求工期时，通过压缩关键线路上工作的持续时间或调整工作关系，以满足工期要求的过程。在优化过程中，要注意不能将关键工作压缩成非关键工作，但关键工作可以不经压缩而变成非关键工作。在优化过程中，当出现多条关键线路时，必须将各条关键线路的持续时间压缩同一数值，否则不能有效地将工期缩短。

2. 工期优化的步骤和方法

（1）找出网络计划中的关键线路并求出计算工期。一般可用标号法确定出关键线路及计算工期。

（2）按要求工期计算应缩短的时间（ΔT）。应缩短的时间等于计算工期与要求工期之差，即 $\Delta T = Tc - Tr$。

（3）选择应优先缩短持续时间的关键工作（或一组关键工作）。选择时应考虑下列因素：缩短持续时间对质量和安全影响不大的工作；有充足备用资源的工作；缩短持续时间所需增加的费用最少的工作。

（4）将应优先缩短的关键工作压缩至最短持续时间，并找出关键线路。若被压缩的关键工作变成了非关键工作，则应将其持续时间再适当延长，使之仍为关键工作。

（5）若计算工期仍超过要求工期，则重复以上步骤，直到满足工期要求或工期已不能再缩短为止。

（6）当所有关键工作或部分关键工作已达最短持续时间而寻求不到继续压缩工期的方案但工期仍不能满足要求工期时，应对计划的原技术、组织方案进行调整，或对要求工期重新审定。

（五）赶工期

赶工期是项目进度控制的一种平衡成本与进度的技术，项目管理者通过压缩关键路径上那些可以低成本或零成本、更快完成的活动，就可以缩短项目完成的时间，以达到用最低的成本进行最大限度的进度压缩的目的。在赶工期中，各活动间的逻辑关系并不改变，只是增加被压缩的关键活动的资源投入量，所以，资源强度要改变。例如，本章开章案例中，该社区医院完成装修工程后，需要进行设备的搬迁和安装。如果开始是计划请一个搬家公司安排 3 个人从周一到周五的 8:30～17:00 进行搬迁和安装，需要 10 天。因为项目工期的需要，项目负责人可以建议搬家公司安排 4 个人参加，工作时间安排为每天 8:30～18:00，工期可以在 6 天以内，这样可以加快工期，但成本增加不明显。

赶工期是项目管理者和项目参与者经常采用的一种方法，其最大好处是缩短了项目花费的时间，但其最大不利之处是常常会增加项目的总成本。

项目赶工期的主要技术措施包括以下几种。

1. 改善工具、设备以提高工作效率。

2. 提高劳动生产率，主要通过辅助措施和合理的工作过程，但需要注意如下问题：加强培训，会适当增加费用；做好不同级别参与人员的协调；做好工作中的激励机制，如制订激励的奖金制度等；改善工作环境及公用设施；注重项目小组在时间上和空间上合理的组合和搭接；避免项目组织中的矛盾，需要多沟通。

3．改变网络计划中项目工期活动的逻辑关系，如将前后顺序工作改为平行工作。

4．将一些工作合并，特别是在关键线路上按先后顺序实施的工作。项目管理者可以与实施者一起研究，通过局部调整实施过程和人力、物力的分配，达到缩短工期的目的。

5．修改实施方案，提升工作效率。例如，在某一医院建设工程中，原施工方案为现浇混凝土，工期较长。进一步调查发现该地技术人员缺乏，劳动力的素质和可培训性较差，无法保证原工期，后来采用预制装配施工方案，则大大缩短了工期。

（六）项目进度变更

当项目实际进度偏离计划进度，对项目进度计划的总目标或后续工作产生影响时，项目管理者就需要根据项目实施的现有条件和约束对项目进度计划进行变更调整，以保证进度目标的实现。建立项目进度变更的主要目的是在项目实际进度发生偏差时进行有效的控制，要计算出一个新的项目进度的主要依据有：活动最早开始和结束时间可以沿网络图由顺推法正向推算而得出，是以已经完成的活动的实际完成时间和未完成活动的持续时间估算为基础；活动最迟开始和结束时间可以沿网络图由逆推法反向推算而得出。项目变更相关技术，详见第五章"卫生项目实施与控制"。

五、项目进度控制的成果

1．更新的进度计划　进度计划更新是指根据进度执行状况对计划进行调整。当有严重的进度延迟时，需要提出新的进度目标以便对项目的工作进行指导并有效地测量工作绩效和进展。在建立新的基准计划之前，一定要注意保存原始的项目进度计划，以防丢失项目计划的历史数据。准备和实施新的基准计划应该只是控制进度的最后手段。

2．变更请求　对进度偏差的分析、对进展报告以及绩效测量结果的评审均可以导致项目进度计划变更的请求。

3．纠正措施　使项目实际的进度绩效与项目计划保持一致所做的所有工作称为纠正措施。在时间管理领域中，纠正措施是指加速活动以确保活动能按时完成或尽可能减少延迟时间而采取的特殊措施。纠正措施通常需要进行根源分析来确定偏差的原因。通过对进度计划中的后续活动执行纠正措施，可以恢复进度。

4．经验教训　进度产生偏差的原因、采取纠正措施的理由以及从进度控制中取得的其他方面的经验教训应被记录下来，可成为项目管理者执行本项目和今后其他项目的历史数据。

（周志衡）

思考题

1．何谓项目时间管理？项目时间管理主要包括哪些内容？

2．项目活动排序的主要工具和方法有哪些？

3．简述甘特图有何优缺点。

4．简述关键路径法的使用步骤。

5．项目进度计划控制的主要工作内容包括哪些？

6．结合本章的章前案例，请你代小李制定一个社区医院建设项目的时间计划，并用甘特图表示出来。你认为本项目的进度控制最主要的环节是什么？

第九章 卫生项目成本管理

章前案例

某市公立医院分院区建设项目的成本管理

随着某市社会经济和医疗技术水平的提升，该市某公立医院现有发展受到限制，拟在原有院区（主院区）以外的其他地址建设分院区，以满足市民日益增长的医疗健康需求。有资料显示，该公立医院分院区建设项目立项时投资估算为17.6亿人民币，由于征地拆迁拖延和建设中的门诊楼、医技楼及住院楼等建筑材料使用变更，费用增加，原有科学编制的项目概算调增至19.3亿元。根据有关财政投资项目管理要求，代建单位将新编制完成的项目概算报请市财政投资评审中心进行审核，最终确定项目投资概算调整为18.9亿元。在此基础上，该公立医院会同代建单位调整并重新编制"项目可行性研究报告"，按程序报上级主管部门进行审批。上级主管部门组织专家对"项目可行性研究报告"进行评审，最终确定公立医院分院区建设项目投资概算为18.3亿，相对于项目立项投资估算的17.6亿元调增了0.7亿元，其中：建筑安装工程材料费调增0.3亿元，征地拆迁部分增加0.3亿元，工程建设其他费（不含土地费用）调增0.1亿元。

公立医院分院区建设项目出现"概算超估算"现象，势必需要加强成本控制。一是优化分院区工程建设方案，利用科学方法合理估算和测算项目消耗，并充分利用现有资源；二是考虑分院区建设项目周期长，避免建设过程中出现人为更改建设方案等造成的成本增加；三是加强项目招标管理，合理设置分院区建筑材料招标限价，节约工程投资；四是合理设置合同价款调整协议，减少日后索赔风险。经过不懈努力，公立医院分院区项目顺利建成。在确保工期和质量基础上，工程项目造价严格控制在最终预算额度内，再未出现项目"概算超估算、决算超预算"等项目成本管理不善情况。

第一节 卫生项目成本管理概述

一、卫生项目成本概念及其构成

（一）卫生项目成本概念

成本是为达到一定目标所耗费资源的货币表现。卫生项目成本是指为实现卫生保健目标而发生资源耗费的货币表现，包括项目生命周期全过程各阶段资源耗费。这些耗费不仅是资金耗费，还包括整个项目的全部资源耗费。如除劳务费和业务费外，社区卫生服务项目还有卫生材料、低值易耗品和固定资产折旧及维修等费用，为组织和管理卫生项目实施所发生的全部费用支出。

（二）卫生项目成本构成

在整个项目生命周期中，卫生项目成本主要有项目决策成本、项目启动成本、项目实施成本和项目终结成本。

1. 卫生项目决策成本 卫生项目决策是为实现健康目标,项目管理者采用科学方法制定多个干预方案并从中选取最佳方案的过程。立项论证是项目循证决策的重要环节,需要邀请各类专家和相关部门官员开展研讨和考察,听取项目实施人员及各利益相关者意见,甚至还需要大量调查研究,而完成这些工作的全部耗费,构成项目决策成本。

2. 卫生项目启动成本 项目启动成本是对项目进行规划和设计以及制定详细而具体的实施方案,所发生的可行性研究费用、设计费用等。在各类卫生项目中,医疗卫生机构基建项目启动成本最具典型性和代表性,该类项目实施前要编制项目可行性研究报告,进行初步建筑设计和施工图设计,并经过严格审查评估,该过程会产生大量可行性研究费用和设计费等。

3. 卫生项目实施成本 项目实施成本是在项目实施过程中,为完成项目所耗用的各种资源,包括物资成本和劳动成本。卫生项目实施成本包括劳务费、公务费、业务费、商品和服务的采购费、卫生材料及其他材料耗费、低值易耗品和固定资产折旧及维修费、培训费等。卫生项目不同,其费用构成也不尽相同,如卫生服务项目实施成本主要是劳务费和卫生材料消耗,而卫生基建项目则主要是建设和采购费用。

4. 卫生项目终结成本 卫生项目完工后到验收前为项目终结阶段。该阶段会发生检查验收费、调试测试费、试运营费、评估费等,这些费用构成项目终结成本。

在卫生项目成本构成中,项目实施成本是项目总成本的主要组成部分。以卫生基建项目为例,施工成本一般占总成本的90%以上。因此,卫生项目成本管理主要是实施成本管理。在估算卫生项目成本时,尤其是卫生基建项目,需要统筹整个项目建设过程所需的成本和后续使用过程中发生的成本,寻求项目建设成本与使用成本之和达到最低。

(三)卫生项目成本要素

成本要素,也称成本开支范围,包括人力成本、材料成本、设备成本和其他成本。

1. 人力成本 人力成本是指在完成项目过程中,因使用人力资源而发生的所有直接费用和间接费用的总和,主要包括人员工资福利支出、个人和家庭补助支出、招聘费用、学习和培训费用等。比如,在医疗卫生项目实施中,除医疗、护理和医技人员外,还需要财务、科研、工勤等行政后勤管理人员及其他人员,这些人员均需支付工资、津贴、福利和奖金等劳务报酬,这些费用构成项目人力成本。

2. 材料成本 材料成本是指项目组织或项目团队为实施项目所购买的各种原料、材料、试剂等全部耗费。如在医院分院区住院楼建设施工项目中所需的钢筋、水泥、木料等材料成本,在新药开发项目中使用的各种原料、试剂等成本。此类成本是项目必须支出的一项成本。

3. 设备成本 设备成本是指为完成项目所需购买的各种设备、器械费用,以及使用各种设备、器械的折旧费、修理费、维护费等。如医院购买和使用 MRI、CT 等大型医疗设备产生的设备费、折旧费、维修费等,甚至项目管理者向租赁公司或其他单位租赁设备的费用。目前,我国医疗设备租赁市场正蓬勃发展,租赁方式可以大大减少设备采购成本。

4. 其他成本 其他成本是指为完成项目所发生的上述人力、材料和设备成本之外的开支以及不可预见的成本支出。其他费用包括多项内容,如卫生项目人员出差而发生的差旅费支出、因借款发生的利息支出、突发事件所需的赔付等。

(四)影响卫生项目成本的因素

影响卫生项目成本的因素有很多,主要是项目规模、管理水平、项目质量、项目周期和资源价格等。

1. 卫生项目规模 一般来说,卫生项目所干预人群的规模、程度或者新增卫生服务能力的大小决定了卫生项目规模,而卫生项目规模决定了整个项目所需的人力资源、卫生材料耗费、医疗卫生设备和器械、场地、设施的数量,最终影响到卫生项目成本的高低。因此,卫生项目规模是影响项目成本的关键因素。项目规模越大，完成项目需要资源越多，耗费越大，项目成本也就越高，反之则越低。

2. 卫生项目管理水平　卫生项目管理水平是指项目管理者将各种医疗卫生资源整合起来提供卫生服务的效率和组织能力。管理水平越高，医疗卫生资源整合能力越强，现有资源的无效占用越少，其利用越充分。如采用智慧信息化技术，实现药品和卫生材料等生产厂家、销售商对医疗机构的按需即时配送，大大减少仓储管理费用，否则积压占用资源较多，会造成资源浪费和成本增加。

3. 卫生项目质量　卫生项目质量是指项目能够满足人群卫生保健需求或供方卫生保健服务能力的特性与指标。卫生项目质量的提高有赖于训练有素的医疗卫生工作者和项目管理者，良好的场地、设施和设备，高品质的药品和材料，充足的时间，以及良好的组织管理能力等。一般来说，高质量需要高投入，因此不能为控制成本，而过度降低项目服务水平和技术标准，这可能会损失安全性、有效性、信赖和声誉等，导致卫生项目的社会代价上升，甚者会造成项目失败。最佳选择是提供适宜的卫生项目质量保障。

4. 卫生项目周期　项目周期是指某项目从筹划到建设完成的整个阶段具体活动实际耗费的工作时间。每个项目都有一个最佳时间成本。当项目周期过短，即小于最佳时间成本，则需要加大资源投入，包括增加人员及其工作时长、使用更多的材料和设备等，最终导致成本增加。当项目周期过长，即大于最佳时间成本，则会使卫生资源闲置，导致管理费、人工费等费用增加，同样会使成本升高。

5. 卫生项目资源价格　尽管价格属外部因素，由市场决定而不能自行控制，项目成本会随所需卫生资源价格的波动而增减，但是在项目预算阶段，项目管理者需要准确地预测相关卫生资源的价格变化情况，以有效地控制成本变化。

二、卫生项目成本管理

（一）卫生项目成本管理概念

卫生项目成本管理旨在预测和计划卫生项目成本，控制卫生项目支出，确保项目在预算总额约束条件下完成，包括项目资源计划、项目成本估算、项目成本规划和控制等过程。卫生项目成本管理的内容和方法不限于项目组织进行的成本管理，而是围绕项目进行的全面成本管理，包括项目组织的其他职能部门也会参与到项目成本管理中，如财务部门对项目成本的会计核算。

（二）卫生项目成本管理目标

卫生项目成本管理是指通过采取成本效果好的管理方法对项目进行有效干预，以提高项目的社会经济效益，维护和提高人群的健康水平。实质上，强化对项目成本进行管理和控制，旨在争取以最小的成本获得最佳的干预效果。

（三）卫生项目成本管理组织

以项目单位和行政事业单位财会系统为依托，建立卫生项目成本管理的控制网络组织，各项目管理单位均设立相应台账和科目，负责该项目成本核算和管理，将成本管理指标自上而下地层层分解到每个单位和活动单元，形成若干层次的项目成本管理体系。

建立卫生项目成本管理部，下设相应的财务部，财务部的职能包括资金结算、日常报账、票据归档、预算管理等，卫生项目成本管理部还应下设设备管理部、材料采购部、成本分析部等业务部门。卫生项目成本管理部负责整个项目成本管理的组织实施工作，包括事前成本规划、事中成本控制和事后成本总结。

三、卫生项目成本管理理论框架

卫生项目成本管理是确保在批准的预算总额内完成项目的过程,包括项目的资源计划、成本估算、成本预算及成本控制等过程。

(一)卫生项目资源计划

卫生项目资源计划是指对开展卫生项目涉及的人员、设备、设施、材料和资金等项目资源需求分析后,明确各类资源的投入数量以及投入时间,制定出项目资源供应计划的卫生项目成本管理活动,主要涉及项目资源计划编制依据、编制方法及项目资源计划编制的最终结果等 3 个方面。

1. 卫生项目资源计划编制依据　编制依据涉及项目范围、项目时间、项目质量、项目资源需求量等各方面的计划和要求,包括项目工作分解结构、项目进度计划、历史资料、项目范围陈述、项目资源描述、组织策略等,即回答"需要什么、需要多少、何时需要、各种资源特性要求是什么"等一系列问题的资料。

2. 卫生项目资源计划编制方法　编制方法主要有专家判断法、统一定额法和资料统计法等。专家判断法是指根据项目管理专家的经验、以往类似项目的资料,以及对项目所需资源种类和数量等方面的预测信息编制项目资源计划的方法,常用方法有专家小组法和德尔菲法;资料统计法是指参考类似项目的历史统计数据和相关资料,计算和确定项目资源计划的一种方法;统一定额法指运用统一标准定额和规则去制定项目资源计划的方法。

3. 卫生项目资源计划编制结果　编制结果主要是生成一份项目资源计划书或项目资源需求说明书,描述项目活动所需资源的种类、数量及资源投入时间等。

(二)卫生项目成本估算

卫生项目成本估算是根据项目资源需求、计划和各种资源价格信息,估算和确定项目各种活动的成本和整个项目总成本的项目成本管理过程,其主要任务是确定整个项目所需成本要素及其费用,它是项目成本预算、成本控制的基础。

1. 成本估算依据　主要依据包括项目范围说明书、工作分解结构、项目活动时间估算、项目资源计划书、资源单价、项目成本估算参考数据、历史信息、会计表格等。其中,项目资源计划书描述了项目所需的资源种类、数量和资源投入时间等信息,是项目成本估算的重要资料。

2. 成本估算方法和工具　主要方法有类比估算法、参数估算法和自下而上估算法。成本估算的工具指被广泛应用于成本管理的项目管理软件,如 Project 项目管理软件,可迅速帮助项目团队考察不同成本的可行方案。

3. 项目成本调整　项目成本受到多种因素的影响,为适应这些因素的变化,成本估算过程中必须适时加以处理和调整。

(三)卫生项目成本预算

卫生项目成本预算指把成本估算分配到各个工作项(或工作包)上的成本计划,它通过建立基准成本来衡量项目执行情况,涉及成本预算的依据、方法和工具以及结果等内容。

1. 成本预算依据　主要依据是成本估算文件、工作分解结构文件、项目进度计划表和其他项目计划文件等。

2. 成本预算方法和工具　主要方法有参数模型法、自下而上估算法、自上而下估算法、计算机辅助预算等。

3. 成本预算结果　主要结果有项目预算文件、相关支持细节、项目筹资计划、项目预算管理计划和项目文件的更新等。

（四）卫生项目成本控制

卫生项目成本控制是将项目实际成本控制在项目预算范围内的管理过程，包括成本控制的依据、方法和工具及结果。

1. 成本控制依据　主要有费用预算计划、执行报告、变更申请、成本管理计划，以及项目计划和标准、规范。

2. 成本控制方法和工具　主要有项目成本分析表法、成本累计曲线法、甘特图法、偏差控制法等。

3. 成本控制结果　主要包括成本估算更新、成本预算更新、纠正措施和经验教训等，总结记录产生偏差的原因、纠正措施采用的理由和其他成本控制方面的经验教训，为项目管理工作提供更客观、更合适的成本信息。

第二节　卫生项目资源计划编制

任何卫生项目目标的实现都需要以资源作为保证，但项目资源供给并不是无限的和无代价的。在卫生项目管理活动中，需要正确评估项目资源满足项目需求程度以及与项目实施进度的匹配程度，通过科学、经济、合理的项目资源计划，以保证项目顺利实施和项目成本目标如期实现。

一、卫生项目资源计划概念

卫生项目资源指完成项目所必需的各种实际投入，包括卫生人力、医疗设备、设施、卫生材料、资金等。卫生项目资源计划是指通过分析和识别项目的资源需求，确定项目需要投入的资源种类（包括人力、设备、设施、材料、资金等）、数量和时间，从而制定出项目资源供应计划的项目成本管理活动。项目资源计划的主要内容（表9-1）。

表9-1　项目资源计划的主要内容

依据	方法	工具	结果
工作分解结构	专家判断法	资源计划矩阵	资源计划说明书
项目进度计划	统一定额法	资源数据表	
历史资料	资料统计法	资源甘特图	
项目范围陈述		资源负荷图	
项目资源描述		资源需求曲线	
项目组织策略			

二、卫生项目资源计划依据

（一）工作分解结构

工作分解结构（WBS）概括了卫生项目的整个工作范围，并以可交付成果为导向，按一定原则把项目活动逐级分解成较小的、更易于管理的单元。工作分解结构列出了为完成项目所要做的工作内容，且每一项工作内容都需要消耗不同种类、数量和质量的资源。因此，工作分解结构是项目资源计划编制的重要依据。

（二）项目进度计划

项目进度计划是控制项目进度的纲领性文件，规定了项目各项活动的开始和结束时间，确定了各种项目资源的投入时间和数量。资源计划必须将进度计划作为主要依据来确定资源的投入时间，使项目组织能够适时地获取合理资源。

（三）历史资料

历史资料是指已经完成的同类项目的资源需求和使用情况，其对新的卫生项目资源计划编制有着重要的参考作用。

（四）项目范围陈述

项目范围陈述包括项目目标、项目产出物、工作范围等内容，项目范围对卫生项目所需资源的种类、数量和质量有重要影响。

（五）项目资源描述

项目资源描述是对项目所需资源的种类、数量、质量的描述和说明，具体包括项目需要的人力资源、设备资源、设施资源、材料资源、时间资源及其数量和质量方面的特性和要求等。

（六）组织策略

组织策略是指项目组织在人力资源、设备、设施和材料的选用、获得资源的手段与方式等规范性指导措施，会对项目资源计划产生直接影响。

三、卫生项目资源计划编制方法

（一）专家判断法

该方法是指卫生项目成本管理专家根据经验和专业知识，判断和确定编制项目资源计划的方法，通常有两种具体的形式。

1. 专家小组法　指组织有关专家进行调查研究，通过召开项目座谈会、讨论会等形式，提出项目资源计划方案，在选择最优方案的基础上制定出卫生项目资源计划的方法。

2. 德尔菲法　指组织有关专家进行资源需求估算，然后汇集专家意见，整理并编制出卫生项目资源计划的方法。在德尔菲法中，专家之间相互独立，专家能够自由充分地发表个人意见，资源计划编制质量较好。

（二）统一定额法

统一定额是指在一定的技术水平和组织条件下，为完成一定量的工作或任务，在合理利用人力、物力、财力的前提下，按照权威部门所制定的资源消耗和资源占用方面的限定标准或额度来编制资源计划的方法。统一定额是一种以资源耗费和占用为基本标准的方法，是编制项目资源计划的重要方法。

（三）资料统计法

资料统计法是指使用以往项目的统计数据资料，计算和确定项目资源计划的方法。历史统计资料必须有具体的数量统计指标和足够的样本量，反映项目资源的规模、质量水平、消耗速度、比例关系等。例如，在编制世界银行贷款项目资源计划时，可充分利用已经完成的多个世行贷款卫生项目的数据信息。利用资料统计法计算和确定项目资源计划，能够得出比较准确的、合理的和可行的项目资源计划。

四、卫生项目资源计划编制工具

（一）资源计划矩阵

资源计划矩阵是根据项目工作分解结构对项目资源进行分析、汇总，表示工作与资源需求量之间的关系（表 9-2），资源计划矩阵能够说明完成项目所用到的各种资源情况，但是不能表明资源的投入时间。

表9-2 项目资源计划矩阵

WBS结果	资源需求量				备注
	资源1	资源2	……	资源n	
工作包1					
工作包2					
工作包3					
……					
工作包n					

（二）资源数据表

资源数据表与资源计划矩阵不同，它不是对项目所需资源的一个统计说明，而是说明资源在项目周期各时段上的数量需求情况（表9-3）。

表9-3 项目资源数据表

需求资源种类	需求资源总量	项目进度阶段（时间）				备注
		1	2	……	n	
资源1						
资源2						
资源3						
……						
资源n						

（三）资源甘特图

资源甘特图用以反映资源在各个项目阶段被占用的情况，是资源数据表更加直观的表现形式（表9-4）。

表9-4 项目资源甘特图

资源种类	项目阶段（时间）											
	1	2	3	4	5	6	7	8	9	10	…	n
资源1												
资源2												
资源3												
……												
资源n												

（四）资源负荷图

资源负荷图用以给出在项目周期内各个阶段所需要的某种资源的数量。例如，某卫生项目在整个项目周期内对人力资源的需求可用人力资源负荷图来表示（图9-1），还可以按不同种类的资源画出不同的资源负荷图。

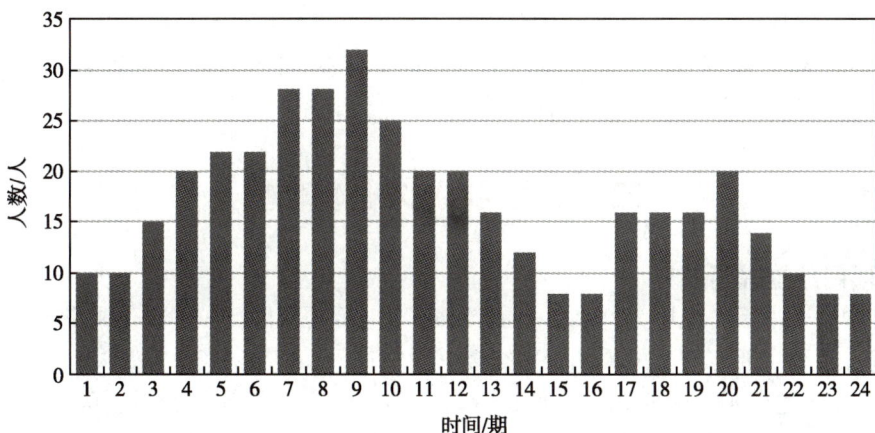

图9-1　某项目人力资源负荷图

（五）资源需求曲线

资源需求曲线以线条的方式反映项目进度及其资源需求情况（图9-2），它反映项目在不同时间对资源的累计需求。

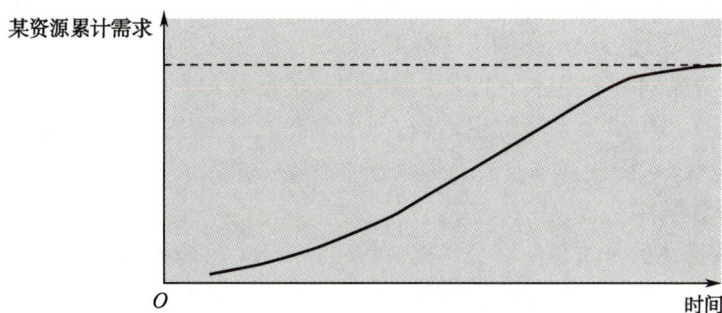

图9-2　某资源累计需求曲线

第三节　卫生项目成本估算

卫生项目成本估算是项目成本管理的核心工作之一，其实质是通过分析和估计以初步预测一个卫生项目的成本，并将其作为项目成本预算和项目成本控制的基础和依据，也称为卫生项目成本预测。

一、卫生项目成本估算概念及类型

（一）卫生项目成本估算概念

卫生项目成本估算是指根据项目工作或活动需求和项目所需占用和消耗资源的价格信息，经过预测和估计，确定卫生项目活动成本和整个项目总成本。卫生项目成本估算是对项目成本的"估计"以及对项目成本是否"划算"的判断，它不仅是对单项活动和整个项目成本的估计，还是对整个项目能否实现合理成本与收益目标的预测。

（二）卫生项目成本估算类型

项目成本估算是一个不断细化的过程，卫生项目不同阶段会有不同精确程度的项目成本估算。例如,在卫生基建项目中,项目成本估算按照不同的精度和用途分成项目初步估算、项目设计概算和项目详细估算等几种不同精确度的项目成本估算,甚至在项目初步估算阶段进一步分成不同精度和用途的项目成本初步估算。

二、卫生项目成本估算依据

(一)项目范围说明书

项目范围说明书旨在说明为什么要实施该项目,包括项目目标和可交付成果等,它是项目管理过程中确定项目主要可交付成果的一份重要书面文件,通常有下列内容。

1.项目合理性说明 解释为什么要进行这一项目。启动某项目的原因可能是人群健康需要、突发公共卫生事件、卫生改革、技术进步或法律法规要求等。

2.项目目标 卫生项目目标是确定项目成功所必备的某些数量标准。项目目标包括成本、进度、质量目标等。在制定项目目标时,应尽可能将目标数量化,以便于测量项目实施工作是否达到预期目标。

3.项目可交付成果 可交付成果是为完成项目必须作出的可以测量的和可以验证的事项,表现形式可以是一所新建的门诊楼,也可以是一份某医院门诊流程再造方案和服务清单。

4.技术规范 技术规范可单独作为一个部分,也可列入项目范围说明书内。它主要描述卫生项目各个部分在实现过程中采用的卫生标准、卫生规范和技术标准。如《国家基本公共卫生服务规范(第三版)》分别对国家基本公共卫生服务项目的服务对象、内容、流程、要求、工作指标及服务记录表等作出规定,成为乡镇卫生院、村卫生室和社区卫生服务中心(站)等基层医疗卫生机构为居民提供免费、自愿的基本公共卫生服务的参考依据。

(二)工作分解结构

工作分解结构描述的是项目中可交付成果和项目内容,它是各项活动计划(包括范围、进度、费用、风险等)的基础,也是各项活动和整个项目成本估算的基础。

(三)卫生项目活动时间估算

在卫生项目实施过程中,各项活动对资源的消耗或占用都是在一定时期内发生的,项目成本与项目持续时间直接相关,且随着时间变化而变化,项目本身及各项活动所需时间会对项目成本估算产生影响。因此,项目成本估算前,应编制粗略而简单的进度计划,估算为完成每一项活动和全部项目可能需要的时间。

(四)卫生项目资源计划

卫生项目资源计划是指分析和识别项目所需要的资源需求,如人员、设备、设施、材料和资金等,确定项目所需投入的资源种类、数量和时间,从而制定出科学、合理、可行的项目资源供应计划的项目成本管理活动。

(五)卫生项目资源价格

想要估算项目的各项成本,必须知道每种资源的价格,如人力成本、卫生材料费、药品的价格等,进而根据单价和资源使用量来估算项目成本。

(六)成本估算参考数据

1.定额与指标 卫生项目成本估算过程中经常需要套用一些指标或定额。如在卫生基建项目中,国家有关部门制定了符合国家技术规范、质量标准并与一定时期工艺水平相适应的各工作单元的人工、材料消耗量,并编制有成本指标。

2.项目数据存储 卫生项目成本通常可根据已完成的类似项目的成本数据推算出项目定额。一般地,各项目单位将本单位承担过的项目主要数据进行系统分类存储,建立数据库,从中获取相关信息来估算成本。

3．商业化成本估算数据　商业化成本估算是指利用公开发行的成本估算数据工具书作为项目成本估算工具，计算项目工作量和完成资源量计算工作。如估算工作手册，它载有各项活动或工作资源耗用量以及常用计算公式，可帮助项目管理者进行成本估算。

4．项目执行部门的知识　项目成本估算需要从执行项目具体任务的职能部门获得信息。

（七）历史信息

同类项目的历史资料是项目执行过程中可参考的最有价值的资料，包括项目文件、商业数据库、知识库等。

（八）会计表格

会计表格说明各种成本信息项的代码结构，能够反映许多信息，从而成为历史信息和成本估算的来源。

三、卫生项目成本估算方法

在卫生项目管理过程中，为了使时间、费用和工作范围内的资源得到充分利用，人们开发出了一些成本估算方法，以期得到较准确的项目成本估算。常用的项目成本估算方法包括类比估算法、参数模型法和自上而下估算与自下而上估算法等。

（一）类比估算法

类比估算法通常是与原有的、已执行过的类似项目实际成本进行类比，以估算当前项目的成本。类比估算法是专家判断的一种形式，也称经验估算法。类比估算法简单容易、成本低，但精度也低。当以前完成的项目与新项目非常相似时，选择这种方法比较可靠。

（二）参数模型法

参数模型法是将项目的一些特征作为参数，建立数学模型，用模型估算项目成本的方法。具体做法是以过去实施同类项目的资料为基础，运用一定的数学方法和模型对历史成本数据进行加工、处理和推断，寻找历史成本数据和项目相关变量之间的逻辑关系，构建项目成本的数学模型，找到与成本密切相关的一个或者多个参数后，将新项目的参数值代入模型，就能算出项目总成本。如基本公共卫生服务项目中的基本参数是服务人口和人均服务经费，新项目的成本可简单代入服务人数和人均经费进行估算。

采用参数模型估算法时，如何建立一个合适的数学模型，对于保证成本估算结果的准确性非常重要。为了保证参数模型估算法的实用性和可靠性，在建立模型时，必须要考虑准确确定成本要素、有充分而精确的历史资料、建模参数要容易定量化处理、采用可比价格等因素。

（三）自上而下估算与自下而上估算法

自上而下估算法是以项目总成本为估算对象，以中上层管理人员的经验判断和类似项目的历史数据为基础，将成本从工作分解结构的上层向下层依次分配、传递的过程。在掌握项目成本相关历史数据基础上，项目中高层管理人员对项目总成本进行估算，并按照工作分解结构的层次把项目总成本的估算结果自上而下传递给下一层的管理人员，下一层管理人员对自己负责的子项目或子任务的成本进行估算，继续向下逐层传递，一直传递到工作分解结构最低层次（图9-3）。

自下而上估算法是先估算各个子项目成本，再按照工作分解结构的层次，从下往上估算出整个项目的总成本（图9-3）。基层工作人员先估算各个活动的独立成本，之后层层累加汇总到工作分解结构更上层，得到完成整个项目的总成本。用该方法估算的工作量比较大，适用于规模较小的项目。

实际上，这两种估算方法各有优劣，前者操作简单、耗时较短，但精确度较低，而后者工作量大、耗时较长，但精确度较高。通常根据资料完备程度、不同阶段估算要求等，可综合运用这两种方法进行卫生项目成本估算。

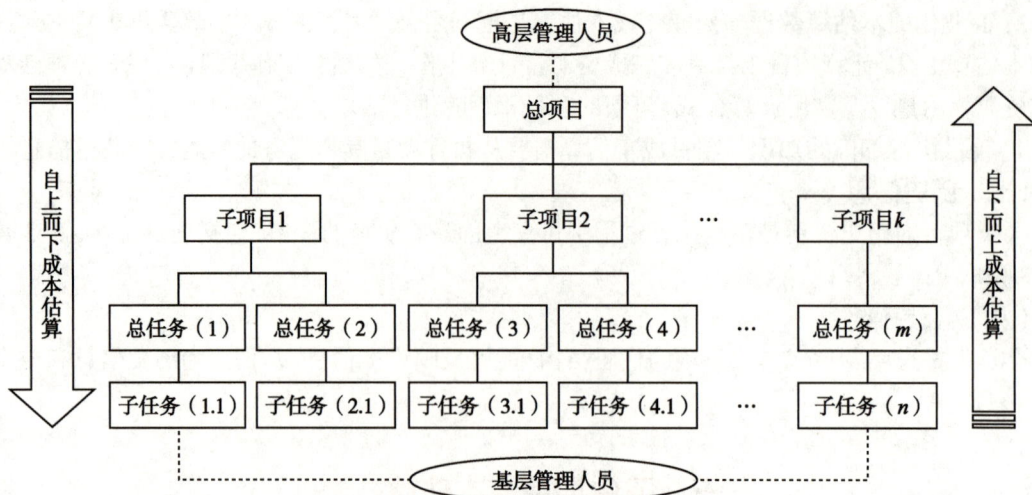

图9-3　自上而下估算和自下而上估算法示意图

四、卫生项目成本估算结果

卫生项目成本估算,既包括识别各种项目成本构成科目,也包括估计和确定各种项目构成科目的数额大小,还包括分析和考虑各种不同项目实施方案,并分别作出各个项目实施方案的成本估算。一般地,卫生项目成本估算的结果要包括项目成本估算书、相关支持细节文件、项目成本管理计划等。其中,项目成本估算书是对完成卫生项目所需费用的估计和计划安排,通常由用货币单位表述的项目各种资源价值构成,是卫生项目成本管理中的重要组成部分。相关支持细节文件是对项目成本估算文件依据和所考虑细节的数量及类型的说明文件,通常作为卫生项目成本估算书的附件使用。项目成本管理计划是对项目成本控制以及项目成本变更的说明文件。

第四节　卫生项目成本预算

卫生项目成本估算完成后,项目管理人员需要在成本估算基础上进行项目成本预算。卫生项目成本预算表现为一种项目资源的分配计划,该计划表明了对项目管理人员的资源约束,要求在这种约束范围内完成项目目标和任务。

一、卫生项目成本预算概念

卫生项目成本预算是一项制定项目成本控制标准的项目管理工作,它涉及根据项目成本估算为各项具体工作分配和确定预算和成本定额,以及确定整个项目总预算的管理工作。卫生项目成本预算工作内容包括为项目各项具体工作或活动分配预算定额和确定项目成本控制基线等。

卫生项目预算是一种项目资源分配计划和成本控制机制。从资源分配看,卫生项目成本预算确定事先投入的资源,即在预计时间内需要投入多少资源。通过既定资源分配标准,确定项目中各个部分的关系和重要程度,以及对项目中各项活动的支持力度。从成本控制看,卫生项目成本预算可作为一种测量资源实际使用量和计划使用量之间差异的基线标准。项目管理者的任务不仅是完成预定目标,还要尽可能地在完成目标前提下节省资源,这样才能获得最大的成本效果。因此,项目管理者必须保护有限资源,控制其使用量并避免其完全耗尽。由于实际工作难免会在变化环境中遇到各种问题，这就需要根据项目进度来检查所使用的资源量，判断实际和计划使用量偏差是否会突破预算约束，以便积极采取相应策略，避免造成项目预算执行结果超过预算指标或者效益低下的后果。

项目成本预算与项目成本估算是有区别的。成本预算是将项目总成本分配到各种工作任务上，成本估算则是估计项目总成本和误差范围。项目成本预算更具有权威性、约束性和控制性的特点；成本估算和预算是项目资源分配活动的两个不同阶段，估算是预算的前期工作，成本估算输出结果是成本预算的基础和依据。

二、卫生项目成本预算内容

卫生项目成本预算的编制结果可表示为一种呈"S"曲线的项目成本基线（图9-4），项目成本预算包括两个影响因素：一是项目成本预算额的多少；二是项目预算的投入时间。

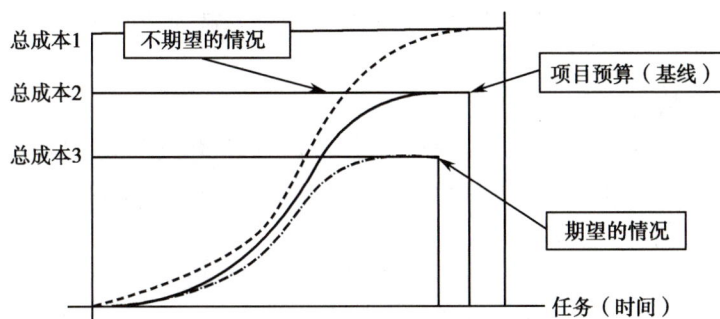

图9-4 项目成本预算的"S"曲线

（一）确定项目预算风险储备
根据卫生项目风险信息和项目估算信息，制定卫生项目不可预见费和项目管理储备等方面预算风险储备额度，以确定项目成本总预算。

（二）确定项目总预算
根据卫生项目成本估算、项目不可预见费、项目管理储备等信息以及"留有余地"的指导思想，确定项目总预算并将其作为项目各项活动预算的依据。

（三）确定项目工作包及各项活动预算
根据卫生项目总预算、项目各工作包及各工作包中所含项目活动的不确定性，分析和确定项目工作分解结构中各个工作包、各项活动的成本预算。

（四）确定各项活动预算投入时间
根据卫生项目工作包、项目具体活动预算、项目进度计划等，确定项目各项具体活动预算投入时间和累计的项目预算成本。

（五）确定项目成本预算"S"曲线
根据项目各具体活动的预算额、预算投入时间、预算累计数据，采用平面直角坐标系找点连线的方法绘制出项目成本预算的"S"曲线。

三、卫生项目成本预算依据

卫生项目成本预算是在项目估算基础上进行的，需要依据成本估算文件、工作分解结构文件和项目进度计划表等做进一步的加工处理。

（一）项目成本估算文件

项目成本估算文件起着承前启后的作用，它既是项目成本估算后所形成的结果文件，又是确定项目成本预算总额以及项目预算各项工作的依据。项目估算文件是项目成本预算的起点。

（二）项目工作分解结构文件

在项目成本预算工作中，根据需要分配成本在所有活动基础上形成的工作分解结构文件，分析和确定项目各项工作与活动在成本估算中的合理性和项目估算总额的分配，再进行预算总额的分配。

（三）项目进度计划表

为了将成本分配到项目的各项工作和各时间段中，需要依据项目进度计划安排项目的资源与成本预算。项目进度计划规定了项目目标和具体完成时间，目的是控制项目时间以避免浪费。项目进度计划表用表格形式清楚表明每项活动所需要的时间和资源。实际上，成本估算文件和工作分解结构文件是项目预算编制的内容依据，项目进度表是项目预算编制的时间依据。

四、卫生项目成本预算编制

（一）成本预算总额确定

根据项目设计方案和成本预算定额对项目进行成本再估算，得到项目成本预算总额。在项目成本管理中采用目标成本管理方法设定目标成本，并以此确定成本预算总额。目标成本确定可采用按实计算法和历史资料法。

1. 按实计算法　该方法是以项目实际资源消耗为基础，根据所需资源的实际价格，详细计算各项成本组成的目标成本。如医疗成本项目可分为人力成本费、固定资产折旧费、卫生材料费、管理费用、药品费用等，人力成本费的目标成本 $=\sum$ 各类人员计划使用量 × 实际水平的人均收入额。

2. 历史资料法　历史资料法将卫生服务项目分为若干个子项目，参照同类项目的历史数据，采用算术平均数法计算子项目的目标成本降低率，然后算出子项目的成本降低额，汇总后得出整个项目成本降低额、成本降低率；或采用增量预算法，给予历史基数一个增长比例，计算出目标成本。

（二）项目成本分解

卫生项目成本预算总额确定后，可以在 WBS 的基础上，自下而上或自上而下地分解项目成本。按照不同标准进行成本分解，通常按成本构成要素、项目构成层次、项目进度计划或前述标准组合进行分解。基本分解方法是自上而下、由粗到细，将项目成本依次分解、归类，形成相互联系的分解结构。

按成本要素分解项目成本，是将总成本分解为直接费和间接费，进一步细分为人工费、材料费、管理费等；按项目组成分解成本，是将总成本分解到项目的各个组成部分，如子项目、任务或工作单元；按项目进度计划分解成本，是根据项目进度计划要求，将项目成本按时间分解到各年、季度、月、旬或周。综合分解是同时按照几种标准进行组合分解，以便于项目成本管理。在实践中，往往是将以上几种方法综合使用，以达到最优效果。

（三）项目成本预算调整

预算调整是在预算表确定后，根据项目各部分预算费用与实际费用的差值、项目某些环节的变化对原来预算表进行修正。项目成本预算调整可分为初步调整和综合调整。

1. 初步调整　初步调整是以工作任务一览表、工作分析结构、项目进度计划、成本估算为预算依据。在项目成本预算后，对某些工作任务的遗漏和不足、某些工作活动等出现的偏差进行调整。

2. 综合调整 进行综合调整是考虑到项目所处环境在变化之中,使得预算随之作出相应的综合调整。一般是在初步调整的基础上再次变动。

五、卫生项目成本预算结果

(一)卫生项目预算文件

卫生项目预算文件是项目成本预算工作中生成的关于项目预算的正式文件,其中项目成本基线是最重要部分,用于测量和监控项目的总体成本水平。通常用成本负荷直方图和时间 - 成本累计曲线表示(图9-5,图9-6)。

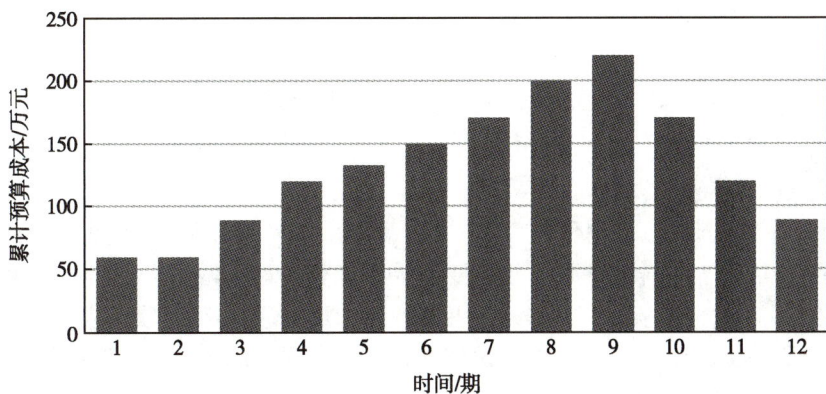

图9-5 成本负荷直方图

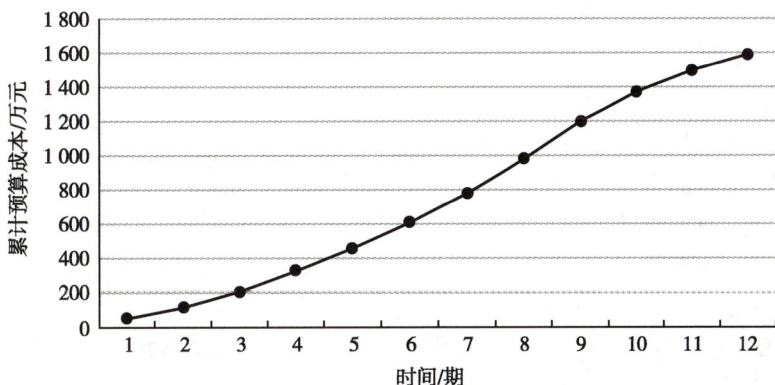

图9-6 时间 - 成本累计曲线

(二)相关支持细节

相关支持细节是关于卫生项目预算各种说明文件,包括项目总体计划、范围计划、时间计划、资源计划等方面的细节文件。

(三)项目筹资计划

项目筹资计划是根据项目预算结果,给出的筹资要求和计划安排。为应对项目实施过程中出现的各种预付款、提前结算和超支的情况,每个阶段的筹资都应该给出一定的额外量。

(四)项目预算管理计划

卫生项目成本预算工作的主要结果之一是生成项目预算管理计划文件,该文件确定了有关项目预算管理的各种规定和要求。

（五）项目文件更新

在卫生项目成本预算过程中，通常会出现需要更新或修订以前的项目成本估算、项目进度、项目范围等情况，由此会产生更新后的项目成本估算书、项目成本计划和其他项目文件。

第五节　卫生项目成本控制

根据项目成本预算，可以很好地控制项目实施成本。项目成本控制是在项目实施过程中，通过项目成本管理，尽量使项目实际成本控制在预算范围内的项目成本管理工作。项目成本控制的关键是及时分析成本费用，发现成本差异和低效率情况，及时采取纠正措施以控制项目成本。

一、卫生项目成本控制概念及内容

（一）项目成本控制概念

卫生项目成本控制是通过监督项目状态以更新项目预算、管理成本基准变更的过程。从事物发展过程看，项目成本控制涉及那些可能引起项目成本变化因素的事前控制、项目实施过程中的事中成本控制和项目成本实际发生变化后的事后控制。想要实现对项目成本的全面控制和管理，首要任务是要控制项目各环节、各方面的变动，从而实现全面控制成本变动的目标。

（二）项目成本控制内容

卫生项目成本控制的主要内容包括项目决策成本控制、招投标费用成本控制、设计成本控制、项目实施成本控制4个方面。

1. 项目决策成本控制　决策是项目形成的第一个阶段，其质量高低对项目结果产生重要影响。为了科学决策项目，通常要在此阶段对项目进行可行性研究，包括人群健康需求评估、干预措施效果评估、费用可负担性评估、人力资源评估等。完成这些工作所支付的资金构成了项目决策成本，而其预算和管理构成决策成本控制。

2. 招投标费用成本控制　招投标费用成本控制是指对招投标工作所需费用进行的控制过程。如对一些涉及土建、设备等建设项目，通常要采用招标方式来购买产品或服务。采用的不论是单一采购，还是邀请招标或公开招标等，都需项目方投入一定的人力和物力等，这些人力、物力及招标过程中的其他开支，构成了招标费用。

3. 设计成本控制　主要指在卫生项目中各种计划、设计所需费用的管理和控制。例如，项目方案的设计、研究计划的制定、施工图设计等。

4. 项目实施成本控制　主要指在整个项目实施过程中，对未完成项目产生的耗费进行管理和控制。无论是卫生服务项目还是形成卫生服务能力的项目，无论是国外资助的卫生项目还是政府卫生专项资金项目，项目实施成本都是整个项目成本的主体。整个项目成本控制成功与否主要取决于实施成本控制。

二、卫生项目成本控制依据

卫生项目成本控制目标是把构成项目成本各部分控制在成本计划之内，并使其耗费达到最小，其直接依据是费用预算计划、执行情况报告、变更申请、费用管理计划。

（一）费用预算计划

费用预算计划，又称为基准成本，通过比较基准成本与实际结果，来判断是否需要进行变更、采取纠正措施和预防措施。基准成本提供了成本预算和使用的一个基本范围,是项目成本控制的基础。

(二) 执行情况报告

执行情况报告反映了项目预算的实际执行情况,是项目成本管理与控制的实际依据。它对收集的信息进行组织、分析和总结,以提供项目范围、进度、成本、质量、预算等信息,包括哪个阶段成本超出预算,哪些工作成本超出预算,哪些工作成本没有超出预算等。

(三) 变更申请

项目变更指在项目执行过程中产生的对项目某些方面作出修改的要求。变更申请是对费用使用方向和范围发生改变的一种记录,可用多种形式表达,如口头或书面的,直接或间接的,外部或内部的,法律强制的或自主选择的。变更可能是要求增加预算,也可能是允许减少预算。

(四) 费用管理计划

费用管理计划描述当实际成本与计划成本发生差异时如何进行管理。项目费用管理计划是整个项目计划的一个辅助部分,对成本控制过程进行有序的安排,以达到实现合理使用费用的目的。

(五) 项目计划和标准、规范

与项目有关的各种计划以及项目实施必须遵循的各种标准、规范,也是项目成本控制的依据。

三、卫生项目成本控制方法

卫生项目成本控制是一个系统过程,需要利用数据、表格以及各种方法来进行成本分析和管理。

(一) 成本分析表法

项目成本分析表是成本分析控制的手段之一,是利用项目中的各种表格进行成本分析和成本控制的一种方法。成本分析表主要包括月度成本分析表和最终成本控制报告表。

1. 月度成本分析表　主要是反映项目工作实际完成工作量和与成本相对应情况,以及与预算成本和计划成本相对比的实际偏差和目标偏差,为分析偏差产生原因和制定针对偏差可采取的相应措施提供依据。

2. 最终成本控制报告表　主要是通过对已完成的项目进度和累计成本的分析,结合尚需完成的项目进度和还将发生的成本,进行最终成本预测,以检验实现成本目标的可能性,并为项目成本控制提出新的要求。

(二) 挣值分析法

挣值(earned value, EV)法是在制定出计划成本的基础上,采用成本分析的方法找出计划值与实际费用之间的偏差,分析产生偏差的原因和变化发展的趋势,进而采取措施以减少或消除偏差,实现目标成本的一种管理方法。

1. 基本值　挣值法用 3 个基本值来表示项目的实施状态,并以此预测项目可能的完工时间和完工时的可能费用,这 3 个基本值是:计划值(planned value, PV)、挣值、实际费用(actual cost, AC)。

计划值(PV)表示根据批准认可的进度计划和预算到某一时点应当完成的工作按预算定额计算的累计值,又称计划工作预算费用(budgeted cost of work scheduled, BCWS)。计算公式:BCWS = 规定时间内的计划完成工作量 × 每单位工作量预算(单价)。

挣值(EV)指到某一时点已经完成的工作按预算定额计算的累计值,又称已完成工作预算费用(budgeted cost of work performed, BCWP)。计算公式:BCWP = 规定时间内的实际完成工作量 × 每单位工作量预算(单价)。

实际费用(AC)指到某一时点已完成的工作所实际花费的总金额,又称已完成工作的实际费用（actual cost of work performed，ACWP）。计算公式：ACWP＝规定时间内的实际完成工作量×每单位工作量实际费用（单价）。

2. 重要指标　从上述 3 个基本值可以延伸出以下几个重要指标：费用偏差（cost variance，CV）、进度偏差（schedule variance，SV）、费用绩效指数（cost performance index，CPI）、进度绩效指数（schedule performance index，SPI）。

费用偏差（CV）指在某个检查控制点上挣值与实际费用之差，计算公式：CV＝EV－AC＝BCWP－ACWP。如果 CV 小于 0 时，表示项目投资成本超支，实际费用超过预算费用，说明项目执行效果不好；如果 CV 等于 0，表示项目实际费用等于预算费用；如果 CV 大于 0 时，表示项目在预算之内，实际费用没有超出预算费用，项目执行效果良好。

进度偏差（SV）指在某个检查控制点上挣值与计划值之间的差异，通过比较挣值与计划值之差可以获知项目进度是提前还是滞后。计算公式：SV＝EV－PV＝BCWP－BCWS。如果 SV 为负值，表示进度比计划滞后；如果 SV 为零，表示进度按照计划进行；如果 SV 为正值，则表示进度比计划提前。

费用绩效指数（CPI）是指挣值与实际费用的比值，反映扣除工作量变化后项目成本及其管理工作绩效情况，计算公式：CPI＝EV÷AC＝BCWP÷ACWP。当 CPI 大于 1 时，表示成本节支，即实际费用低于预算费用；当 CPI 等于 1 时，表示计划投资与实际费用需求相等；当 CPI 小于 1 时，表示超支，即实际费用高于预算费用。

进度绩效指数（SPI）指项目挣值与计划值比值，反映项目时间利用效率，计算公式：SPI＝EV÷PV＝BCWP÷BCWS。当 SPI 大于 1 时，表示项目进度提前，即实际进度比计划进度快；当 SPI 等于 1 时，表示项目实际进度与计划进度相同，即实际进度等于计划进度；当 SPI 小于 1 时，表示项目进度滞后，即实际进度比计划进度拖后。

3. 挣值分析应用　挣值管理（earned value management，EVM）是指在综合分析卫生项目范围、进度、资源配置的基础上测算卫生项目绩效的分析方法。卫生项目挣值分析基本步骤包括编制卫生项目成本预算计划、核算卫生项目实际费用、项目挣值测算、项目成本偏差与绩效指数分析等。通过测算 PV/BCWS、EV/BCWP、AC/ACWP、CV、SV、CPI 和 SPI 等，可绘制项目挣值参数综合分析表（表 9-5），有利于卫生项目管理者更好掌握项目成本和进度控制，判断卫生项目执行情况，对出现偏差情况时，深入分析原因并及时采取纠偏措施，以保证卫生项目顺利推进。

表9-5　项目挣值参数综合分析表

序号	参数关系		结果分析
	图形关系	数值关系	
1	ACWP BCWS BCWP	ACWP>BCWS>BCWP SV<0　CV<0 SPI<1　CPI<1	项目进度滞后 成本超支较重 执行效果不好
2	BCWP BCWS ACWP	BCWP>BCWS>ACWP SV>0　CV>0 SPI>1　CPI>1	项目进度提前 成本节支较好 执行效果良好
3	BCWP ACWP BCWS	BCWP>ACWP>BCWS SV>0　CV>0 SPI>1　CPI>1	项目进度提前 成本略有节支 执行效果良好

续表

序号	参数关系		结果分析
	图形关系	数值关系	
4	ACWP　BCWP BCWS	ACWP>BCWP>BCWS SV>0　CV<0 SPI>1　CPI<1	项目进度提前 成本略有超支 执行效果一般
5	BCWS　ACWP BCWP	BCWS>ACWP>BCWP SV<0　CV<0 SPI<1　CPI<1	项目进度滞后 成本略有超支 执行效果不好
6	BCWS　BCWP ACWP	BCWS>BCWP>ACWP SV<0　CV>0 SPI<1　CPI>1	项目进度滞后 成本略有节支 执行效果一般

（三）成本累计曲线法

成本累计曲线法是指根据时间和项目预算绘制成的曲线，反映的是整个项目或项目中某个独立部分成本开支情况。可以从成本预算计划中直接导出，也可利用网络图、条线图等图示单独建立。

成本累计曲线图（图9-7）中的 S 形曲线是 t 时间内完成的工作量的累计成本。在实际情况中，实际支出可能会超过理想情况，也可能比理想情况低。如果高于理想情况，可能是某个环节计划不周或者管理不善，造成成本增加；如果低于理想情况，则可能是工程进度落后于计划，应该完成的工作未能完成。成本累计曲线图上的实际成本与计划成本的偏差，不代表项目实施过程中出现了问题，它是一种警示，反映的是现实与预算的差别。发现偏差时要查明原因，判定是正常偏差还是非正常偏差，然后采取处理措施。

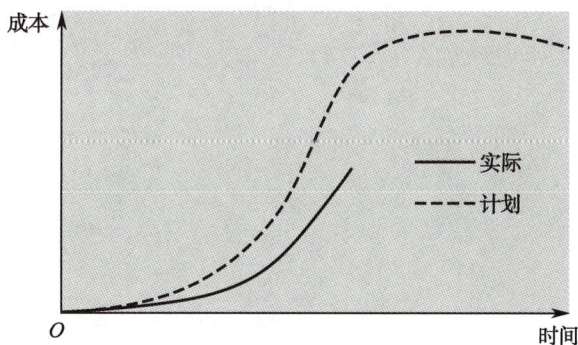

图9-7　成本累计曲线图

（四）香蕉曲线法

香蕉曲线（banana curve）是指利用各个任务最早开始时间和最迟开始时间制作的时间 - 成本累计曲线（图9-8）。香蕉曲线表明了项目成本变化的安全区间，实际发生成本的变化如果不超出两条曲线限定的范围，则属于正常变化，可以通过调整开始时间和结束时间使成本控制在计划范围之内。如果实际成本超出这一范围，则需要分析超出范围的原因，并在必要的时候采取有效纠正措施。每一条曲线都对应某一特定的进度计划，但项目各条曲线只会落在由全部活动都按最早开始时间开始和全部活动都按最迟开始时间开始的曲线所组成的"香蕉曲线图"内。

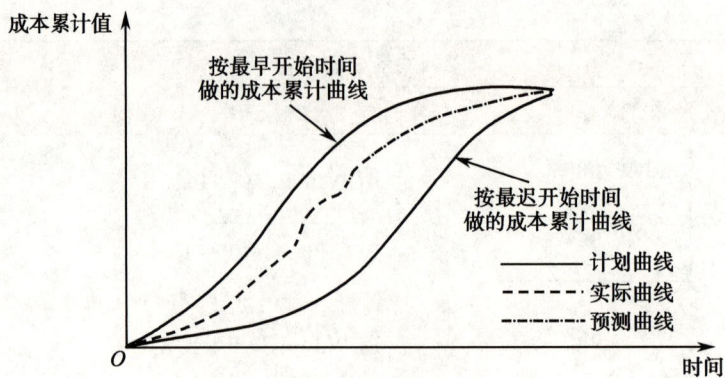

图 9-8　典型的香蕉曲线

（蒋　帅）

思考题

1. 简述卫生项目成本管理的目标。
2. 简述影响卫生项目成本的因素。
3. 简述卫生项目资源计划编制的工具。
4. 简述卫生项目成本预算的依据。
5. 简述卫生项目成本控制的依据。
6. 在卫生项目成本管理中,分析成本估算与成本预算的区别与联系。

第十章　卫生项目质量管理

章前案例

国家基本公共卫生服务项目质量管理

作为我国新一轮深化医药卫生体制改革的重要措施，国家基本公共卫生服务项目自2009年起逐步开展、实施。该项目由国家与地方财政提供经费保障，以基层医疗卫生机构为载体，向全体居民免费提供基本公共卫生服务。

为保证项目的规范实施，原卫生部出台了《国家基本公共卫生服务规范（2009年版）》，对该项目中各服务类别的服务对象、服务内容、服务流程、服务要求、考核指标等作出了明确规定。随着居民主要健康问题发生改变，该项目的服务内容也在不断丰富。国家卫生行政部门至今已出台了三版《国家基本公共卫生服务规范》，并于2019年，在将重大公共卫生服务项目纳入基本公共卫生服务项目后，发布了《新划入基本公共卫生服务相关工作规范（2019年版）》。

为推动项目的全面落实，2010年卫生部和财政部出台了《卫生部 财政部关于加强基本公共卫生服务项目绩效考核的指导意见》。2015年国家卫生计生委与多部门联合出台了《国家基本公共卫生服务项目绩效考核指导方案》，明确考核内容包括组织管理、资金管理、项目执行、项目效果四部分，要求各地建立将考核结果与补助经费挂钩的奖惩机制，建立对考核中发现问题的整改机制，深入分析问题产生的原因，采取有效措施，防止类似问题再度出现。

制定上述举措的目的，就是要加强基本公共卫生服务项目质量管理，推动基本公共卫生服务项目全面、规范实施，从而提高基本公共卫生服务均等化水平，保证财政经费的投入能最大限度地发挥保护人群健康的作用。具体如何开展质量管理，提高卫生项目的实施质量，即本章需要讨论的内容。

第一节　概　　述

一、项目质量管理的基本概念

（一）质量的内涵

日常生活中，当某种产品或服务能满足人们使用要求时，我们说这种产品或服务是有质量的。一般而言，质量是主要感受和客观标准相结合的产物，不同的人对同一物品出于不同的要求或期望，可能会给出不同质量评价结果。随着科学技术发展和人们认识水平提高，质量的内涵得到了不断扩展与完善，国际上对于质量有不同的界定。

美国质量管理专家朱兰（Joseph M. Juran）认为，质量就是产品的适用性，即产品在使用时能够满足用户需要的程度。这里朱兰强调了产品满足用户使用的基本要求。在企业生产领域，质量的判断标准被认为是"顾客至上",即满足顾客需要和期望是主要目标。该定义揭示了质量实现步骤,即首先识别所有顾客并确定优先顺序(最重要的、重要的和其他顾客),然后测定他们的期望和需求。基于此,为顾客提供满足其期望和需求的产品或服务。国际标准化组织(International Organization for Standardization, ISO)在《质量管理体系——基础和术语》中将质量定义为"产品、体系或过程的一组固有特性满足顾客和其他有关方要求的能力"。这一定义可以从以下几个方面来理解:首先,特性是指事物所特有的性质,固有特性是事物内在具备的,如标准;其次,产品必须满足顾客的某些要求,即产品不仅内在品质上符合某些标准,还需要让顾客满意;最后,顾客不仅对成品提出要求,也可能对生产过程提出要求,因此质量不仅包括结果质量,也包括过程质量。

(二)项目质量的内涵

项目质量就是项目的可交付成果能够满足项目相关方要求的程度。满足的要求包括有明确规定的要求(如项目目标、相关标准),隐含的要求(如组织惯例、一般习惯)和必须履行的要求(如法律法规、行业规范)等。

项目质量在很大程度上既不同于产品质量,也不同于服务质量,而是兼具两者特性。主要因为多数项目既有产品性成果,也有许多服务性成果,有时还包括通过项目探索出的新的规范或政策。例如,对于一个控制某种疾病流行的干预项目,其最终成果是该疾病流行的控制策略与效果。控制策略更多的属于规范或政策范畴,控制效果则具有产品属性,而在疾病控制过程中探索的有效治疗、预防措施等则属于服务范畴。

项目质量还具有过程特性,一个项目的质量由整个项目全过程形成,受项目执行全过程质量的直接和综合影响。尽管多数项目都是一次性的,但与项目相关的产品质量和服务质量却可以周而复始地进行持续改进,不仅在项目执行期间,还包括在项目结束后。项目质量则只能在本次项目实施过程中不断地完善直至项目结束形成明确要求与最终结果。

(三)项目质量管理的内涵

1. 项目质量管理的内容与原则 项目质量管理(project quality management)是以改进项目质量为目标的管理活动的总称。具体来说,项目质量管理通常包括制定项目质量方针、目标,以及质量计划、质量控制、质量保证和质量改进等管理活动。项目质量管理的原则主要包括以下几个方面。

(1)过程管理。质量管理针对的是整个项目过程,对项目开展过程中的各个环节和各项活动进行管理。

(2)质量管理标准化。任何项目的质量管理,都需要为项目中涉及的各项指标确定可测量的标准,从而保证管理过程、管理方法的标准化。

(3)质量评价。要保证项目质量,除了进行检查、测试,还要根据相关质量要求进行评价,以判断项目活动与产出是否达到质量要求。评价内容包括质量管理计划、质量标准、质量过程管理、质量检查结果等。

(4)持续改进。与一般的产品或服务质量相似,项目质量同样是只有更好、没有最好。持续改进永远是项目质量管理的基本要求,要求管理者对质量管理中遇到的问题提出改进方法,采取改进措施,不断提高项目质量。

2. 项目质量管理的特点 项目质量管理与一般质量管理相比,既有相同之处,又存在差异,这些差异由项目的一次性和独特性等特性所决定,具体表现为以下几点。

(1)复杂性。由于项目影响因素多、经历环节多、涉及主体多、质量风险多等,使得项目质量管理具有复杂性。

(2)动态性。项目要经历从概念至收尾完整的生命周期。由于不同阶段项目质量影响因素不同,质量管理内容和目的不同,因此项目质量管理的侧重点和方法要随着阶段的不同而作相应的调整。即使在同一阶段,由于时间不同,项目质量影响因素也可能有所不同,同样需要进行针对性的质量管理。所以,项目质量管理具有动态性。

(3)不可逆性。项目具有一次性特点,这就需要对项目各个环节、要素都予以高度重视,否则就可能造成无法挽回的影响。所以,项目质量管理具有不可逆性。

(4)系统性。项目质量并不是孤立的,它受其他因素和目标制约,同时也制约着其他因素和目标。所以,项目质量管理更加强调系统管理思想。

二、卫生项目质量管理的基本概念

(一)卫生项目质量管理的内涵

卫生项目是为解决卫生领域中存在的问题所开展的各种活动的总称。卫生项目的产出,同样包括产品和服务,如某项操作的流程,以及卫生政策、卫生服务、人群健康等。因此,卫生项目质量管理也应当围绕产品和服务质量,其基本内容包括制定质量计划、建立质量保证体系、实施质量控制,以改善项目活动和项目产出质量,实现项目目标。

目前尚没有卫生项目质量管理专门技术和方法。卫生项目质量管理在管理理念、管理方法、管理技术等方面,与一般项目质量管理没有本质的区别。所不同的是,由于健康和卫生服务的特殊性,卫生项目质量管理更强调管理的系统性、综合性,既要关注项目活动执行质量,又要关注项目结果,即对人群健康的影响。

(二)卫生项目质量的特点

1. 卫生项目质量的重要性　卫生项目质量直接与患者或人群的健康相关,卫生项目质量的高低,将对人群健康甚至生命安全产生直接影响,这与一般产品或服务质量有着本质的区别。正是由于卫生项目质量与人的健康密切关联,其重要性应受到广泛关注。

2. 卫生项目质量内涵丰富　卫生项目内容的复杂性和卫生项目质量的重要性,决定了卫生项目质量内涵丰富。卫生项目质量不仅包括所提供产品或服务的质量是否符合质量标准,还包括卫生项目的执行质量,即卫生项目是否严格按要求设计方案、按计划开展活动,各项活动是否按质量要求完成,所提供的产品或服务是否符合成本效益原则,患者或人群的健康是否得到改善。卫生项目质量内容的复杂性,决定了开展卫生项目质量管理的复杂性。

3. 卫生项目质量指标难以标准化　第一,卫生服务多是根据服务对象的需要而提供,个性化特征明显,很难实现标准化服务。第二,卫生政策、卫生规范的质量如何,很难用统一标准进行测量。第三,项目活动执行情况与效果是卫生项目质量的重要体现,这也无法用标准化的指标进行衡量。因此,卫生项目质量指标大多需要根据具体项目来确定,无法实现标准化。

4. 过程与结果关联的不确定性　企业严格把好生产过程关,产品就能符合质量要求,卫生服务则不同于企业产品。通常完全符合质量标准的服务不一定能获得满意的健康结果,而良好的健康结果(如痊愈),也不一定源于高质量的服务。由于卫生服务过程与结果的关联往往是不确定的,在进行卫生项目质量管理时,就需要既考虑到过程又考虑到结果,往往还要考虑到环境因素的影响。

5. 环境因素影响明显　环境对卫生项目的影响是明显的,有时还是巨大的。无论是内环境还是外环境,都会对卫生项目的实施和结果产生不容忽视的影响。如一个改变高血压前期人群生活方式的卫生项目,生活方式既受目标人群健康意识的影响,也受当地经济社会发展水平的影响。因此,开展卫生项目质量管理,必须考虑到这些内外环境因素的影响。

(三)卫生项目质量管理的基本内容

卫生项目质量管理的基本内容总体可以分为两大类,即质量保证和质量改进。质量保证是指通过建立完善的质量保证体系,对项目质量信息进行收集和分析,发现存在问题并及时解决,从而保证项目质量。而质量改进则是保证项目活动和产出的质量能得到不断提升。具体来说,卫生项目质量管理包括以下几方面重点工作。

1. 制定项目质量计划 项目质量计划是指为确定项目应该达到的质量标准以及如何达到这些标准而制定的计划与安排。项目质量计划规定了与项目相关的质量标准，如何满足这些标准，以及由谁、何时使用哪些资源，实施哪些步骤。项目质量计划除了计划本身，还包括项目质量工作说明、质量评价清单以及可用于项目质量管理的其他信息。在项目启动前，就应根据项目活动安排和项目目标，制定详细的项目质量计划。以国家基本公共卫生服务项目中的"0～6岁儿童健康管理服务"项目为例。该项目的目标是，对儿童出生缺陷做到早发现、早治疗，预防与控制残疾的发生和发展；保障和促进儿童身心健康发育，减少疾病发生。为此，该项目根据儿童不同生长时期分别制定了相应的随访计划和服务内容，如新生儿疾病、听力、视力、口腔筛查，以及体格检查、生长发育评估等。

2. 建立质量保证体系 质量保证体系是指以提高和保证项目实施质量为目标，运用系统方法，依靠必要的组织结构，把项目管理与实施各部门、各环节的质量活动严密组织起来，对项目活动全过程进行质量监控和质量改进的项目质量管理系统。通过建立质量保证体系，可以在项目执行过程中，形成一个有明确任务、职责、权限、相互协调、相互促进的质量管理有机整体。要保证项目实施的质量，就必须建立适宜的质量保证体系，将质量保证与项目实施同时计划，并在项目实施的全过程中落实质量管理活动。国家基本公共卫生服务项目虽由基层医疗卫生机构提供，但其质量保证体系除了基层医疗卫生机构以外，还包括卫生行政部门与专业公共卫生机构。卫生行政部门履行项目管理、信息系统建设和使用、绩效考核组织实施等职责。专业公共卫生机构，如疾控机构、妇幼保健机构等，承担项目指导、人员培训等任务。

3. 开展项目质量控制 项目质量控制是项目质量保证的重要内容。通过开展质量控制，可以掌握项目运行总体状况，明确项目执行和产出与质量目标以及质量标准的差距，进而分析产生这些差距的主要原因，为质量改进提供依据。开展项目质量控制，应根据不同环节质量活动的特点，采用不同的工具，合适的工具对准确判断项目质量水平具有非常重要的意义。

4. 促进质量持续改进 促进质量持续改进是质量管理的根本目标。广义上质量是一个相对的、动态的概念。不同时间、不同经济社会和技术发展水平，人们对质量的要求是不同的，不同的人对质量的需求也是不同的。此外，不同项目执行者或产品生产者产出项目或产品的质量水平可能会不同。因此，质量管理者要帮助项目执行者或产品生产者不断改进工作，使质量在现有的水平上不断提升，逐步达到或接近最优质量水平。如国家基本公共卫生服务项目绩效考核内容包括组织管理、资金管理等四部分。尽管有既定国家要求，但是各地可根据本地实际情况，针对重点工作和薄弱环节，适当增加考核指标、调整指标分值，将考核结果与补助经费挂钩，从而因地制宜地推动项目工作持续改进。

三、卫生项目质量管理的基本理论

卫生项目质量管理在管理理念、管理方法、管理技术等方面，与一般项目质量管理没有本质的区别。本部分将依次介绍质量管理八项原则、PDCA质量管理循环、质量三元论、全面质量管理等经典质量管理理论，这些理论也适用于卫生项目质量管理。

（一）质量管理八项原则

质量管理八项原则是国际标准化组织根据管理实践经验和顾客调查结果制定的最基本、最通用的质量管理一般规律，具体包括以下几个方面：

1. 以顾客为中心 任何产品或服务都依存于顾客，因此在提供产品或服务时，应充分了解顾客当前和未来的需求，满足顾客要求，并争取超越顾客期望。这是质量管理最基本的原则，体现了质量管理最核心的指导思想。

2. 领导作用 领导者是指在组织最高层指挥和控制组织的最高管理者,在质量管理过程中由其制定质量方针和质量目标,组织实施质量保证、质量控制和质量改进。领导者在质量管理中起着主导和决策性作用,这是质量管理成败的关键。

3. 全员参与 产品或服务质量高低,取决于生产过程各个环节,任何一个环节出现问题都将引发质量问题。只有全员参与质量管理,才能保证高质量产品生产或服务提供,这是质量管理有效运作的基础。

4. 过程方法 过程是结果的基础,只有对产品或服务生产过程严格把关,以过程作为质量管理基本单元,才有可能更高效地得到期望的结果。

5. 管理的系统方法 质量形成过程的特点决定了系统的观点和方法是质量保证的重要基础。开展质量管理必须充分运用系统的方法,全面把握产品生产或服务提供全过程,重视不同环节的内在联系和相互影响,提高质量管理效率。

6. 持续改进 质量只有更好、没有最好。持续改进应当是组织的永恒目标,它是提高满足顾客要求能力的循环活动,与第一个原则"以顾客为中心"互相呼应。追求更高质量是质量管理的永恒主题。

7. 以事实为决策依据 有效决策建立在数据和信息分析的基础上。开展质量管理时,要充分收集和分析质量信息,掌握质量状况和质量影响关键因素,制定质量改进策略措施。确保信息真实可靠,是循证决策的基础。

8. 与供方互利的关系 产品或服务提供者在质量链上的位置是相对的。产品或服务在其生产过程中需要获得相关资源或原材料,由此产品或服务提供者又成为需方。应当确定相关资源、原材料供方应满足的要求,并将其文件化。与供方建立合作伙伴关系,清楚地、开放式地进行交流,共同开发、改进产品和过程,以确保供方能够按时提供可靠的、无缺陷的产品。

(二)PDCA 质量管理循环

美国管理学家戴明(W. Edwards Deming)认为质量是以最经济的手段制造出市场上最有用的产品,他最早采纳、宣传了 PDCA 循环概念,使其获得普及,因此该理论又称"戴明环"。PDCA 循环是一种合乎逻辑的工作程序,能使任何一项活动有效运行,在质量管理中得到了广泛应用。P、D、C、A 四个英文字母所代表的含义分别为:P(plan)——计划,包括确定质量方针和目标,制定活动计划;D(do)——执行,就是具体运作,实现计划中的内容;C(check)——检查,就是总结计划执行结果,分清哪些成功,哪些失败,明确效果,找出问题;A(action)——行动(或处理),即对检查结果进行处理,对成功的经验加以肯定并予以标准化,或编写作业指导书,以便日后工作时遵照使用;对于失败的教训也要总结,以免重蹈覆辙;对于没有解决的问题,则要在下一个PDCA 循环中加以解决。

PDCA 循环是一个周而复始的过程。每一步骤和每个组织内的子系统又包含了各自的 PDCA 循环活动过程,即大环带小环。每一个循环过程都是质的阶梯式上升,突出了持续改进质量管理原则。PDCA 循环重视科学的统计观念和处理方法,要求用统计分析方法作为发现问题和处理问题的工具。

案例 10-1

以绩效考核促进基层卫生服务质量持续改进

自 2009 年新医改启动以来,我国政府对基层卫生投入大幅度提高。随着经费逐步到位,基层卫生服务积极性有所降低。为此,世界银行贷款中国农村卫生发展项目(卫生XI项目)探索建立了基于绩效的财政投入与分配机制,以期提高基层卫生服务积极性、促进基层卫生服务持续改进。项目地区实施的绩效考核工作较好地体现了 PDCA 质量管理循环的基本思路。

P（计划）：基于"以卫生服务质量为核心开展绩效考核，充分体现持续改善卫生服务绩效基本思想，促进农村卫生可持续发展"等目标，项目地区以项目组开发的《农村卫生服务绩效管理指导手册》为指导，成立负责绩效管理的具体机构和部门，或明确绩效管理的责任科室，制定绩效考核方案。

D（执行）：项目地区卫生行政部门组织考核小组对乡镇卫生院实施考核，乡镇卫生院组织考核小组对村卫生室和内部员工进行考核；部分卫生行政部门抽查乡镇卫生院对村卫生室的考核情况，并将其作为乡镇卫生院绩效的一部分。在考核频率上，项目地区卫生行政部门考核一般为半年一次，乡镇卫生院对村卫生室和内部员工考核一般为一月一次。

C（检查）：项目地区卫生行政部门考核小组在考核结束后，首先对考核结果进行分析，再将结果反馈给各乡镇卫生院，让各卫生院一方面了解其绩效水平，另一方面明确自身存在的问题。

A（处理）：项目地区卫生行政部门根据考核发现的问题，提出解决措施，如人员培训、技术指导等，以此来帮助低绩效的乡镇卫生院改进绩效。

（三）质量三元论

世界著名质量管理专家朱兰提出的"质量三元论"，将质量管理过程分为三个环节：质量计划、质量控制和质量改进。该理论也称作"朱兰三部曲"。

1. 质量计划（quality planning） 质量计划是质量管理必不可少的重要工作环节。主要内容包括：确定顾客，明确顾客需求，开发满足顾客需求的产品，建立产品质量目标，设计工作流程实现质量目标。

2. 质量控制（quality control） 该环节主要对产品或服务生产过程进行质量检查监督，以确保实现质量目标。主要内容包括：选择控制点，选择测量单位，明确测量指标，建立质量标准，测量实际质量，分析实际质量与质量标准差距，采取改进措施。

3. 质量改进（quality improvement） 针对质量控制环节发现的质量问题，以及导致质量问题的关键因素，该环节将采取有效措施解决问题，提高质量。主要内容包括：确定改进项目，组织工作团队，明确问题产生原因，找出解决方案，证明措施有效性，处理文化冲突，对取得的成果进行经验总结并制度化。

（四）全面质量管理

全面质量管理（total quality management）是指在全社会推动下，产品或服务生产单位中所有部门、组织、人员都以质量为核心，把专业技术、管理技术、数理统计技术进行有效整合，建立起一套科学严密高效的质量保证体系，控制生产过程中质量影响因素，以优质的工作和最经济的办法提供满足顾客需求的产品或服务的全部活动。全面质量管理基本思想是以质量为中心，以全员参与为基础，通过顾客满意以及组织成员与社会受益而实现长期成功。

案例 10-2

多部门联动提高重性精神病患者管理水平

世行贷款卫生Ⅺ项目在对项目地区重性精神病患者摸底调查和分析的基础上，将重性精神病患者的发现、治疗、管理和救助作为项目活动重点，探索建立了以患者为中心、多部门联动的工作体系,这是全面质量管理理论的生动实践。

项目地区各级政府以重性精神病患者为中心,成立由政府主要领导负责、相关部门参与的领导组织,明确各部门职责,制定工作方案,强化监管措施。公安、卫生部门和各级政府组成排查工作组,按照"街不漏巷,乡不漏村,村不漏户"的要求开展排查,对发现的重性精神病患者进行全面评估,统一登记造册,建立健康档案和康复管理手册。对于纳入管理的重性精神病患者,乡镇卫生院和村卫生室定期分级随访,实施分类干预,开展包括家庭教育、药物依从性和心理行为干预在内的综合干预措施,不断完善管控措施。以县疾控中心和精神病专业机构为主的专业公共卫生机构畅通送返渠道,完善防治网络,建立应急处置机制以及重性精神病管理绩效考核机制。各级政府多渠道筹措资金,形成经费保障机制。通过探索实践,项目地区基本建立了重性精神病"预防、救助、监管、康复"四位一体的管理机制,显著提高了重性精神病患者管理水平。

第二节　卫生项目质量计划

一、卫生项目质量计划概述

(一)卫生项目质量计划的概念

开展任何一项工作前,都需要有计划。实施卫生项目,需要制定项目活动计划,以保证各项活动都有章可循。要保证项目高质量实施,同样需要制定项目质量计划,以保证项目活动和产出达到相应的质量标准。

卫生项目质量计划是指为确定项目活动和产出应该达到的质量标准和如何达到这些质量标准而制定的有关项目质量的计划与安排。项目质量计划主要包括质量目标和质量标准,如何达到这些标准,如何开展质量评价,由谁以及何时采取哪些步骤、使用哪些资源。项目质量计划是否合适,将直接影响项目活动的实施,并将影响项目的最终产出质量。

(二)卫生项目质量目标

卫生项目质量目标包括项目产出质量要求和项目实施过程质量要求两方面。

1. 项目产出质量要求　首先要明确项目产出是什么,不同的项目产出,具有不同的质量要求。卫生项目产出一般包括:面向个体或人群的医疗卫生服务,卫生新技术、新产品,居民健康,卫生政策和相关规范等。需要根据具体的项目内容和主要产出,制定相应的质量目标。总体上,质量目标应当有利于改善人群健康,卫生服务、技术或产品则要遵循成本效益和成本效果原则。

2. 项目实施过程质量要求　一般情况下,项目实施过程质量对项目产出会产生直接影响。对于卫生项目,由于卫生服务的特殊性,健康产出有时与服务过程并不完全对应。因此,卫生项目过程质量与结果质量同样重要。卫生项目实施过程质量要求主要包括:项目活动按计划进行,项目活动按规范开展,项目预算和相关资源保障,活动成本控制,卫生服务、技术或产品的提供或生产按规范要求进行,各部门间协调配合情况等。在制定项目质量计划时,应根据具体的项目类型,制定相应的过程质量控制目标。

(三)卫生项目质量计划的编制原则

卫生项目质量通过实施项目质量计划、开展质量保障活动实现,而非单纯通过质量评价实现。一般而言,编制卫生项目质量计划需遵循以下几项原则。

1. 目的与目标明确原则　项目质量计划目标和目的一定要清晰,能够清楚地传达出将在什么环境中,根据何种标准,执行何事。

2. 全员参与原则　全员参与项目质量管理,赋予每位管理者和项目参与者主人翁意识,使其更有动力地实施项目质量计划。质量是每一个人的责任,因此人人都要依据项目质量计划参与质量改进活动。

3. 协调原则　项目质量计划应当与项目总计划保持一致,要与项目内容、活动类型相适应,不能与项目其他相关部门的计划发生冲突。

4. 现实主义原则　项目质量目标应当是必要的、可实现的,质量总目标和阶段性目标都应基于现有水平,不能提出远超出现有能力的质量目标,由此才能实现质量目标。

5. 监测和评价原则　要对项目实施过程质量开展持续监测与评价,确保获得及时准确的项目质量信息,以便根据项目实施情况及时调整计划,解决质量问题。

二、编制卫生项目质量计划

(一)卫生项目质量计划的主要内容

一个好的卫生项目质量计划,应当包括以下内容。

1. 项目概况　这是制定项目质量计划的前提,质量计划制定者要明确项目的内容、性质、范围、质量要求等,在此基础上编制的项目质量计划才可能是适宜的和可实现的。

2. 质量目标　质量目标可以帮助相关部门和责任人明确其努力的目标。应当明确项目质量总目标和具体目标,包括阶段性目标和最终目标,还要明确质量评价具体指标及其质量标准。

3. 组织体系　组织体系建设是项目质量的重要保证。应当建立质量管理组织,设计质量控制与管理组织协调机制,明确质量责任。

4. 质量控制手段与工具　应当明确采用何种工具测量质量,以及如何收集质量信息,包括质量监测流程、规范等。

5. 质量改进计划　质量管理的根本目的不是发现质量问题,而是保证质量并实现质量持续改进。因此,质量计划应当包含如何改进质量,包括调整质量目标与质量标准,制定质量改进措施,设计激励机制等。

6. 质量保证计划　在制定项目质量计划的同时,应当明确质量保证计划实施策略,以指导项目执行者更有效地实现质量目标。

(二)卫生项目质量计划的编制流程

1. 了解项目基本概况,收集项目有关资料　应重点了解卫生项目主要活动、项目质量目标和拟定的实施方案等具体内容,为有针对性地制定项目质量计划提供依据。

2. 确定项目质量目标树,绘制项目质量管理组织结构图　按照项目质量总目标、项目内容与阶段划分,逐级分解,建立项目质量目标树。根据项目的规模、特点、进度计划和质量目标树,配备各级质量管理人员和设备等资源,确定各级人员职责,建立项目质量管理机构,绘制项目质量管理组织结构图。

3. 明确项目质量控制活动　项目质量控制活动主要包括项目计划审查,项目实施过程中的质量检查,控制不合格项目活动与产出,检查各类项目实施的质量记录以及交付验收步骤等。

4. 计划批准实施　项目质量计划编制完成后,经相关部门审阅、项目技术负责人审定和项目经理批准,颁布实施。

由于卫生项目的特殊性和不断变化的环境条件,在项目质量计划实施过程中,要持续加强对计划执行情况的检查,以发现问题、及时调整。

第三节　卫生项目质量保证体系

一、卫生项目质量保证体系概述

（一）卫生项目质量保证的概念

卫生项目质量保证是指在执行卫生项目质量计划过程中，对整个质量计划执行情况进行的经常性评估、核查与改进等工作。这是一项确保质量计划得以执行和完成、使卫生项目质量能够最终满足质量要求的系统性工作。卫生项目质量保证的作用在于通过向质量控制系统施加压力，使其更有效地运行，以便及时采取改进措施，将问题在早期加以解决，避免可能造成的经济损失与其他损失。

（二）卫生项目质量保证的内容与方法

1. 卫生项目质量保证的内容

（1）制定项目质量标准。根据卫生项目的具体内容和特点，确定有关指标与规则的定性和定量质量标准，作为卫生项目质量管理依据，并力求在质量管理过程中达到或超过质量标准。

（2）明确质量控制活动。质量保证应贯穿于卫生项目实施全过程和各个环节，是项目生命周期内的一个过程体系。应结合卫生项目具体实际，确定项目质量控制的内容、方法、流程等基本内容。

（3）建立项目质量保证体系。卫生项目质量保证体系是由实施质量保证所需的组织结构、工作程序、相关资源等构成的一个完整系统。建立完善有效的质量保证体系、全面开展质量保证活动，是卫生项目质量保证最重要的一项工作。

（4）配备必要的资源。要保证卫生项目质量，就必须配备必要的资源，包括人力、物力、信息和财力资源等。没有必要的资源保障，就无法达到卫生项目质量标准。

（5）持续开展有计划的质量改进活动。实现质量持续改进是卫生项目质量管理的根本目标。开展质量评价，根据质量水平和主要问题，采取有效措施，持续开展质量改进活动，是质量保证体系的基本内容。

2. 卫生项目质量保证的方法

（1）质量计划。此处质量计划指的是质量保证计划，是项目质量管理运用事前控制思想的重要体现。在编制质量保证计划时，应根据项目活动内容预测项目质量可能存在的问题，制定相应的处理措施，以最大限度地避免质量问题的出现。

（2）质量评价。质量评价是指对项目的质量管理活动和项目结果进行系统性独立审查，确定项目活动是否符合组织和项目的有关政策与要求。质量评价的目标在于识别项目实施过程中开展的效率低、效果差的项目活动，以及时采取改进措施。

（3）质量分解。根据项目的质量目标，将与项目质量有关的活动逐级分解，直到最基本的项目活动，并落实到具体部门或岗位，以便保证实施质量。

（4）过程分析。过程分析是指按照项目质量计划中的项目活动安排，从组织和技术角度，对各项目活动进行分析，发现存在问题，查找问题根源，并提出解决措施。

二、建立卫生项目质量保证体系

（一）卫生项目质量保证体系的构成

建立卫生项目质量保证体系是实施卫生项目质量管理的基本保证。项目质量保证体系通常包括内部质量保证体系和外部质量保证体系。内部质量保证体系是指卫生项目执行机构为保证项目质量而建立的质量保证体系,对卫生项目质量管理负有直接责任。外部质量保证体系是指卫生项目执行机构的主管部门(如上级或同级卫生行政部门)为保证项目质量而建立的领导、管理、协调、控制、监督体系。卫生项目质量保证贯穿卫生项目实施全过程和项目活动各个环节,涉及参与项目实施的各个单位和部门。因此,卫生项目质量保证体系也涉及参与项目实施的各个单位和部门。

以某县国家基本公共卫生服务项目质量保证体系为例(图10-1)。县域内基层医疗卫生机构,即乡镇卫生院及其下辖村卫生室,负责提供基本公共卫生服务,组成了该项目内部质量保证体系。根据项目服务内容和质量要求,乡镇卫生院院长与各分管院长、各科室负责人、各类岗位工作人员,明确各自质量责任,分工协作。县级卫生行政部门,即县卫生健康委员会,是该项目外部质量保证体系的总负责机构,履行县域内基本公共卫生服务项目领导与管理职能。该项目外部质量保证体系还包括县域内专业公共卫生机构,即县疾控中心、县妇幼保健院、县卫生监督所等机构,承担项目指导职责。各单位和部门各司其职、协同合作,共同实现本县国家基本公共卫生服务项目质量提升。

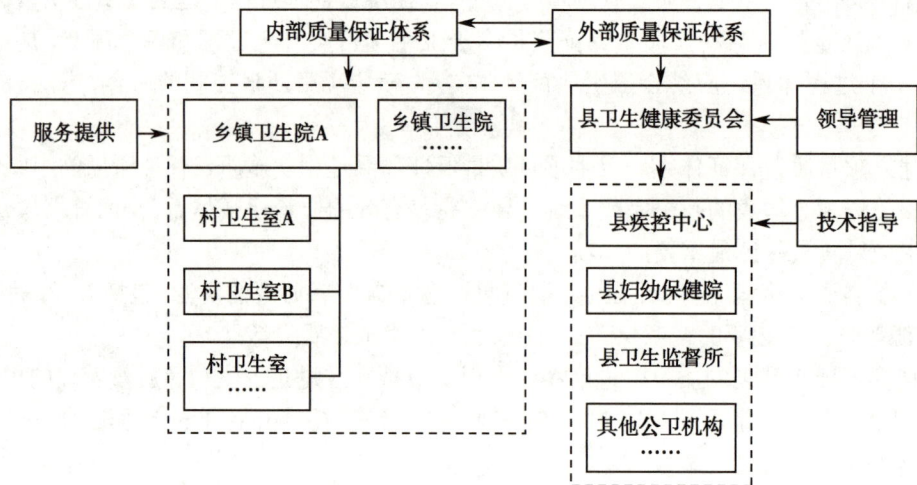

图10-1 某县国家基本公共卫生服务项目质量保证体系示意图

(二)卫生项目质量保证体系的运行

一个良好的质量保证体系,不仅在于建立合理的组织结构和明确各部门责任,同时还应该建立有效的运行机制,以实现质量保证体系有效运转。建立与运行质量保证体系,需要关注以下重要岗位和环节,包括质量保证责任人、项目活动过程控制、员工培训,以及采购供应。

1. 质量保证负责人 质量保证负责人是质量保证体系的关键。作为项目质量保证负责人,首先应当在组织内具有权威性,可以保证项目各项职能正常运行;其次,应当对医疗卫生相关产品和服务的质量特性与规律有充分了解,可以较好地指挥协调项目的质量管理和质量改进活动,并能有效开展质量监督。一般情况下,项目质量保证责任人多由项目经理或项目单位负责人承担,对卫生项目质量总负责。决策者对质量保证的关注程度,将直接影响项目的质量产出。

2. 项目活动过程控制 项目实施过程中任何环节出现质量问题,都将影响到项目质量。加强对项目实施过程中各项活动规范的把握和控制,是实现质量目标的基础。卫生项目实施过程中,各项活动都要严格按计划方案和相关质量标准要求开展,并及时与质量计划进行比对,以及时发现并解决问题,保证项目按计划高质量地完成。

3. 员工培训 员工是质量的直接形成者,员工素质是质量基础。要根据卫生项目的内容和各岗位技术要求,加强员工培训,切实提高员工技能,这是实现质量保证的先决条件。例如开展老年人健康管理服务项目时,制定管理规范与流程、加强质量管理和监督,这些环节固然都非常重要,但如果基层医务人员对老年人健康管理服务规范掌握不够,服务能力不足,就会造成项目整体质量差,要保证老年人健康管理服务项目质量,就必须加强培训,让基层医务人员掌握老年人健康管理服务规范,提高老年保健服务能力。

4. 采购供应 应当重视选择与评价卫生项目物品、材料等方面的供应商。提高关键设备、材料和药品的质量,是建立卫生项目质量保证体系的重要外部因素。例如开展预防接种服务项目时,必须针对疫苗冷链的各个环节进行严格的检测与管理,才能保障疫苗安全,保证预防接种服务项目质量。

第四节 卫生项目质量控制

一、卫生项目质量控制概述

(一)卫生项目质量控制的概念

质量控制是一个管理过程,是测量实际质量,与预期质量即质量标准对比,进而采取行动以减少两者差距的管理活动。因此,卫生项目质量控制包括监测与评价卫生项目活动质量结果,确定其是否符合项目质量标准,对产生的质量问题进行原因分析并采取控制措施。开展质量控制的目的在于应用专门方法发现项目质量产出是否符合质量要求,分析找出不符合要求的原因,并采取相应的措施来消除质量问题,以确保项目实施过程符合质量标准的要求。

质量管理是一个循环,我们称其为质量循环(quality circle),包括质量设计、质量控制和质量改进。质量设计是建立质量保证体系的过程,也是预防质量问题产生的重要环节,属于事前控制。质量控制是监测和纠偏的过程,属于事后控制。因此,质量控制与质量保证互为补充,两者目的都是保证产品或服务质量。质量改进则是在发现问题的基础上,制定与实施改进措施,减少实际质量与质量标准之间的差距。

卫生项目质量控制与卫生服务质量控制有相似之处,但也存在差异。卫生服务质量控制,主要关注卫生服务投入、过程和结果,如卫生服务提供人员资质、卫生服务操作规范性、卫生服务结果是否达到预定目标要求等方面。而卫生项目质量控制,除了关注卫生服务质量指标以外,还关注项目运行与管理指标,如项目进度、项目活动是否达到目标要求、项目预期产出完成情况等方面。

卫生项目质量控制主要任务包括:制定质量控制计划和质量控制标准;严格按照项目质量计划和项目活动设计实施项目,在项目实施过程中持续开展质量监测和评价;将测量结果与质量标准进行比对,识别质量问题,及时采取有效措施对质量问题进行纠偏,以保证项目实施结果符合质量要求。

(二)卫生项目质量控制的基本内容

1. 监测与评价项目质量 首先,对照质量保证计划,明确项目活动和项目产出质量标准。其次,确定与质量标准相关的质量数据,制定质量监测计划,开展数据收集。通过质量监测,可以明确项目活动是否符合质量标准,若存在差距,则要查找产生差距的原因,从而为质量改进提供依据。开展质量监测包括两个基本步骤,一是收集质量数据,二是对收集到的质量数据进行分析。

收集质量数据前，应当制定质量监测计划，明确以下关键问题：①要测量什么？即监测指标；②何人负责数据收集？③何时开展数据收集？④从何处收集所需数据？⑤如何收集数据？即数据收集工具；⑥要收集多少数据？即满足质量测量要求所需样本量；⑦数据类型是什么？即定量和/或定性数据；⑧抽样方案是什么？

完成质量数据收集后，需要开展数据分析，以明确是否与质量标准存在差距，以及产生差距的原因。开展数据分析前需要考虑以下问题：①项目服务对象的要求是否得到了满足？②质量指标值与质量标准是否存在差距？③质量指标值的变化分布如何？④出错频率有多高？⑤质量问题具体是什么？⑥质量问题严重程度如何？能否得到有效解决？⑦哪一个项目活动改进后将产生最大影响？

通过收集、分析项目活动和项目产出质量数据，可以准确判断项目运行质量，为质量改进提供依据，及时对不符合质量标准的项目活动进行调整。

2. 发现质量改进机会 质量管理的根本目的是改进质量。开展卫生项目质量监测，就是要测量项目质量水平，识别质量问题，明确产生问题的主要原因，从而为改进项目质量提供依据。在深入分析质量监测与评价结果，尤其是出现质量问题的活动或产出之后，可以按以下标准选择优先改进的项目活动。

（1）项目执行者、服务对象或管理者都认为重要的活动。
（2）能够有效控制并对质量水平变化起决定性作用的活动。
（3）改进收益大于或等于投入成本的活动。
（4）规模小且重点明确的活动。
（5）具有潜在价值和影响的活动。
（6）能够较为容易获取准确数据的活动。

当某个存在质量问题的活动符合上述全部或大部分标准时，可将该活动作为优先改进对象。选择优先改进活动的常用方法包括：头脑风暴法、专题调研、优先次序排序、利益相关者投票等。

案例 10-3

我国农村地区慢性病管理质量提升活动

世行贷款卫生XI项目在项目地区开展了高血压和糖尿病管理质量提升活动。为保证和提高项目质量，项目团队实施了以下质量控制活动。

1. 明确质量目标。该项目质量目标是提高高血压和糖尿病的发现率、管理率和控制率。

2. 明确质量标准。项目团队根据各地实际情况完善了本地《基本公共卫生服务绩效考核方案》，增加了高血压和糖尿病管理与效果指标权重。

3. 实施质量监测与数据分析。项目专家对项目地区定期上报数据进行逻辑核查与整理分析。

4. 识别质量问题与发现质量改进机会。根据数据分析结果，项目地区存在慢性病发现率和控制率较低现象。项目专家通过实地调研，明确产生上述现象的原因是项目地区许多基层医务人员未接受过系统专业的培训，慢性病管理能力不高。

5. 采取质量改进措施。项目团队完善了项目地区基层医务人员培训制度，开展了系统且针对性强的培训，制定了合理的公共卫生服务激励机制，以提高基层医务人员慢性病管理技术水平与业务素质。

二、卫生项目质量控制常用工具

开展质量控制和质量改进有很多工具(表10-1),往往简单的工具也具有强大的功能。

表10-1 **质量控制工具概览**

质量控制工具	数据收集	数据分析
调查		
调查问卷	+++	+
访谈	+++	+
专题小组讨论	+++	+
观察	+++	+
头脑风暴法	+++	++
头脑写作	++	++
流程图	++	+++
因果分析图	+++	+++
饼图	+	+++
帕累托图	+	+++
柱状图	+	+++
直方图	+	+++
散点图	+	+++
线形图	+	+++
控制图	+	+++

注:+++ 常常使用;++ 偶尔使用;+ 不使用。

(一)头脑写作

1. 工具介绍 头脑写作(brainwriting)采用书面方式开展讨论,类似于头脑风暴法。项目团队成员聚在一起,先就某个主题写下自己的观点,在组内传阅。全体成员阅读所有观点后进行讨论与思考,进而完善各自初始观点。头脑写作的优点是匿名进行,能够减少权威者的影响,并且每名成员均有平等机会参与。另外,书写观点再讨论的形式有助于最大限度地减少未经深思熟虑的观点出现。

2. 工具应用 在开展数据分析、确定质量问题、设计解决方案时,可以应用头脑写作。头脑写作基本操作步骤如下。

(1)每名成员分别在纸上写下自己的观点。

(2)将所有写下观点的纸张放在桌子中间或用投影展示。

(3)全体成员阅读这些观点,在必要时添加或修改观点。

(4)删除重复观点,将观点分类。

(5)确定最终观点,形成观点列表,拟采用。

(二)流程图

1. 工具介绍 流程图(flowchart)是一种操作进程图解表达方式,逐步显示进程和子进程顺序,用图画方式展示事件或决策。流程图是工业生产中最常用的工作流程表达工具。如图10-2

所示,在卫生项目质量管理中,通过绘制项目活动流程图,可以帮助项目经理和项目团队识别工作流程实际路径,发现冗余、无效率和存在误解之处,提高工作效率,促进项目团队交流,从而使项目团队对工作流程达成一致理解。

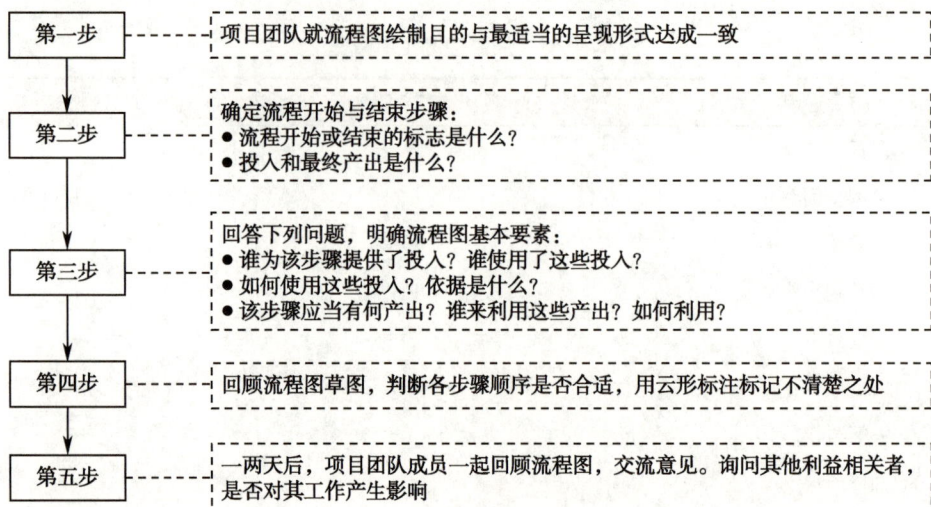

图 10-2　流程图绘制基本步骤示意图

2. 工具应用　在制定项目质量保证计划时,可以根据项目活动计划和项目内容绘制项目活动流程图。一方面,流程图可以为计划执行提供依据,从而提高项目活动质量,减少问题发生;另一方面,当出现质量问题后,通过回顾分析流程图,可以为识别问题、数据分析和寻找解决方案提供参考。流程图的功能可以概括为以下几项。

(1) 阐明项目进程。

(2) 阐明如何改进项目活动。

(3) 识别项目活动质量关键影响因素。

(4) 避免开展多余项目活动或遗漏重要活动。

(5) 确定项目团队成员,确保这些成员能够提供相关投入或资源。

(6) 确定质量监测重点领域。

图 10-3 是以高血压患者健康管理服务中的高血压筛查为例,绘制了居民高血压筛查流程图。其中平行四边形表示流程起点,矩形表示流程中执行任务或活动,菱形表示决策点,椭圆形表示流程终点。

(三)因果分析图

1. 工具介绍　因果分析图亦称因果图(cause and effect diagram),是一种以图示描述质量问题与问题产生原因之间关系的工具。因果图有两种不同绘制方法,表达含义也有一定区别。

(1) 可将原因分成主要原因、次要原因、直接原因、间接原因等不同种类。按各类原因与结果关系绘制而成的图,称为鱼骨图(fishbone diagram)或石川图(Ishikawa diagram)。

(2) 按原因链方式排列原因绘制而成的图,称为树状图。该图汇聚了一系列原因,以结果和主要原因为开始,对每一个分支都询问"为什么发生?""原因是什么?"。树状图显示了原因各个层面,能够深入挖掘根本原因。

因果图绘制一般流程详见图 10-4。

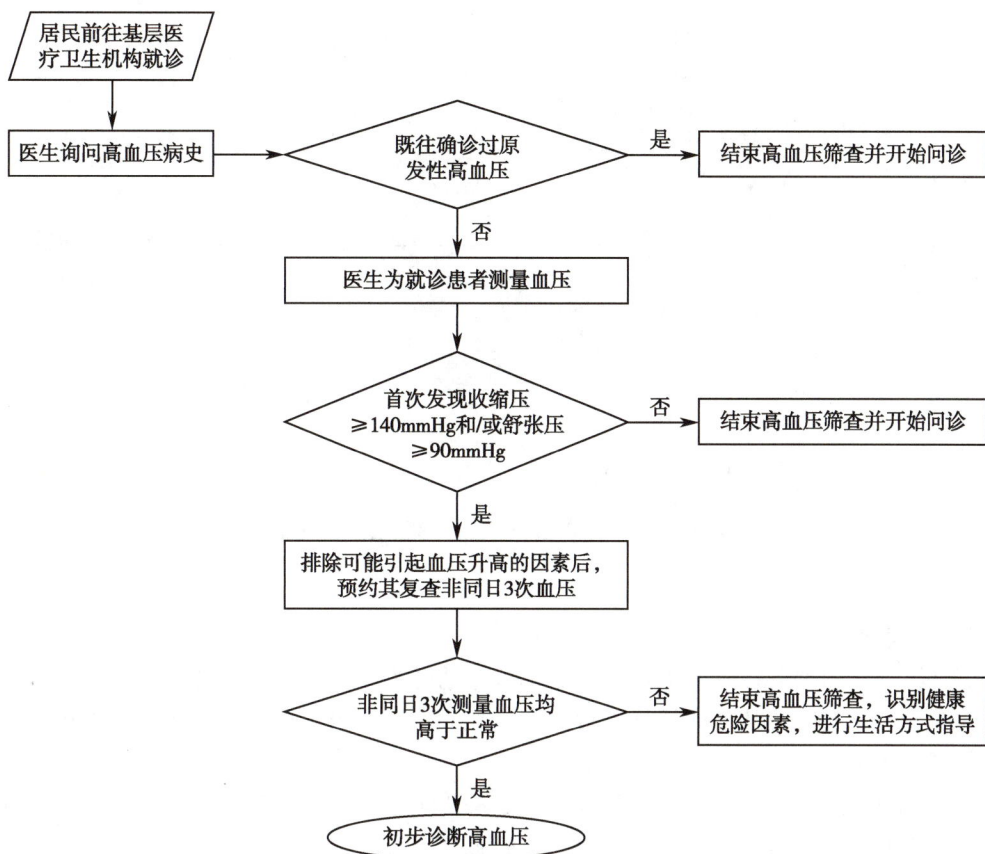

图10-3 居民高血压筛查流程图

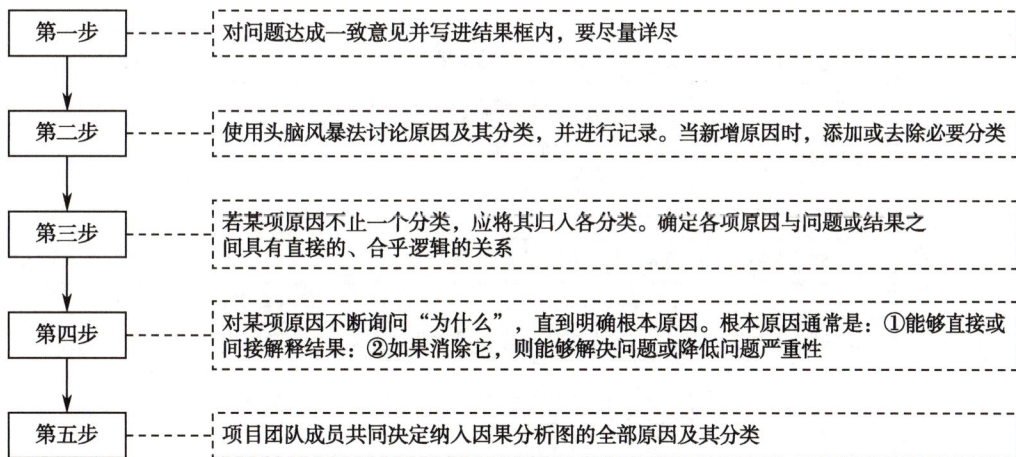

图10-4 因果分析图绘制一般流程图

2. 工具应用 因果分析图可以帮助项目团队识别或定义某项产出或问题,确定形成该项产出或问题的原因,或者明确项目运行过程中发生变化的原因。图10-5为某医院针对传染病报告与管理不规范所绘制的鱼骨图。通过绘图展示各种原因,可以清楚地知道为什么该医院传染病报告与管理不规范,从而为解决问题提供向导。

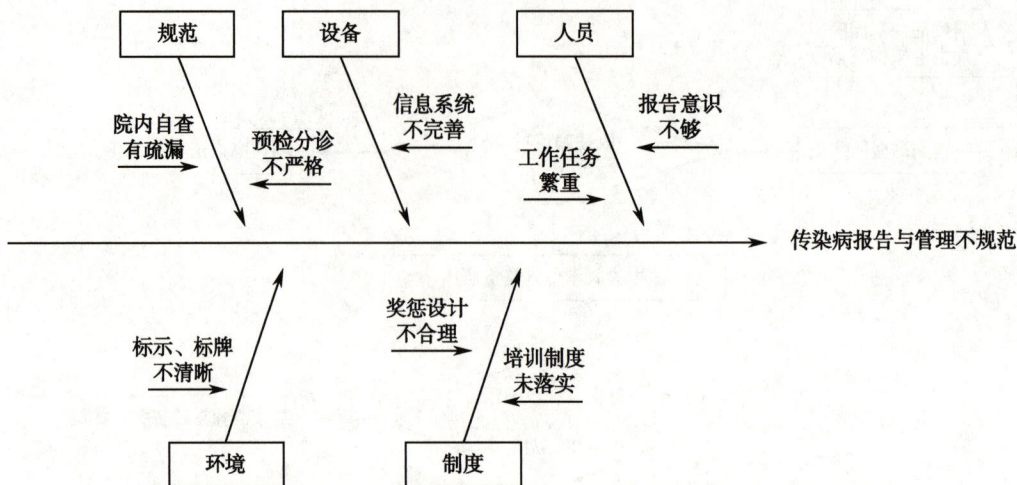

图 10-5　传染病报告与管理不规范因果分析图

（四）帕累托图

1. 工具介绍　帕累托图（Pareto chart）的基本思想是"重要的少数与次要的多数"，即当一些因素共同产生影响时，其中小部分因素能够产生大部分影响，可观察的 80% 的变化可能仅由 20% 的因素来解释。

帕累托图有两个纵坐标，一个横坐标。左侧纵坐标为频数；右侧纵坐标为百分比；横坐标表示质量问题影响因素，按重要性从大到小、从左到右依次排列。曲线表示各影响因素累积百分比。累积百分比一般分为以下三类：0～80% 属于 A 类因素，称作主要因素；80%～90% 属于 B 类因素，称作次要因素；90%～100% 属于 C 类因素，称作一般因素。下图为帕累托图绘制流程（图 10-6）。

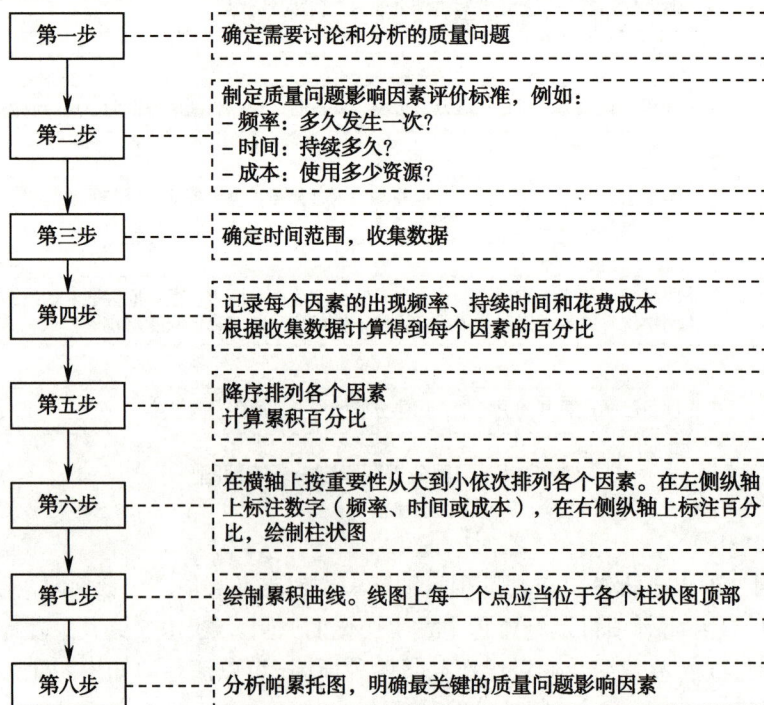

图 10-6　帕累托图绘制流程图

2．工具应用　帕累托图按质量问题影响因素重要性降序绘制而成，它能够展示需要优先解决的少数重要因素，明确不同因素的相对重要性。将因素进行分类后，应当将质量控制重点放在A类因素，即主要因素上。

（五）控制图

1．工具介绍　控制图（control chart）是一种对项目活动质量特性值进行测量、记录、评价，以监测项目活动是否处于控制状态的图形工具。控制图法是一种重要的质量控制手段和工具。控制图纵坐标表示质量特性值，横坐标为测量时间。一般以质量特性值均值为中心线，中心线上下各有3条横线，分别表示距离中心线1、2、3倍标准差，由此将中心线上下各分为A、B、C三个区。距离中心线3倍标准差的那条线，称作控制限（图10-7）。

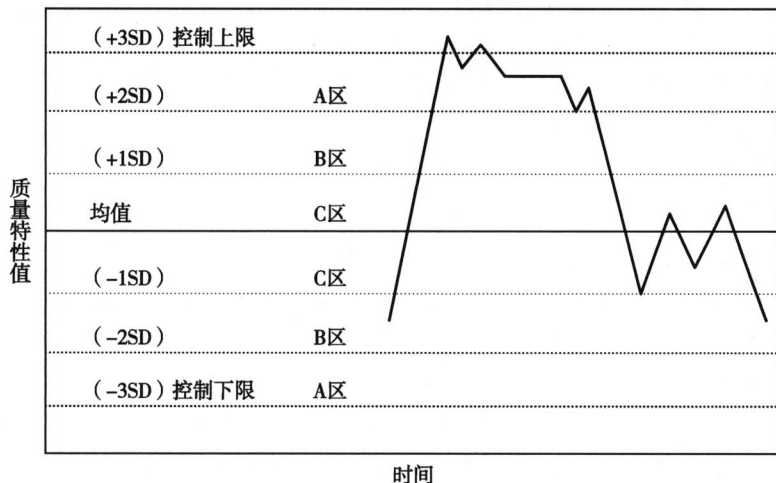

图10-7　控制图基本形式图

2．工具应用　作为一种项目活动持续监测工具，控制图能够展示项目质量随时间变化的情况，提供需要关注的过程变化信号，并提示引起变化的原因。若质量变化在控制上下限之间，变化原因称作普通原因或随机原因；若质量变化超出上下限，变化原因称作特殊原因或非随机原因，需要引起项目经理关注。

当控制图呈现以下结果时，提示项目质量可能出现了"失控"状态。

（1）一个或多个点落在控制上下限之外。

（2）连续3个点中的2个点位于A区。

（3）连续5个点中的4个点位于B区。

（4）连续6个点上升或下降。

（5）连续9个点未落在C区。

（6）15个点一排，位于中心线上方和下方。

（王萱萱）

思考题

1. 针对我国正在实施的国家基本公共卫生服务项目，应当如何开展质量管理？
2. 您所在医院3年前实施了一个优质医疗服务项目，并制定了质量改进方案。医院管理层对方案实施情况不满意。作为一位质量管理者，您被要求查明何事做得正确、何事做得不正确以及应当做什么才能更快地实现质量改进目标。您将如何开展工作？

第十一章 卫生项目风险管理

章前案例

随着全民健身国家战略的实施,国民参与体育运动的热情高涨,体育赛事活动举办的频次、规模也逐渐丰富起来,与此伴随而来的,便是体育赛事活动中的安全风险管理问题。尤其是国际化的大型体育赛事,突发公共卫生事件、恐怖袭击、电力事故、交通事故、基础设施故障等任何一件突发事件的发生都将直接威胁到体育赛事的成功举办。为了有效预防和应对赛事期间可能遭遇的风险,举办城市理应制定风险管理计划,并组织赛事场馆所覆盖的各区县,赛事举办所涉及的各行业、各种社会团体开展风险识别、风险排查、风险评估、风险应对等工作,实施大型体育赛事风险管理的有关措施,将可能发生的突发事件的影响降到最低,以确保体育赛事的顺利召开。在国内举办的某次大型夏季国际体育赛事中,某市卫生行政部门承担了本次夏季运动会公共卫生风险管理的重要使命。经过系统有效的研究,项目组总结出了赛事期间所可能面临的主要公共卫生风险,并全面部署和落实相关部门的责任,切实做好了预防与应对重大公共卫生风险事件的准备。事实证明,这项工作的有效开展对本次大型体育赛事的顺利召开发挥了重要作用。

那么这项公共卫生风险管理工作是如何开展的呢?

第一节 概 述

一、卫生项目风险管理概念

(一) 项目风险

1. 风险的概念 目前,学术界对风险(risk)还没有一个统一的定义。阿瑟威廉姆斯等在《风险管理与保险》一书中认为:"风险是在给定的条件下和特定的时间内,那些可能发生的结果间的差异。"A.H. 威雷特在 1901 年提出:"风险,可以说对不期望事件发生的不确定性。"

综合部分学者的理论,风险是指在一定条件下和一定时期内,由于结果的不确定性而导致行为主体遭受损失以及损失发生的可能性。风险主要包括两方面的含义:一是不确定性事故发生的概率;二是实际情况与预期结果的偏离。

风险由风险因素、风险事件和风险结果三个要素组成。风险因素和外部环境变量相互作用,诱发风险事件的产生,导致一定的风险结果。

2. 项目风险的概念 项目风险是指由于项目所处的环境、条件具有不确定性和不稳定性以及项目团队不能准确预见或控制影响因素,使项目的最终实施结果与项目相关利益主体的期望背离,带来损失的可能性。

3. 项目风险的分类

(1) 按风险与外界的关系,可将项目风险分为系统风险和非系统风险。

系统风险是项目所处的外部环境产生的风险,此类风险是项目组无法回避的,只能被动应对,力求减少风险损失。

非系统风险是项目组内部原因产生的风险,此类风险是项目组能主动预防和控制的。例如,新型冠状病毒感染导致异地交流项目中止属于系统风险,而组织防疫措施不力导致病毒扩散则属于非系统风险。

(2)从项目团队对风险的主观认识的角度来看,可将风险划分为认识风险、决策风险和控制风险。

认识风险是指那些难以预见的风险,它考验的是组织的学习能力。

决策风险是指那些难以预防的风险,它考验的是组织的管理能力。

控制风险是指那些难以应对的风险,它考验的是组织的执行能力。

比如,扁鹊家行医的三兄弟中,长兄能在病症还没表现出来的时候就把病治好,仲兄是在病情初起时就把患者治好,扁鹊擅长治危重患者,因此扁鹊兄弟三人擅长处理的风险分别是认识风险、决策风险和控制风险。一般来说项目的系统风险造成的危害大于非系统风险;处理好认识风险比处理好决策风险和控制风险在减少风险损害方面的作用更大。

4. 项目风险的特征

(1)风险发生的随机性。风险事件往往是偶然的,如果事件的发生都有规律性,就不是风险。不过,风险一旦被识别并量化,则项目的风险性就大大降低了。

(2)风险后果的相对性。风险后果在一定程度上是相对于风险主体的承受能力而言的。例如,一个卫生项目在执行中因人员流失损失了十万元,对于一个年营业额为一百万元的咨询团队是巨大的风险,但对于一个年收入上千万的咨询公司而言则算不上什么大风险。

(3)风险发展的渐变性。导致风险事件产生的风险因素都有一个从量变到质变的过程。有些项目风险表面上看是突发的,而实际上却可能是对潜伏特征长期熟视无睹造成的。例如,卫生项目的质量事故看起来是突发的,但其实可能是项目团队内部长期管理松懈所造成的。

(二)项目风险管理

1. 项目风险管理的基本理论　通过风险要素之间的函数关系可以更清晰地了解风险产生和管理的基本理论。

(1)风险 = f(事件,不确定性,影响)。其中不确定性是指特定风险事件发生的概率,影响是指特定风险事件发生后果的严重程度。也就是说,每个事件的风险都可定义为不确定性和影响的函数,不确定性和影响程度越大,风险就会越大。

(2)风险 = f(事故,安全措施)。也就是说风险随着事故的增加而加大,随着安全措施的增加而减少。事故往往是因为某一因素而产生的,我们将产生风险的因素称为"风险源"。人们了解风险源并采取相应的行动办法,可以在相当大的程度上消弭这种引起风险的因素。优秀的项目风险管理措施首先应该识别风险源,并采取安全措施克服事故。如果采取了足够的措施,风险是可能被减少到可接受水平的。

因此,项目风险是可以通过一定的方法进行管理,从而有效控制和应对的。

2. 项目风险管理的概念　风险管理(risk management)是通过系统识别和排查可能存在的风险,科学分析各种风险发生的可能性与后果及风险承受力,评估风险级别,明确风险控制对策,及时发布风险预警并做好应急准备的全过程。风险管理的目的是将可避免的风险、降至最小成本及损失极小化。项目风险管理的实质就是尽力降低某些风险事件发生的概率,如果事件已发生,则尽力缩小其影响范围。

(三)卫生项目风险管理

1. 卫生项目风险管理的概念　卫生项目处在复杂的自然和社会环境中,受众多因素影响的同时充满了各种风险。卫生项目风险有些是和项目自身特点密切关联的,有些可能是项目团队管理混乱引起的，有些则可能是外部环境变化所致。为避免或减少损失，事先掌握项目的风险源，并在充分评估的基础上建立风险防范预案十分重要。

卫生项目风险管理（health project risk management）就是对卫生项目活动中涉及的风险进行识别、评估并制定应对政策和监控方案，以最小的成本、最大限度地避免或减少风险事件所造成的负面影响，从而实现卫生项目总体目标的过程。

2. 卫生项目的常见风险　随着卫生项目所处的生命周期阶段不同，项目风险也呈现出不同特点（表 11-1）。

表 11-1　卫生项目生命周期各阶段的常见风险

项目管理阶段	常见风险
启动阶段	目标不明确，项目范围不清，项目内容不全面，技术条件不足，人员团队未到位等
计划阶段	计划草率，资源分配不当，成本预算不科学，进度安排不合理，计划沟通不具体，角色定义不明确，团队缺乏经验等
实施阶段	领导犹豫不决，没有高层管理者的支持，团队成员没有合作精神，重要成员变动，沟通不当，通信设施阻碍工作，资源短缺，项目范围变更，进度受阻等
控制阶段	项目计划没有机动性，不能适应变化，管理不灵活，外部环境不断变化等
结果	项目中断，未达到预期目标，资金超出预算等

二、卫生项目风险管理目标和内容

（一）卫生项目风险管理的目标

按照风险潜伏、发生和产生后果三个阶段，可将卫生项目风险管理的目标分解为以下三个子目标。

1. 风险潜伏阶段　尽早识别项目的风险，掌握控制风险的主动权，建立对于风险的预防共识。

2. 风险发生阶段　最大限度地降低风险造成的损害。

3. 风险发生并产生后果阶段　及时应对处置风险后果，总结风险带来的教训，并形成文档，为将来的项目管理提供借鉴，提高组织应付各种风险的能力。

（二）卫生项目风险管理的内容

依据上述目标，卫生项目风险管理的内容又可归纳为以下三个方面。

1. 在项目风险潜伏阶段，其主要内容是识别潜在的风险、形成风险共识、规避和转移风险、准备风险应对方案和危机处理预案。因为此时风险发生的可能性存在于各种征兆之中，风险管理重在预防。

2. 在项目风险发生阶段，其主要内容是选择和实施风险应对预案、采取权宜措施缓解风险、采取补救措施抵消损失。此时风险已经来临，风险将带来的损失可以预料，风险管理重在应对与转移。

3. 在项目风险的后果阶段，其主要内容是选择和实施危机处理预案、实施灾难救助措施、评估处置效果、存档资料并总结教训。此刻风险造成的损失已经成为事实，形势危急，风险管理重在应急和善后。

三、卫生项目风险管理过程

卫生项目风险是由相互作用甚至是相互依存的若干项目子风险按某种规律复合而成的。因此，卫生项目风险管理就是要通过对卫生项目风险的特殊性进行分析，辨识子风险，分析其作用关系、作用途径及其复合规律，从而实现对项目整体风险的评价、控制与管理。卫生项目风险管理的一般过程由规划风险、识别风险、估计风险、评价风险、应对风险和监控风险几个部分组成（图 11-1）。

1．规划风险是对如何实施项目风险管理活动的过程进行定义。

2．识别风险是判断哪些风险会影响项目并记录其特征的过程。

3．估计风险是估计风险发生的概率和损失程度的过程。

4．评估风险是在上述 2、3 基础上，结合其他因素，评价已识别风险的发生概率和影响，综合评价风险总体态势，从而为后续行动提供基础的过程。

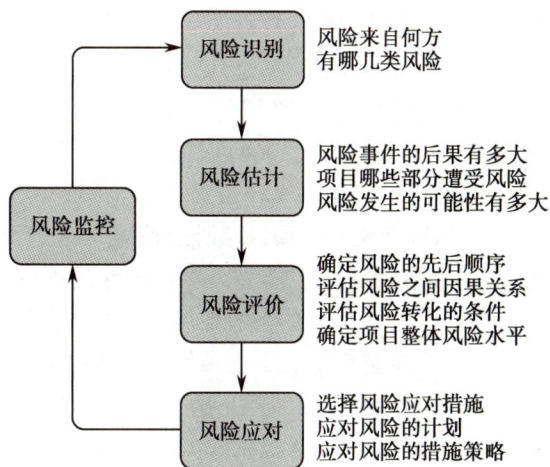

图 11-1　卫生项目风险管理过程

5．应对风险是针对目标，制定降低风险威胁的方案和措施的过程。

6．监控风险是在整个项目中，实施风险应对计划、跟踪已识别风险、监测残余风险、识别新风险和评估风险过程有效性的过程。

本章将对卫生项目管理过程中的卫生项目风险识别、评估和应对三个主要过程进行介绍。

第二节　卫生项目风险识别

一、卫生项目风险识别含义和任务

（一）卫生项目风险识别含义

卫生项目风险识别（health project risk identification）是卫生项目风险管理的基础性工作，是指识别卫生项目可能存在的风险及其产生的原因，描述风险的特征并对风险进行归类的过程。风险识别是卫生项目风险管理中一项经常性的工作，不是一次就可以完成的，应当在卫生项目的整个过程定期进行。

（二）卫生项目风险识别主要任务

1．识别并确定卫生项目的潜在风险　识别和确定卫生项目可能遇到的风险，是进一步分析这些风险的性质和后果的基础。在卫生项目风险识别工作中，首先要全面分析卫生项目发展变化的各种可能性，从而识别出项目潜在的各种风险并汇总成项目风险清单。

2．识别引起卫生项目风险的主要因素　清楚地识别项目风险的主要影响因素，进而把握项目风险的发展规律，才有可能对项目风险进行正确的评估。在项目风险识别工作中，要全面分析项目风险的主要影响因素及其影响方式、影响方向、影响力大小等，并且清晰描述风险和风险主要因素之间的关系。

3．识别卫生项目风险可能引起的后果　除了识别项目风险及其主要影响因素外，还必须全面分析项目风险可能带来的后果及其严重程度，才能全面地认识项目的风险。项目风险识别的根本目的是找到项目风险并减少或清除风险带来的不利后果。

二、卫生项目风险识别过程

卫生项目风险识别的基本任务是将项目的不确定性转变为可理解的风险描述。作为一种系统过程,风险识别有其自身的活动过程。识别项目风险过程共分为四步:收集信息、识别潜在的卫生项目风险及特征、估计卫生项目风险形势、形成卫生项目风险识别的成果。

1.收集信息 风险识别需要大量的信息,要对卫生项目系统以及环境有十分深入的了解,这是风险识别的基础。风险识别不仅需要收集足够的信息,还要甄别信息真伪,判断其准确性和可信度。

2.识别潜在卫生项目风险及特征 这是卫生项目风险识别的一个重要目标。只有确定了可能会遇到哪些风险,才能进一步分析这些项目的性质和后果。所以在卫生项目风险识别工作中,首先要全面分析项目的各种影响因素,从中找出所有可能存在的风险,可以利用清单技术、风险注册表等技术整理汇总卫生项目风险识别表,为下一步估计卫生项目风险形势做好充足的准备。

3.估计卫生项目风险形势 风险形势估计是要明确项目的目标、实现目标的战略、项目所处的内外环境、项目资源状况、项目的前提和假设,以确定项目及其环境的不确定性。通过卫生项目风险形势估计,判断和确定项目目标是否明确,是否具有可测性、现实性,有多大不确定性;分析保证项目目标实现的战略方针、步骤和方法;根据项目资源状况,分析战略目标存在的不确定性,彻底弄清项目有多少可以动用的资源用于项目活动,进而实现战略意图和项目目标。进行卫生项目风险形势估计,有助于卫生项目管理团队换一个角度来进行思维考量,重新审查项目计划,揭露原来隐藏的假设、前提和以前未曾发觉的风险,抛弃所有个人的良好愿望,只承认项目现有的能力,认清项目形势。

4.形成卫生项目风险识别的成果 风险识别过程的主要成果是最初的风险登记册。最初的风险登记册的信息包括:①已识别的风险清单;②可能存在的风险因素形成的原因或者结果分析;③风险因素引发项目风险的大小;④风险的归纳分类和排序;⑤潜在应对措施清单。随着其他风险管理过程的实施,风险登记册还将包括其他过程的成果,其中所含的信息也就逐渐增加。

三、卫生项目风险识别依据和结果

(一)卫生项目风险识别依据

1.制约因素与假设条件 项目的建议书、可行性研究报告、项目设计或其他文件一般都是在若干假设、前提的基础上作出的。这些前提和假设在项目实施期间可能成立,也可能不成立,因此分析项目的制约因素和假设条件可以找出其中可能隐含的风险。

2.风险管理计划 风险管理计划可为风险识别过程提供重要的依据,包括角色和职责分配、已列入预算和进度计划的风险管理活动以及风险类别。

3.活动成本估算 活动成本估算是对各活动可能需要的成本的量化评估。通过审查成本估算,可以发现因预算不足导致的项目风险。

4.历史资料 历史资料可以是以前亲身经历过的项目的经验总结,也可以是通过公共信息渠道获得的他人经历项目的历史文档。类似项目及其经验教训对于识别本项目的风险具有非常重要的借鉴意义。

(二)卫生项目风险识别结果

卫生项目风险识别的主要产出结果包括以下几项。

1.风险的识别 形成风险识别清单,尽可能全面地列出风险,并描述出风险事件发生的概率大小、风险可能影响的范围、可能发生的风险事件和损失大小。

2.风险的分类 为了便于风险管理以及其他步骤的进行,应该将识别出来的风险进行分组或分类。

3.风险的症状 风险的症状是风险事件的各种外在表现。如卫生项目管理者不及时交换彼此间的不同看法,就是项目进度出现拖延的一种症状;项目执行现场混乱,材料、工具随便乱丢,无人及时回收整理就是成本超支风险的症状。

4. 对项目管理其他方面的要求　在风险识别的过程中，可能会发现项目管理其他方面的问题，需要完善和改进。例如，发现项目有超支的风险，但又未制定防止超支的措施时，就必须向有关人员提出要求，让他们采取措施防止项目超支。

案例 11-1

某大型夏季体育赛事观众中暑风险识别

项目筹备组将本次大型夏季体育赛事观众中暑风险识别的目标确定为：识别观众发生中暑的风险来源、确定风险发生条件和描述风险特征。

具体做法是：①充分收集和分析国际大型集会观众中暑情况的材料。分析发现，在亚特兰大奥运会上，观众到医疗站就诊的第一位病因是中暑，占所有观众就诊病例的21.6%。导致观众中暑的主要风险来源有天气、赛事组织和观众自身。②分析本次大型国际性体育比赛观众中暑事件案例，探讨观众中暑的风险因素和风险条件。针对风险源，项目组找出所有可能的风险因素；并将这些因素放到观众中暑事件发生率较高和较低的几次赛事中进行对比，发现在人体舒适度等级、赛程、观众流量、有无遮阳伞、观众来源等风险因素上差异较大。③综合形成本次大型夏季国际体育赛事观众中暑风险识别结果，如表11-2所示。

表 11-2　某大型夏季国际体育赛事观众中暑风险识别结果表

风险源	风险因素	风险发生条件	描述指标
天气风险	高温闷热天气	赛事经过高风险时段	人体舒适指标与等级
竞赛组织风险	人群状态	无遮阳设计的露天赛场	高风险时段的比赛时长
	观众规模	观众规模大于1 000人	观众流量
观众自身风险	观众对中暑的知识态度行为水平	文化程度较低者	有待风险评估阶段深入研究
	观众自身健康状况	中暑高风险人群	
	观众对防暑服务的需求	不能满足观众防暑服务需求	

四、卫生项目风险识别技术和方法

在卫生项目风险识别过程中，一般要借助一些技术和工具，来提高效率，避免遗漏。在具体应用过程中，要结合卫生项目的具体情况，选择适宜的技术和方法。在识别过程中常用到的主要技术有：情景分析法、过程跟踪分析法、检查表、预先分析法、头脑风暴法、德尔菲法、SWOT分析法等。

第三节　卫生项目风险评估

一、卫生项目风险评估含义和任务

（一）卫生项目风险评估含义

卫生项目风险评估（health project risk assessment）指的是在风险识别的基础上，确定卫生项目风险发生的可能性及其后果的严重程度，并量化卫生项目风险发生的概率及其影响范围，评估该风险对社会、经济影响的过程。卫生项目风险评估是项目风险管理的重要步骤,为采取风险应对和控制措施提供参考依据。

卫生项目风险评估包括卫生项目风险估计与卫生项目风险评价两个内容,它们既有联系又有区别。

1. 任务 风险估计主要任务是确定风险发生的概率与后果;风险评价则是确定该风险对社会、经济的影响以及处理的费用效益分析。

2. 对象 风险估计是进行风险评价的基础,风险估计的对象是项目的单个风险,而风险评价则是综合考虑项目整体风险。

3. 目的 风险估计的目的是加深对项目和环境的理解,进一步寻找实现项目目标的可行方案,明确不确定性对项目各个方面的影响并估计和比较项目各种方案的风险大小。风险评价的目的是帮助合理选择风险应对策略,形成最佳风险对策组合。

(二)卫生项目风险评估主要任务

1. 确定项目整体风险水平 项目风险是由多种不确定因素造成的,相关工作人员需要对全部风险因素进行综合分析,得出项目的整体风险水平。

2. 确定影响风险发生的关键因素及概率 根据二八原理,20%的风险产生了项目80%的威胁,即项目所有风险中只有少数风险对项目的威胁最大。因此找出关键因素,有针对性地采取措施,这样的做法能在最小成本范围内有效控制风险。

3. 确定风险优先等级 对项目风险进行定性和定量分析,根据量化的项目风险清单对项目风险进行排序,确定项目风险的优先级。

4. 确定风险管理的有效途径 对于各个优先级的风险需要做相应的处理,应将高或中等优先级的风险列为重点风险,并作出更详尽的分析和评价,以确定风险管理的有效途径以及风险应对计划。

(三)卫生项目风险评价准则

1. 风险回避准则 风险回避是最基本的风险评价准则。根据该准则,项目管理人员应采取措施有效控制或完全回避项目中的各类风险,尤其是对项目目标有重要影响的风险。

2. 风险权衡准则 当项目中存在一些可接受的、不可避免的风险时,依据风险权衡原则,项目管理人员需要确定可接受风险的限度。

3. 风险处理成本最小原则 处理风险是需要成本的,在风险处理过程中,项目管理人员很难达到风险处理成本降至最小的理想状态,因此只要定性地认为处理成本足够小,就可以接受该风险。

4. 风险成本效益比准则 项目风险管理的基本动力是消耗最少的资源高效地实现项目既定目标,只有风险处理成本与风险收益相匹配,项目风险管理才是有效的。只有在收益大于支出的条件下,项目管理人员才愿意进行风险处置。

5. 社会费用最小准则 在一个组织实施某种项目活动时,社会在承担风险的同时也将获得回报,如在某市区新建一个医院,社会承担了环境噪声影响、交通影响等风险,同时获得了增加居民就医可及性等回报。因此,这一指标实际体现了一个组织对社会应负的责任。项目管理人员在考虑风险的社会费用时,应一同考虑风险带来的社会效益,以社会费用最小为原则。

二、卫生项目风险评估过程

对项目风险评估过程的研究一直是风险管理领域的热门课题,卫生项目风险评估的一般过程如下。

(一)卫生项目风险估计过程

1. 系统研究卫生项目风险背景信息,确定卫生项目中的主要风险。

2．使用风险评估方法确定单个卫生项目风险发生的概率和影响。风险影响评估旨在调查风险对项目目标的潜在影响，既包括威胁所造成的消极影响，也包括机会所产生的积极影响。

3．根据项目利益相关者对风险的承受能力，对各类风险水平作出主观判断。

4．排列风险优先顺序，并对影响关键路径的风险重点监测。

（二）卫生项目风险评价过程

1．分析各单个风险之间的关系、相互作用及转化条件。

2．确定风险评价基准。风险评价基准是针对项目主体每一种风险后果确定的可接受水平。例如时间段、成本最小、风险损失最小等目标经过量化后都可以作为风险评价基准。

3．从风险的可预见性、发生概率和后果大小确定项目的整体风险水平。

4．作出卫生项目风险的综合评价，确定风险状态和管理策略。结合卫生项目风险评价准则，将项目整体风险水平同整体风险评价基准、各单个风险水平同单个风险评价基准进行比较。进而确定风险是可以接受的、不能接受的还是采取对策后方可接受的。

三、卫生项目风险评估依据与结果

（一）卫生项目风险评估依据

1．风险管理规划。

2．风险识别成果　已识别的风险及其对项目的潜在影响是风险估计的主要依据。

3．项目进展状况　风险的不确定性与项目所处的生命周期阶段有关。项目初级阶段往往风险征兆不明显，而越到项目后期，风险的可预见性会越强。

4．项目类型　一般而言，重复率越高的项目，风险程度越低；技术含量越高，复杂性越强的项目，风险程度越高。

5．数据的准确性和可靠性。

（二）卫生项目风险评估结果

卫生项目风险评估的结果有：确定项目的综合风险水平，明确各种风险的优先顺序，说明各种风险的发展趋势，指出需进一步跟踪、分析和识别的风险。

四、卫生项目风险评估技术和方法

（一）卫生项目风险评价指标

卫生项目风险通常用以下六个指标来描述和评价。

1．风险发生的可能性　通常用概率分布统计法来测算。

2．风险后果的危害性　由于经济损失具有最强的可比性，因此常以货币为单位来衡量风险带来的损失。但因为卫生项目常常涉及人群健康和满意度等问题，因此货币不是衡量卫生项目风险损失的唯一标准。

3．对风险的预测能力　人们对特定风险往往会经历一个从完全不可能预测到可以准确预测的学习过程。风险预测能力的强弱将决定项目管理者对项目风险的认识能力和控制能力。

4．风险发生的时段　在很多情况下，风险发生概率和成本受时间影响。如地震发生在凌晨三点所带来的人员伤亡和经济损失比发生在下午三点时扩大了数倍。

5．风险承受能力　风险承受能力建立在对收益的期望值和对损失的容忍底限两个主观变量的基础之上。

6．风险可换取的收益　这是测量项目风险的砝码。投资者愿意冒多大风险，在很大程度上取决于收益有多大。

（二）卫生项目风险评价方法

1. 风险概率评估法　卫生项目风险概率是量化卫生项目风险的主要手段。评估卫生项目风险概率用到的主要方法是概率分布法。在历史资料充分的条件下，可以统计出各潜在的风险在历史上发生的次数，计算出相应的概率。当历史资料不够充分和可信的条件下，人们一般采用理论概率分布法，即根据理论上的某些概率分布，如正态分布、离散分布等来建立风险分布图，估算风险事件的发生概率。

2. 风险综合评估法　由于风险水平可以用不同的指标从不同角度来体现，因此设立多指标的综合风险值可以更全面地帮助风险管理者理解风险水平。风险综合评估法利用风险发生的可能性、风险后果的危害程度以及对风险的预测能力三个指标，来综合评价某一事件的风险值。其具体过程是将某一已识别风险按上述三个指标进行分级，每一指标均可分为10级，可能性、危害程度和不可预测性越高，则等级数越高。然后将每个风险的三个指标分别相乘，得出风险综合值。对比各风险综合值就能大致了解卫生项目的关键风险，并明确处理风险的优先次序。表11-3是某次国际大型夏季体育赛事期间部分已识别的公共卫生事件发生风险的综合值。

表11-3　某大型夏季国际体育赛事期间部分公共卫生事件风险综合值

已识别风险	发生可能性	危害程度	不可预测性	风险综合值
观众高温中暑风险	6	3	4	72
食源性疾病风险	5	6	5	150
重大传染病疫情风险	2	8	8	128

通过对比三个风险的综合值，我们就可以了解各类公共卫生事件的风险程度，并在制定风险应对计划过程中将更多资源分配到预防食源性疾病风险中。

3. 概率和影响矩阵法　概率和影响矩阵法可以对风险事件发生的可能性和危害程度进行描述，计算其风险等级，并将卫生项目风险根据风险等级进行排序。概率和影响矩阵的应用有以下四个步骤。

（1）列出所有风险。

（2）应用定性或定量的方法，确定各风险的影响等级和发生概率（图11-2）。

（3）将风险影响等级和发生概率代入风险矩阵，确定风险等级，表11-4是评价某次大型夏季国际体育赛事期间肠道传染病风险发生分析矩阵。

（4）应用Borda序值法，进一步区分处于同一风险等级当中的各类风险的重要程度。

4. 加权平均量化表　加权平均量化表也是一个常用的风险综合指标评估工具，它常用于项目立项时的效益和风险评估，用到的指标是风险发生的概率、风险的权重以及对风险的承受能力。其中风险的权重代表该风险对项目成败的影响大小，可以视为风险的危害程度。其过程是首先将每项已识别风险的权重和概率相乘，得出各个风险的综合值，再将所有风险综合值相加，得出风险加权综合值。最后将求出的风险加权综合值与预设的风险承受底线进行比较。如果低于基线，说明项目预期风险可以承受，批准立项；如果高于底线值，则说明项目的综合风险太大，超出投资者或立项者的承受能力，项目不可行。

用于卫生项目风险评估的方法和工具还有很多，例如专家访问法、故障树分析法、蒙特卡洛模拟分析法、决策树法、层次分析法、费用风险/WBS仿真模型、盈亏平衡点分析法以及要素敏感性分析法等。这些方法都有各自适用的风险管理周期和评估重点，因此在进行实际的卫生项目风险评估时，应根据项目风险的类型、项目利益相关者的关注重点以及现有的时间、资金和人力来选用评估工具和方法。

概率水平	解释说明
A	几乎肯定发生
B	很可能发生
C	有可能发生
D	不太可能发生
E	很罕见

发生的概率 →

	可忽略	微小	一般	严重	关键
A	中	高	高	高	高
B	中	中	中	中	高
C	低	中	中	中	高
D	低	低	中	中	高
E	低	低	低	中	中

产生的结果

影响等级	定义或说明
关键	一旦风险事件发生，将导致项目失败
严重	一旦风险事件发生，会导致经费大幅增加，项目周期延长，可能无法满足项目的二级需求
一般	一旦风险事件发生，会导致经费一般程度的增加，项目周期一般性延长，但仍能满足项目一些重要的要求
微小	一旦风险事件发生，经费只有小幅增加，项目周期延长不大，项目需求的各项指标仍能保证
可忽略	一旦风险事件发生，对项目没有影响

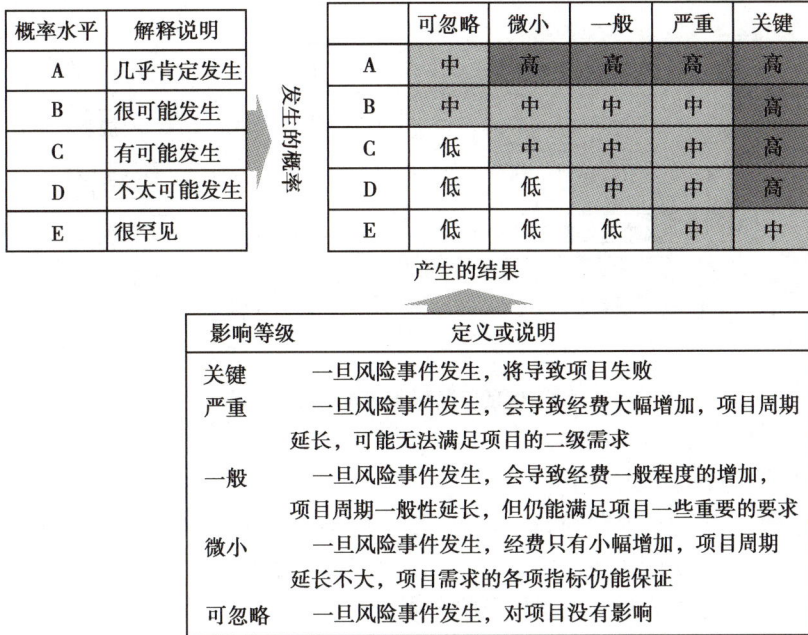

图11-2　概率和影响矩阵的构建

表11-4　肠道传染病风险发生分析矩阵

影响等级	发生概率				
	可忽略	微小	一般	严重	关键
A	M 散发感染性腹泻	S 散发菌痢	H	H	H
B	M	M 散发戊肝/甲肝	M	M	H
C	L	M	M 暴发甲肝	M 霍乱个案；突发菌痢；感染性腹泻	H
D	L	L 散发伤寒	M 暴发戊肝	M 突发甲肝/戊肝	H 霍乱聚集性发病
E	L	L	L 散发大肠埃希菌O157:H7	M 暴发大肠埃希菌O157:H7	M

第四节　卫生项目风险应对

一、卫生项目风险应对含义和任务

（一）卫生项目风险应对含义

卫生项目风险总是客观存在的，因此必须在系统分析的基础上，积极采取措施，确保将风险后果控制在可接受的水平。卫生项目风险应对（health project risk response）是根据卫生项目风险识别和估计的结果，在对卫生项目风险综合权衡的基础上，提出项目风险的管理措施和处置方法，以有效地控制或消除卫生项目风险。卫生项目风险应对与上一阶段卫生项目风险评估之间的关系如图11-3所示。

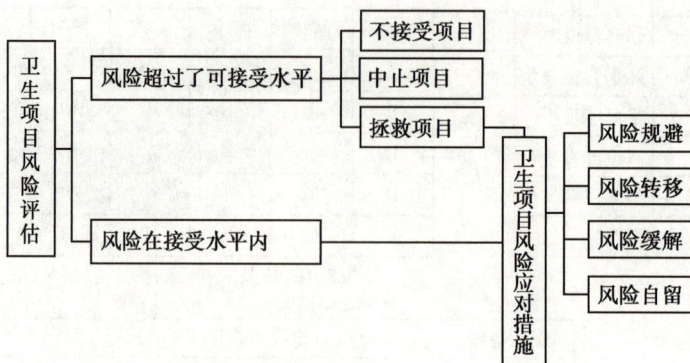

图 11-3 卫生项目风险评估与风险应对的关系

（二）卫生项目风险应对的任务

1. 进一步提炼卫生项目风险背景 根据卫生相关法律法规和当前国家的卫生政策，明确卫生项目的目的、意义以及预期目标，结合卫生项目的特点，分析卫生项目管理风险、政策风险、技术风险、市场风险等，全面掌握卫生项目风险背景。

2. 为可能发生的风险作好准备 为了从容不迫地应对卫生项目风险，可以从三个方面进行准备。

（1）预防：有针对性地预防损失的发生，降低损失发生的概率，一定程度上降低损失的严重性。预防的内容广泛，具体措施多样，如组织措施、经济措施、技术措施等。

（2）突发事件应对：突发事件应对是经由一套事先制定好的、目的明确的操作流程和具体措施，为项目人员提供明确的行动指南。目的是使项目人员在突发事件发生后，可以及时妥善地处理风险事故，最大限度地减少突发事件造成的损失，保护人民生命、财产和环境安全。

（3）应急方案：在卫生项目进行前准备好若干种替代计划方案，当遇到某些风险事件时，能够根据应急方案及时对项目实施路径作出调整，使之适合当时的情况，从而使中断的项目能够继续进行，减少损失。

3. 确定风险管理的成本效益 风险的发生必然会影响卫生项目目标的实现，使实际情况发生偏差，减少项目收益。确定风险管理的成本效益是确定风险应对策略的重要步骤，需要量度的对象包括风险转移成本、风险缓解成本、风险自留成本等。

4. 制定风险应对的有效策略 根据风险管理的成本收益，将各种策略成本与风险损失进行比较，选择适合该卫生项目的有效策略。常用的风险应对策略有风险规避、风险转移、风险缓解、风险自留等。

5. 系统地管理项目风险 根据已完成的工作，对卫生项目进行整理、分析、总结，确定风险管理计划，明确风险管理措施，为项目进行做准备。

二、卫生项目风险应对过程

1. 确定风险影响 要进行卫生项目风险应对，首先要明确该项目风险等级等信息，确认风险对于本项目将会产生的影响以及带来的损失，计算风险损失。

2. 制定风险应对策略 在明确风险损失之后，应计算出不同风险策略的成本，如风险规避成本、风险转移成本等，通过比较分析，选出最适合当前项目的策略措施，并制定具体实施步骤。

3. 研究风险应对技巧和工具 在确定所选风险的应对策略后，需要对策略进行深入研究和分析，充分掌握策略的内涵、实施方法、具体步骤，制定详细执行计划，且该计划要尽量贴合本项目。

4．执行风险行动计划　根据制定出的计划，实施具体安排，并且需要在实施过程中不断根据新的问题及时提出改进方法，根据项目实施的具体情况及时对计划进行调整。

5．提出风险防范和监控建议　在执行计划之后，进行行动总结，查缺补漏，对计划中存在的漏洞进行分析和完善，提出修改建议，完善风险应对计划，更好更合理地进行卫生项目风险应对。

三、卫生项目风险应对依据和结果

（一）卫生项目风险应对依据

1．风险识别清单　主要包括风险的性质和特点描述、原因分析和后果判断，以便有针对性地选择应对方案。

2．风险排序　将风险按其可能性、对项目目标的影响程度、缓急程度等进行分级排序，说明要抓住的机会和要应对的威胁。

3．风险认识　包括对可放弃的机会和可接受的风险的认识。

4．风险主体　项目利益相关者中可以作为风险应对主体的名单。

（二）卫生项目风险应对结果

卫生项目风险应对的主要产出是风险应对计划。它一般包括以下内容。

1．风险识别，风险特征描述，风险来源及对项目目标的影响。

2．风险主体和责任分配。

3．风险评估及风险量化结果。

4．单一风险的应对措施，包括回避、转移或接受。

5．应对策略实施后，预期的风险自留。

6．具体应对措施。

7．应对措施的预算和时间。

8．应急计划和反馈计划。

四、卫生项目风险应对措施

应对风险，可从改变风险发生的概率、风险后果的性质及风险后果大小三个方面，提出多种应对措施。这些措施包括风险规避、风险缓解、风险分散、风险转移、风险自留等。每项措施都有各自的侧重点，具体采取哪一项或几项取决于卫生项目的风险形势。

1．风险规避（risk avoidance）　是指通过变更卫生项目计划，消除风险源，以完全消除风险发生的可能，回避风险发生的影响。从风险管理的角度看，风险规避是一种彻底消除风险影响的方法。当某项活动风险导致的损失较大，但消除风险的代价不是太高时，可以使用本方法。但风险规避也并不是在任何场合、任何项目和任何条件下均可采用，它具有以下几方面的局限性。

（1）在某些条件下，规避风险会阻碍创新或令项目丧失机会。

（2）在卫生项目实施中，通常不能因为存在风险而放弃或彻底改变原有计划，导致无法应用风险规避的策略。

（3）风险规避策略的选择受到信息不完整的制约，若对风险的识别和估计没有充分把握时，风险规避的策略就没有任何意义。

（4）在卫生项目实施中，风险规避的策略实际上不可能完全回避风险，变更项目计划后有可能出现新的风险。

2．风险缓解（risk mitigation）　又称减轻风险，是指通过采取行动降低风险发生的概率和／或风险对项目的影响，从而使风险影响降低到项目可接受的范围。风险缓解既不是清除风险，也不是避免风险，而是减轻风险，包括减小风险发生的概率和控制风险的损失。为了控制卫生项目的风险，风险缓解的具体措施有：在风险发生之前，根据风险因素的特性，采取各种预防措施，以降低风险发生的可能性，如为降低奥运会现场观众的中暑风险，在进行奥运宣传的同时要做好防暑知识的传播；在风险正在发生之时，采取事先考虑的后备应急方案，遏制风险损失，减少风险影响。在风险发生之后，及时采取各种挽救措施，将风险发生后造成的损失修复到可接受的程度。

3. 风险分散（risk diversification） 是指增加承受风险的单位以减轻总体风险的压力，从而使项目管理者减少风险损失。在具体操作上，它可以把一个大风险分解后各个击破，也可以把一个集中的危机分时间阶段化解，使风险的一次性冲击力得以降低，分担压力，避免全军覆没。比如，若北京奥运会将所有场馆都集中于朝阳区的风险很大，因为如果该区政府工作不力，就会影响所有体育项目比赛的举行；如果将比赛场馆分散到各区县，一旦某个区县出现问题，总损失会减小。另外，"不把鸡蛋放在一个篮子里"，抗洪抢险时的分洪减压等都是风险分散的措施。

4. 风险转移（risk transference） 又叫合伙分担风险，是指把风险的部分或全部可能的消极影响连同责任转移给第三方，但风险本身并没有消失。实行这种策略要遵循两个原则：一是必须让承担风险者得到相应的回报；二是对于各具体风险，谁最有能力管理就让谁分担。采用这种策略所付出的代价大小取决于风险大小。当项目的资源有限不能实行缓解和预防策略，或风险发生频率不高，但潜在的损失或损害很大时可采用这种策略。

风险转移可分为财务型风险转移和非财务型风险转移。

（1）财务型风险转移就是指项目组通过购买保险或寻求商业合作伙伴担保，将本应由自己承担的卫生项目风险转移给保险公司或合作伙伴，从而使自己免受风险损失。

（2）非财务型风险转移，是指项目组通过合同的形式将自己本应承担的部分职能连同风险一起转移出去的做法。例如，当某一项目团队无法按时保质完成项目时，可以将部分合同订单外包给其他承包商，虽然项目团队为此失去了一部分利益，但保证了项目的及时完成，保住了项目团队在委托方的信誉。

5. 风险自留（risk retention） 亦称风险接受（risk acceptance），是一种由项目主体自行承担风险后果的风险应对策略。这种策略意味着卫生项目主体不改变项目计划去应对某一风险，或项目主体不能找到其他适当的风险应对策略，而采取的风险应对措施。采用风险自留应对措施时，一般需要准备一笔费用，风险发生时将这笔费用用于损失补偿。如果不发生，则这笔费用可以结余。在卫生项目风险管理中，风险自留有主动自留和被动自留之分。主动自留是指在对项目风险进行预测、识别、评估和分析的基础上，明确风险的性质及其后果，风险管理者主动承担某些风险，将这些风险自留；而被动风险自留是指没有充分识别风险及其损失的最坏后果，在没有找到其他处置风险措施的条件下不得不自己承担损失后果的处置风险的方式，这样往往会造成严重的后果。提前制定应急计划能够大大减少风险发生时应对行动的成本。如果风险有很大的影响，或所选择的战略可能并不完全奏效，那么就应着手编制一个退却计划，包括分配应急储备、研发备用方案和变更项目范围等。

案例 11-2

某次大型夏季国际体育赛事观众中暑风险对应方案

本次大型夏季国际体育赛事公共卫生风险管理项目组经过一系列风险评估之后，针对赛事期间观众中暑风险，制定了以"一级预防"为指导思想，建立中暑风险等级预报制度的应对计划，并确定了赛事期间观众防暑方案（表11-5）。

表11-5　某大型夏季国际体育赛事观众防暑方案

中暑风险等级	舒适度等级	广播发布	健康教育形式	防暑宣传内容	防暑物资和形式
I级	1级	不会中暑	海报	介绍气候特点，中暑症状判别、简单医疗急救原则和措施，呼叫医疗急救人员的方式	张贴防暑宣传海报
II级	2级	不易中暑	海报	同上	在观众可能停留在日光下的地方设立遮阳伞，例如安检口、简易厕所门口、主要赛区的道路两旁
III级	3级	较易中暑	现场广播	"今天为较易中暑天气，请您注意防暑，避免太阳久晒"	1. 发放免费饮用水，补充水分 2. 发放免费遮阳帽和扇子，用于避免日光曝晒和降温
IV级	4级	易中暑	1. 现场广播 2. 观众服务志愿者口头提醒	"今天为易中暑天气，请您注意防暑，尽量待在阴凉处"	1. 对中暑高风险人群发放防暑药物 2. 医疗志愿者在看台上加强巡视
V级	5级	极易中暑	1. 现场广播 2. 观众服务志愿者口头提醒	"今天为极易中暑天气，建议在看台上不要停留过长时间，出现中暑症状请向医疗服务人员求助"	1. 流动医疗人员、医疗志愿者和观众服务人员应加强巡视，并随身配备饮用水和防暑药品 2. 搭建具有空调系统的帐篷，为轻微中暑患者提供休息场所

　　需要指出的是卫生项目风险监控，就是对风险识别、评估和应对的全过程进行监管和控制，也是保证风险管理达到预期目标的重要过程。由于风险监控的主要过程与使用工具与第五章中阐述的卫生项目监控基本一致，因此本章不再赘述。

（郝晓宁）

思考题

1. 简述卫生项目风险的类型。
2. 简述卫生项目风险管理的内容。
3. 简述卫生项目风险评价的准则。
4. 风险估计与风险评价之间有何异同？
5. 简述卫生项目风险应对的主要措施。
6. 假设你是某一公共卫生临床中心建设工作的负责人，你将如何实施公共卫生临床中心建设项目风险管理？
7. 假设你是某次大型夏季国际体育赛事公共卫生风险项目管理的专家组成员，结合本章所学知识，你将如何对本次大型赛事所面临的公共卫生风险进行识别、评估和应对？

第十二章　卫生项目沟通与冲突管理

章前案例

　　某省级医院开展建立日间手术体系的项目，获得了某政府基金的支持。项目包括3项主要内容：一是建立日间手术运行规则和管理规范，确定手术病种、准入制度、工作流程和评估指标等；二是建立日间手术平台，建立信息管理系统；三是推动日间手术的开展，鼓励医生参与，加强患者宣教，提升服务质量。

　　参与项目的多个部门需要就项目启动、计划、执行和收尾等工作开展沟通协作，项目组建立了一整套组织沟通制度，如在制定日间手术标准时，首先获取各科室对于信息的需求，通过召开项目会议认真倾听不同部门关于出入院流程、术前评估、术后护理等方面的诉求。在此基础上，项目组发布了完整的项目沟通计划，对项目沟通的对象、沟通内容与方式、沟通渠道、项目每个阶段传递的信息、项目报告的时间等进行了规定。在形成日间手术管理标准的初稿后，通过规定的信息传播渠道将征求意见稿发送给各部门，寻求反馈意见。项目组建立了规范的沟通渠道，参与的部门设立了项目秘书作为文控人员负责信息沟通，同时也建立了日间手术信息系统作为电子信息柜，用于存储、传递、查阅、修改信息。

　　但是，项目进展过程中也遇到了冲突和阻碍，日间手术管理委员会的管理人员与临床医生的既往理念、业务模式发生碰撞，医生认为手术流程安排中医学专业知识最重要，凡是符合标准的患者都希望开展日间手术，但项目经理需要兼顾部门合作、资源分配等整体情况。项目团队识别了这些冲突，对其根源进行分析，采取了合作的冲突解决方式。在日常工作中创造出一种和谐、愉悦的项目文化，对医生充分地尊重，对其工作困难给予共情，请一些乐于配合项目组的医生做榜样，帮助沟通宣传，营造友好的团队氛围。同时，日间手术管理委员会和有诉求的医生进行了沟通，请这些医生更加积极参与部门的协调和沟通，综合考虑项目进度，实现项目目标。

第一节　卫生项目沟通管理概述

　　有效的沟通是项目成功的保障，项目沟通建立起项目利益相关者之间的桥梁，保持组织沟通的通畅，支持项目成员凝结成一个整体，从而促进项目目标的完成。卫生项目由于其独特的专业属性，沟通尤为重要。

一、卫生项目沟通概述

（一）沟通

　　沟通（communication）是人与人之间、人与人群之间传递信息、思想和情感的活动，这一过程是双向、互动的过程,包括沟通者、内容、接受者三个要素。成功的沟通不仅需要有效传递信息,还需要很好地理解和反馈信息。

(二)卫生项目沟通

由于项目是以团队的方式开展工作,多数情况下团队工作除信息的沟通外,还需要更多思想、情感的沟通,所以卫生项目沟通即是项目实施过程中信息、思想和情感的沟通。项目沟通包括人际沟通和组织沟通两方面的内容。人际沟通是指一个人与另一个人或一群人的沟通,组织沟通是指组织之间的沟通。

项目人际沟通强调的是人与人之间沟通的技巧性,项目组织沟通则是这些技巧在项目组织结构之间的综合体现。卫生项目的人际沟通主要包括如何认识和把握各种人际沟通的形式和媒体的优劣势,从而能做到熟练运用人与人之间沟通的技能,如倾听、非言语沟通、口头表达等。卫生项目的组织沟通则主要讨论特定项目环境下的沟通形式,包括纵向沟通、横向沟通、团队沟通、会议沟通、项目报告、会见和面试、冲突处理、谈判技巧、跨文化沟通等。如开展日间手术的项目,需要医院行政管理部门、临床科室、医务人员、患者以及患者家人的密切配合。在项目开展过程中,医务人员是项目执行的重要利益相关者,卫生项目沟通既要保证医务人员充分了解并明确日间手术项目建设的任务,也需要鼓励其对项目的开展进行积极反馈、提供专业的意见,同时也要促进医务人员与患者间的沟通。该案例涉及医务人员的人际交流及项目的组织交流。

(三)卫生项目沟通的原则

1. 准确性原则　沟通的目的就是要使发送者的信息准确地被接收者理解,卫生项目涉及的信息往往具有专业性,甚至关乎生命,必须保证沟通信息的准确、数据的真实。例如,左肩疼痛可能由肩周炎引起,也可能由心肌梗死引起,医生就要对疾病信息认真鉴别,需要仔细询问肩部疼痛是持续性疼痛还是阵发性疼痛,是运动相关还是与心前区疼痛一起发生等。

2. 完整性原则　需要注意信息本身及沟通过程的完整性,既不能断章取义,也不能以偏概全。如在确定是否将某一妇科手术纳入日间手术病种时,应当充分、完整地提供可能存在的利弊的信息,为客观、系统地评估提供依据。

3. 及时性原则　项目的时限性要求项目沟通必须快速、及时,以便及时发现和解决问题。及时沟通还可以使新近制定的规章制度尽快得到理解和支持,使项目经理及时掌握团队成员的思想和态度。如应该及时关注新冠肺炎疫情防控动态信息(或政策),根据防控要求及时调整日间手术评估、预约和手术报到流程。

4. 有效性原则　信息发送者必须以通俗易懂的方式清晰表达信息,接收者必须积极倾听,并提供反馈意见,才能有效沟通。如与患者沟通时使用"当天可以出院的手术"这一通俗易懂的表达替代"日间手术"这一专业名词,帮助患者理解,实现有效的交流。

(四)项目沟通类型

由于沟通的普遍性和复杂性,可以根据不同的标准对沟通进行分类(图12-1)。

1. 正式沟通与非正式沟通　正式沟通是指在组织系统内部,根据组织原则和组织制度进行的信息传递与交流,如通过 OA 系统传递的文件、组织规定的院务会汇报等;非正式沟通是指在正式沟通渠道之外进行的信息传递和交流,如组织成员私下交谈、小道消息等。

2. 单向沟通与双向沟通　单向沟通是指发送者和接收者之间的地位不变更,比如作报告,一方只发送信息,另一方只接收信息。双向沟通是指发送者和接收者两者之间的位置不断交换,且发送者信息发出以后还需要及时听取反馈意见,必要时双方可进行多次重复商谈,直到双方共同明确和满意为止。

3. 言语沟通和非言语沟通　言语沟通是利用语言、文字、图画、表格等形式进行的沟通。言语沟通通常包括书面沟通和口头沟通两种形式。书面沟通是指以报告等书面形式进行的信息传递和交流。口头沟通是指以电话等口头表达的形式进行的信息交流活动。非言语沟通不是通过讲话或文字来传递信息,而是通过肢体语言、语气语调、物体的运用等非词汇的信号进行沟通。例如,医生在听患者主诉时,如果能面带微笑,或用目光注视,或点头示意等,患者的依从性可能大大提高。

4. 面对面沟通和远程沟通　面对面沟通是一种有效的沟通方式,因为双方不仅能获得语音信息,还能够获得非语言信息,如手势和面部表情。在信息化高速发展的当今社会,远程沟通借助通信媒介的辅助得以实现,其在提高沟通效率方面具有明显的优势。

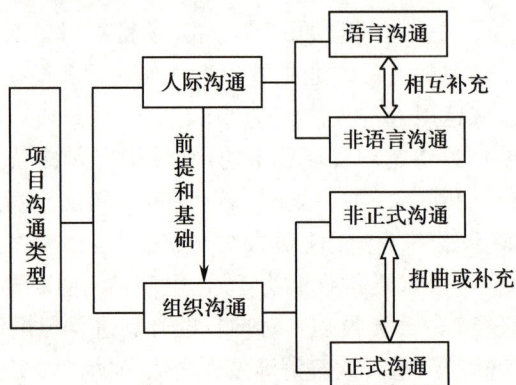

图12-1　项目沟通类型

二、卫生项目沟通管理

(一) 卫生项目沟通管理的定义

卫生项目沟通是项目沟通(health project communication management)在卫生项目特殊场景中的应用和发展。卫生项目沟通管理是为确保卫生项目的信息、思想和情感的交流,对卫生项目信息的内容、信息的传递方式、信息的传递过程、信息传递的结果等进行全面管理的活动。

卫生项目沟通管理在确定项目利益相关者的沟通需求的基础上,传递各类项目工件,传递信息和情感,满足利益相关者对信息的需求,使项目资助方、管理人员、实施人员、目标人群以及其他利益相关者达成多方共识,为卫生项目的启动、计划、实施和收尾提供支持。

卫生项目沟通管理的对象是项目中的全部沟通活动,包括为了确保项目信息及时、适当地产生、收集、传播、保存和最终配置所必需的过程。沟通涵盖人际沟通和组织沟通,既要保证在卫生项目特定环境中的组织沟通的程序性和规范性,也要认识和把握卫生服务特殊专业背景下的人际沟通技能。在卫生项目的各个生命阶段,综合考虑利益相关人群所需的信息,满足人们对信息和情感交流的需要,明确应该与谁进行沟通,沟通的目的是什么,沟通哪些内容、在什么时间沟通,用什么方式沟通,可能的难点和分歧会是什么,有哪些预先设计好的解决方法等。

(二) 卫生项目沟通管理的作用

卫生项目沟通管理为项目的成功提供了关键的纽带,主要承担两个职能:一是提供完成项目目标所需的信息,通过制定策略和计划、创建合适的沟通工件和开展合适的沟通活动,为科学地决策、计划、执行和控制提供信息。二是促使项目成员结合成一个统一的整体,运用沟通技能,提升沟通的效果,排除或减少因专业水平、文化认知、组织背景、观点和兴趣等差异产生的合作困难,形成良好的人际关系。卫生项目沟通管理的作用具体有以下几点。

1. 降低卫生项目实施过程的模糊性　有效管理是项目实现目标的基本前提,而有效管理则需要完善、高效的沟通作为保障。因为太多因素会诱发卫生项目组织内部模糊和不确定性的产生,稍纵即逝的信息、社区环境的变化、突发公共卫生事件等,这些都可能造成项目经理在一个极其模糊的状况下做出决策,最终导致项目管理混乱甚至失败。

2. 为项目执行和控制提供手段 沟通将独立的个人与组织贯通起来,向项目利益相关者传递明确统一的目标,促成其对项目的理解和执行。同时,沟通能够使利益相关者准确、及时地反馈信息,帮助项目的管理者及时根据项目的执行情况作出反应。

3. 满足项目利益相关者对信息的需要 团队成员需要获得有关的项目信息以实施项目,这种对信息的需求只有通过畅通的沟通渠道来实现。由于医学知识的专业性,卫生项目管理中往往出现利益相关者对医学知识理解不一致、信息不对称的情况,因此,对项目沟通的需求尤为迫切。

4. 构建项目利益相关者良好的合作关系 沟通是人的一种重要的心理需要,是人们用以表达思想和感情、建立和改善人际关系的重要手段。良好的沟通,一方面可以减少不必要的冲突,激发团队成员的工作积极性,另一方面可以加强医患信任、提升目标人群的获得感,从而提升用户的接受度、促进项目成果的应用。

(三) 卫生项目沟通管理的过程

沟通贯穿了卫生项目生命周期的始终,项目的计划、实施、控制和结果评价都需要开展沟通管理。卫生项目沟通管理包括沟通规划、信息传播、绩效报告和行政报告四个过程(图12-2)。各个过程相辅相成,前一阶段的沟通管理是下一阶段沟通管理的基础,前一阶段输出的工件成为后一阶段的输入工件,工件包括项目信息、文件、项目可交付物等,具体见表12-1。

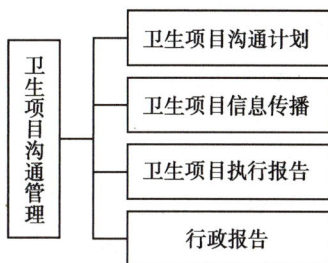

图 12-2 卫生项目沟通管理的各个过程

表 12-1 卫生项目沟通各阶段传递的工件

沟通计划	信息传播	执行报告	行政报告
输入	输入	输入	输入
(1) 沟通要求	(1) 沟通管理计划	(1) 项目计划	(1) 衡量执行结果的文件资料
(2) 制约因素	(2) 工作结果	(2) 工作结果	(2) 项目交付物的文件资料
(3) 假设因素	工具和方法	(3) 其他项目记录	(3) 项目记录
工具和方法	(1) 信息检索系统	工具和方法	工具和方法
(1) 沟通需求分析	(2) 信息传播系统	(1) 执行审查	(1) 执行审查
(2) 沟通技术	(3) 沟通技能	(2) 差异分析	(2) 差异分析
输出	输出	(3) 趋势分析	(3) 趋势分析
沟通管理计划	(1) 项目沟通记录	(4) 盈余量分析	(4) 盈余量分析
	(2) 项目管理计划更新	输出	输出
	(3) 项目文件更新	(1) 状态报告	(1) 项目档案
		(2) 进度报告	(2) 经验总结
		(3) 项目预测	
		(4) 变更请求	

1. 沟通计划 在确定项目利益相关者对信息和沟通的需求的基础上,对项目整个生命周期中的信息沟通的内容、方式和渠道等进行计划与管理。制定沟通管理计划是沟通管理的起点,其核心是项目利益相关者分析,主要搞清楚沟通中谁需要信息、什么信息、何时需要、怎样传递这些要素。

(1)输入:包括沟通要求、沟通技术、制约因素和假设因素等。沟通要求是项目利益相关者信息需求的总和,为沟通规划提供目标,而项目组织架构、项目人力资源组成、制约沟通的因素等都是沟通计划的参考依据。如在制定日间手术管理标准时,不同科室的需求存在差异,包括术前准备、术后护理、出入院时间等,这就需要通过沟通收集诉求,由各部门提出申请,医务部审核后执行。

(2)工具和方法:主要是项目利益相关者的沟通需求分析,为了使项目利益相关者的信息资源形成一种系统的符合逻辑的观点,应该对各个项目利益相关者的需求加以分析,包括所需信息的类型和格式,信息对利益相关者的价值等,沟通技术是需求分析中的重要工具,例如,通过召开日间手术项目组会议,认真倾听不同部门的建议和意见,项目人员才能获取各方对日间手术项目沟通的需求。

(3)输出:主要是卫生项目沟通管理计划,这是一个提供项目信息传递的结构、方法、要求等的文件,主要包括项目沟通计划的表达形式如重要事件的沟通内容与方式的说明、重要节点需要沟通的信息与渠道的列表、可能出现分歧的环节的说明、沟通的对象与方式的说明、项目进展报告时间表以及个别的沟通方案等。

2. 信息传播 在合适的时间通过合适的方式将合适的卫生项目信息提供给合适的人。要重点考虑医疗卫生专业性的特点,既要保证信息的精准、快速和有效,也要注意健康信息的隐私保护,选择合适的信息传播负责人、时间、渠道、使用权限等。

(1)输入:包括卫生项目沟通管理计划和工作成果资料等。卫生项目沟通管理计划是信息传播的主要依据,信息传播按照该计划中所规定的程序、方法、途径将信息传递至利益相关者。工作成果资料作为项目计划实施的一部分,也应该作为信息传播的重要内容。

(2)工具和方法:信息分发系统、信息检索系统、项目记录和沟通技术是信息分发过程中常用的四种工具和方法。项目信息传递系统往往需要集成信息分发、信息检索和项目记录的功能,如通过 OA 系统将日间手术项目管理的文件发送给各相关科室的项目秘书,项目秘书被授予查询相关资料的权限,并负责在部门内传达信息。

(3)输出:主要是项目沟通记录、项目管理计划更新、项目文件更新,包括通过沟通所获取的有变化的工作分解,成本估算、人员信息、主要风险、辅助的管理计划等。例如,各科室对日间手术出入院标准的适宜性进行反馈,提出意见和建议,由科室项目秘书整理后集中反馈。

3. 执行报告 通过专门的信息系统正式收集和传播项目绩效相关的信息,用于项目执行情况的衡量与评价,帮助实现项目的评价与控制。需要沟通的信息包括执行过程、控制过程、时间绩效、成本核算、项目发展走向预测等。

(1)输入:主要包括项目计划,工作结果等。项目计划是正式批准用于管理和控制项目实施的文件,这是用来评估项目执行的基准。工作结果是指已全部或部分完成的子项目执行的结果。

(2)工具和方法:主要包括执行审查、差异分析、趋势分析和盈余量分析等,执行审查是为评估项目状况和进展而举行的会议,差异分析是指把项目的实际结果与计划或预期结果做比较,趋势分析用来检查项目结果,以确定执行的状况。盈余量分析是衡量执行的范围、成本和进度等的度量。如通过每周一次的院务会向各个科室公开日间手术项目进展的信息,医务科以日间手术项目计划为标准进行比较及进度监控,利用这些信息评价项目执行的成果,分析执行的偏差等。

(3)输出:主要包括状态报告、进度报告、项目预测和变更请求。状态报告是用量化的数据,从范围、时间和成本三个方面来说明项目所处的状态。进度报告是某一特定时间段工作完成情况的报告。项目预测是指根据项目当前的情况和掌握的历史资料、数据,对项目将来状况进行的估计。变更请求是对需要或变化的情况作出的一种反应。

4. 行政报告 这是项目完成后、阶段目标达成后或因其他原因终止后的一个总结,这是对项目结果的鉴定和记录,便于发起人、委托人或顾客正式接受项目产品。需要系统收集、立卷并递交项目记录、产品设计书、项目效益的分析、项目是否成功的评价等信息。

（1）输入：主要包括衡量执行结果的文件资料、项目交付物的文件资料和项目记录等，执行结果是记录和分析项目的执行而产生的所有文件资料，为衡量执行情况而确立的计划文件在行政总结期间都需进行复查。项目交付物的文件资料为说明项目产品的设计书、技术文件、图纸、电子文件等。项目记录可以包括信函、备忘录、报告和说明。

（2）工具和方法：同样也包括执行复查，差异分析和趋势分析等。

（3）输出：主要包括项目案卷和经验总结等。项目档案应该包括项目索引记录的完整汇总材料等，应由合适的参与者准备好以完成立卷，与项目有关的历史数据库都要被更新。经验总结包括学习文化、学习系统、个人绩效、实施要点和总结清单等。

第二节 卫生项目沟通计划

卫生项目沟通计划（health project communication planning）是指对项目全过程的沟通工作，沟通方法以及沟通渠道等各个方面的计划和安排。编制卫生项目沟通计划就是记录、分析、确定项目利益相关者所需要的信息和沟通需求，即确定谁需要信息、需要什么信息、何时需要信息以及信息分发的方法。项目沟通计划在项目早期阶段就应该完成，但是为了提高沟通的有效性，应该根据项目实施情况定期检查沟通计划，并在必要时加以修改。

一、卫生项目沟通计划编制的依据

（一）沟通需求
沟通需求是项目利益相关者的信息需求总和。确定项目沟通需求所需的信息包括以下几点。
1. 项目组织和项目利益相关者的责任关系。
2. 项目涉及的技术领域、部门和行业。
3. 项目需要配备的人员。
4. 项目组织与外部的关系。
5. 外部信息需求（如与媒体进行沟通）。

（二）影响项目沟通方式的因素
采用何种沟通方式，主要取决于下列因素。

1. 对信息需求的紧迫程度 如果项目要求不断更新信息，可以采取一些沟通速度较快的沟通方式，如口头沟通或非正式沟通；如果项目对信息的需求不是很紧迫，就可以采用书面沟通或正式沟通的方式。

2. 沟通方式的可行性 沟通方式的选择很大程度上依赖已有的沟通渠道。如在日间手术项目的沟通中，文件资料的传递可以通过已建成的信息系统完成，包括 OA 系统、电子邮件、即时通信 app 等。

3. 项目团队成员的能力 根据项目团队成员的经验和能力来选择不同的沟通方式。如果参与日间手术项目组的科室主任、护士长等曾被外派参加了日间手术系统学习，沟通就会较为顺畅，反之则需要更加耐心地解释与说明。

4. 项目本身的规模与内容 如果项目的规模小、工作量不大、生命周期短、内容不复杂，一般可以选用传统的、人们习惯和便于实施的沟通方式，反之则需要采取一些先进而有效的项目沟通方式。

5. 项目的假设条件 针对未来的一些突发情况，需要制定沟通的应急计划。如在遇到突发疫情时，允许医务人员采取传染病直报的方式越级传递信息。

二、卫生项目沟通计划编制

（一）卫生项目沟通计划编制的准备工作

1. 收集与项目沟通计划有关的各种信息 在编制项目沟通计划之前，首先要收集、整理各种相关信息。

（1）项目沟通需求与内容方面的信息：应通过对项目利益相关者的调查，了解其对项目信息及信息沟通的需求，使项目沟通计划能够满足这些需求。要特别关注疾病背后潜在的众多影响因素，针对利益相关者进行合适的沟通。如开展日间手术后，患者及家属需要承担常规术后由专业人员负责的护理，包括体温监测、营养康复等，那么就要充分考虑到患者、家属对这些信息沟通的需要。

（2）项目沟通方法和手段方面的信息：在收集项目沟通信息需求的同时，还需要收集有关项目沟通方式、方法、手段和渠道等方面的信息，才能够制定出切实可行的项目沟通计划。

（3）项目沟通时间和频率方面的信息：沟通时间是指一次项目沟通所持续的时间长短，如某种会议一次开多长时间。沟通频率则是指间隔多长时间进行一次沟通，如某项目报表是季报还是月报。同时要注意各种项目沟通活动，是定期举行的，还是不定期举行的。

（4）项目信息来源与最终使用者的信息：项目沟通计划的编制还需要各种关于项目信息来源和最终使用者方面的信息，这些信息涉及他们的义务和责任。需要回答谁是信息的生成者、谁是信息的发布者以及谁是信息的最终接受者等。

（5）项目沟通的各种限制和约束信息：想要制定项目沟通计划，必须充分考虑项目沟通中的约束和限制条件，如通过微信、短信等信息化手段对日间手术老年患者开展随访，就受到老年人应用智能手机能力的制约。

2. 加工处理收集到的各种相关信息 必须加工和处理收集到的信息，以便使这些信息能够对项目沟通计划编制的决策提供支持和服务。需要遵循准确、系统和可靠的原则，通过整理、汇总和提取等工作，使信息去粗取精、去伪存真、由表及里，以便很好地为编制项目沟通计划服务。

（二）项目沟通需求的分析与确定

在信息收集与加工处理的基础上，对项目各方面的信息需求进行全面的计划安排和决策。项目沟通需求是项目利益相关者在项目过程中的各种信息需求总和，包括项目资助方、项目团队、目标人群、社区和政府部门等各方面对于项目的周期、进度、成本、环境影响、资源需求、预算控制、经费结算等各种信息的全面需求。分析时，需明确以下3点：谁需要什么样的信息；什么时候需要信息；如何将信息发给不同的人。

项目沟通需求的确定涉及所需信息的内容、格式、类型、传递渠道、更新频率、信息质量要求等多方面，具体包括：①项目组织管理方面的信息需求；②项目内部管理方面的信息需求；③项目技术管理方面的信息需求；④项目资源管理方面的信息需求；⑤项目实施管理方面的信息需求；⑥项目公众关系方面的信息需求。应特别注意项目团队、项目资助方和项目目标人群的信息需求，因为他们是项目成败的关键。

（三）卫生项目沟通计划的编制

一般而言，项目沟通计划编制的结果是给出一份项目沟通计划书，沟通计划书规定了卫生项目沟通工作的任务、责任、时间、办法、应急措施和预算等内容，具体如下。

1. 信息收集和加工处理方法的规定 确定有关项目沟通中的信息收集与加工处理的任务和方式方法的规定，应包括信息的结构、信息收集和存储的分类、信息收集和加工处理的程序与步骤、信息更新和修订的办法与步骤等。

2. 信息存储和使用方法的相关规定 规定项目信息的存储和使用方法，应包括信息存储的格式、内容和方法等方面的规定、信息使用的权限和保密等方面的规定、信息传递中的规定和要求等。由于卫生项目涉及人体隐私，因此需要尤其注意信息的存储与保密，设置合理的使用权限。

3. 信息的收集和处理的归档格式规定 规定采用何种格式去收集和存储信息、采用何种文档化管理的办法管理信息，以及这些工作的基本程序和方法等。

4. 信息发布权限的规定 规定各种信息的流向、最终用户、发布权限和发布方式等。卫生项目中要尤其注意合理权限的设置，保持和项目组织结构图所表述的权限、责任一致。

5. 信息发布的特性规定 规定和描述所发布的信息的性质，包括格式、内容、详尽程度、来源、参考文献、相关术语的定义、获得的方法等。

6. 沟通活动的时间和行动方案 规定沟通活动的时间与具体行动方案。包括会议的时间和行动方案、管理规章制度发布的时间和行动方案、项目绩效报告的上报时间与行动方案等。

7. 沟通活动的预算安排 项目沟通活动需要耗费资源，因此项目沟通计划书也应包含开展项目沟通活动所需的资源和资金预算的计划安排。

在章前案例中，项目管理者制定出针对不同利益相关者的项目沟通计划（表12-2）。

表12-2 卫生项目沟通计划示例表

沟通对象	内容	时间	频率	方法	信息责任人	备注
项目资助方	项目总体进展情况	项目启动的第3个月开始	1次/季度	项目绩效报告	项目经理	
项目团队成员：临床科室、麻醉手术部、护理部、医务部、质量管理办公室等	项目进展具体细节	项目启动开始	1次/周	OA系统传递文件、院务会讨论、项目小组会议等	项目经理、各科室秘书	
目标人群：日间手术患者	项目总体进展情况、患者体验等	项目启动第3个月开始	1次/周	项目简报、访谈、问卷等	医患沟通中心秘书	
政府：医疗保障局、卫生健康委员会等相关部门	财务、绩效等情况等	项目启动第2个月开始	1次/2个月	项目绩效报告、项目简报等	项目经理	
其他相关机构：省日间手术技术指导中心等	日间手术质量和技术评估报告等	项目启动第3个月开始及结束时	1次/2个月	项目简报和信息发布会等	项目经理	

第三节 卫生项目的有效沟通

一、卫生项目沟通中的主要障碍

在实际的卫生项目沟通过程中，每一个环节都有可能造成信息的丢失。由于卫生项目具有临时性的特点，项目团队可能聚集了一些以前相互之间并不熟悉的成员，这无疑会增加项目早期沟通失误的可能，加上项目涉及的不同学科及所使用的专业术语，又会加剧沟通的难度。要实现有效的沟通，就必须识别并排除沟通过程中可能存在的障碍。沟通中的障碍大致可以分为3类：信息传达过程的问题、信息编码问题及沟通参与者本人的问题。

1. 信息传达过程的问题 信息传达过程中，嘈杂、吵闹的环境会使沟通的正确性降低。沟通方式不当及由于沟通层级过多,造成的时间过长,信息失真,均会降低沟通的有效性。

2. 信息编码问题 同样的词汇对不同的人来说含义是不一样的。语言的含义并不在语言中,而在说话者的心中。一般而言,年龄、教育和文化背景是这方面的 3 个最主要的影响因素,它们影响着一个人的语言风格以及对词汇的界定。另外,专业分化使得专业人员发展了各自的行话和技术用语,可能导致沟通的参与者对此产生不同的理解,限制了沟通的有效性。例如在日间手术项目开展过程中,向患者说明日间手术的优势、鼓励患者的参与非常有必要,但在介绍的过程中如果采用大量的专业术语,如效率医疗、住院周转率等来说明日间手术的优势,患者往往理解不了,难以达到良好沟通的效果。

3. 项目参与者本人的问题 通常人们认为项目参与者就是项目团队成员,其实从整体影响出发,站在更加广阔的沟通角度看,项目参与者包含了更多的利益相关者,如项目资助方、项目经理、目标人群、政策制定者、项目合作伙伴等。他们的需要、态度、情绪、地位、背景和立场等均对沟通产生影响。例如,某卫生项目由于项目需要,外聘了一位从事临床工作的医学专家到社区培训妇科病筛查技术。由于该专家本身更重视治疗而对预防控制关注较少,培训过程中虽然按计划完成,但预防的作用没有得到强化,对项目目标的实现产生了一定的影响。

二、卫生项目中的有效沟通方法

沟通问题是很多项目失败的根本原因,要保持项目团队在项目环境中的有效沟通,需要注意以下事项。

(一)建立良好的沟通环境

为了卫生项目良好的沟通,必须建立良好的沟通环境,消除或减少沟通环境障碍,其中项目外部环境障碍包括沟通的基础设施、政治环境、民众认知等,内部环境障碍包括组织结构、人力资源、沟通流程、组织文化等。良好沟通既需要有利于项目目标实现的外部环境的支持,也需要有利于各方配合协调的组织内部环境的支持。如公立医院高质量发展的国家政策使效率医疗的理念深入人心,从而创造了日间手术项目沟通的良好氛围。医院内部,医务部(或医务管理部门)、护理部、麻醉手术部等科室之间建立了每周一次的院级沟通交流的惯例,为日间手术项目沟通提供了组织支持环境。

(二)做好利益相关者的分析与管理

利益相关者管理是卫生项目沟通管理中的巨大挑战,项目利益相关者的利益和关注点可能与项目目标不同甚至存在冲突,如果处理不当就容易造成"利益相关者瘫痪"(stakeholder paralysis)的现象,从而阻碍项目进展、影响项目参与者的情绪。因此,在项目沟通中需要做好利益相关者分析和管理,尽量规避利益相关者瘫痪的可能。按照沟通对象的区别,主要分为以下几点。

1. 与项目发起者的沟通管理 一般而言,卫生项目发起方对于项目会以项目协议的形式作出明确的要求,但项目团队难免会碰上协议条款中没有规定的问题,因此必须通过有效沟通得到资助方的理解和支持,就项目的目标、范围、工期、成本、质量等进行沟通。同时,还需关注资助机构的愿景、文化差异等,注意跨文化的沟通。

2. 与目标人群的沟通管理 需要获得目标群体对服务的理解、期待、要求、担心和抱怨等信息,并作出有效沟通,具体包括:为目标群体提供充足、正确的信息,帮助其理解项目的目标,明确自身的获益。倾听、理解目标群体的想法。了解其对项目的要求以及在利用项目成果时遇到的问题,为改进项目、满足受众的需求提供依据。回应目标群体提出的疑问和期待,尽量消除误解和疑虑,促进目标群体对项目的认可和对项目成果的利用。同时,必须认真考虑目标人群对项目要求的差异性,针对差异进行有针对性的沟通。例如,日间手术的患者担心在手术当天出院得不到良好的术后护理,医务人员就要耐心告知其术后管理的流程和注意事项,帮助其掌握疾病自我管理技能,消除其疑虑,同时提供医护的网络平台沟通渠道及院后应急流程,包括出院病房 24 小时服务热线电话。

3.与项目团队成员的沟通管理 通过沟通使项目成员获得并充分理解项目信息,包括项目范围、工期、质量、成本、风险等信息,使成员明白需要做什么、如何来做、何时必须完成任务。通过反馈了解项目成员对项目的看法,包括期待、要求、顾虑以及矛盾冲突等。此外,通过沟通促进团队成员之间的相互信任和相互依赖、互助合作、关系平等,令成员积极参与项目。

(三)履行项目沟通的责任

项目各利益相关者应该以项目目标为核心落实各方的沟通责任。一是要明确各方应履行的职责,理清各方的可能获益,传递卫生项目共同目标。避免片面追求部门的目标,而损害项目的整体目标。二是要了解各利益相关者的困难和问题所在,采取行动来解决问题。如日间手术平台的建立要占用手术室、办公室场地,要求部分人员腾挪空间,这就需要充分沟通,让那些需要作出空间让渡的人员明确其责任和收益,同时也要了解其在空间缩减后面临的实际问题,帮助其克服困难。三是分析和评估需要沟通的内容是否已经落实。需要落实的配合之事按其内容分为信息、实体、行为三类,即项目成员需要向相关方提供信息,或者传递实体如材料等,或者传达需要配合的行为要求如时间衔接、任务协作等。其中,信息统领着实体和行为沟通需求的传递,因此是履行沟通责任的基础。沟通中,项目成员要主动合理地提出具体要求,配合的各方应主动及时地提供充分且必要的信息。例如,在日间手术的质量改进中,麻醉手术部作为专职质量部门负责对日间手术进行质量监测,并将整改意见撰写成温馨提醒提交给医务部,医务部负责将温馨提醒分发给相关的医生,医生在整改过程中有责任主动上报其是否纠正医疗行为、实体传递是否到位等信息。

(四)使用"反馈"作为沟通质量控制的重要手段

沟通作为一个信息发送与接收的过程,需要建立灵活的双向沟通机制,及时反馈既是双向沟通的重要保证,又可作为沟通质量控制的重要手段。通过反馈,可以了解发送的信息是否合适,信息编码是否正确,信息发送是否顺畅,信息是否被接受到,信息是否被正确解码,接收者是否正确理解信息的内容,环境如何影响信息以及接收方对信息的态度、想法。如日间手术管理标准制定的过程中,将《日间手术工作管理规范》的初稿发送给临床科室、麻醉手术部、护理部等征求意见,各科室根据各自的实际需求,提出意见和建议,反馈给医务部和项目负责人。

(五)组织高效的项目会议进行沟通

会议沟通是项目沟通与协调的重要方式,项目利益相关者通过项目会议沟通了解项目的进展、协调各方利益、对各种重要变更作出决策、对各种管理计划进行更新。为确保会议沟通的有效性,必须做好项目会议的管理。会前应提前选择和布置好项目会议场所,并确定项目会议的议程。精心选择与会者,选择的最佳原则是少而精,控制会议规模,仅邀请必需人员参加。提前发放会议通知,目的是便于参与者安排自己的工作,有准备、按时参加会议。按时开会,按时结束,控制会议进程,不拖拉。会议中坚持会议主题,与会议议题不相关的问题,不在会议上讨论。项目会议结束之后应尽快整理出会议记录,并在一定的时间之内分发会议结果文件和项目会议纪要文件。

(六)运用灵活多样的沟通方式

项目沟通应该以多种形式进行,包括正式的、非正式的、书面的、电子的、口头的等。正式的、书面的沟通是非常重要的,但仅有这些却是远远不够的。项目各利益相关者之间,尤其是项目团队内部,还需要大量的非正式的、口头的沟通。信息网络的发展为项目沟通提供了必要的条件,可以通过多种灵活的网络通信方式开展沟通。如通过专门的网络公共平台为项目建立信息存储和查询的电子文档柜,通过 OA 办公系统发布项目的正式文件、通知等,通过区域卫生信息平台网络开展远程会诊、远程查房等,通过即时通信工具开展网络会议、小组讨论等,在面诊的基础上通过短信、电话等辅助开展患者术前评估、术后随访等,通过卫生行政部门直报系统提交医疗质量监测数据等,通过法定传染病疫情和突发公共卫生事件网络直报系统提交传染病防控信息等。

第四节　卫生项目的有效沟通与冲突管理

一、冲 突 概 述

冲突(conflict)是两个人或两个以上的团体或组织在某个争端上所产生的纠纷。对于冲突的看法,存在着两种观念。传统的观念认为冲突是无益的,会影响正常的群体活动和组织的秩序与效率。目前,人们改变了对冲突的看法,认为冲突是项目组织不可避免的,而且适度的冲突能使项目组织保持旺盛的生命力和积极创新的态度。

二、项目冲突管理

项目冲突管理(project conflict management)是指识别冲突、分析冲突并解决冲突的过程,项目冲突管理的作用是引导项目冲突的结果向积极的、合作的、而非破坏性的方向发展。在这个过程中,项目经理是解决冲突的关键,他的职责是在项目冲突发生时,分析冲突的来源和强度,并运用正确的方法来化解冲突。(图12-3)

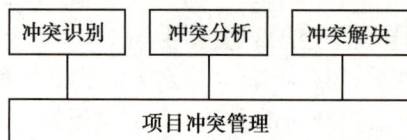

图12-3　项目冲突管理的过程

(一)项目冲突的识别

认识冲突的来源有助于更好地解决冲突。项目冲突的识别就是分析项目冲突的来源。按照冲突平均强度由高到低排序,常见的冲突来源如图12-4所示。

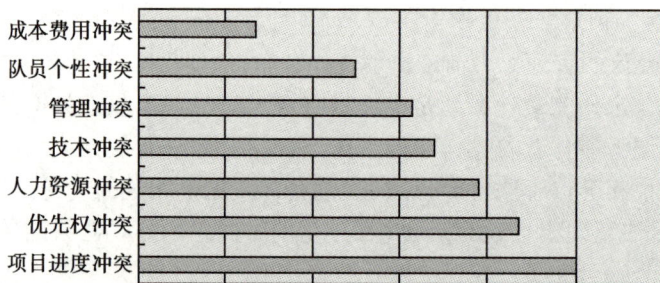

图12-4　项目进程中冲突源的平均冲突强度

1. 项目进度冲突　项目有关任务的时间进度、顺序的安排和计划不一致,就会发生进度冲突。项目进度冲突的强度最大,往往由于项目经理对项目执行的权力有限,当需要其他团队和人员协作时,不可控的风险增加。在医疗服务中,由于涉及多学科、跨团队的协作,工作执行之间的差异就很可能造成进度冲突。

2. 优先权的冲突　项目参与者对项目活动和任务的顺序先后有不同看法,特别是当支持部门对优先权的考虑存在差异时,就可能发生优先权的冲突。

3.人力资源的冲突 卫生项目成员很多情况下是来自其他职能部门或者支持部门,这些人需要接受本部门的调度,而这些部门很有可能为多个项目提供人力资源支持。因此,在人力资源的调配和任务的分配上会出现冲突。

4.技术意见和性能权衡上的冲突 在技术问题、实现性能的手段上不一致。由于医学的专业性极强,项目经理无法直接介入技术标准、性能标准的执行,需要交由项目职能部门来执行,职能部门往往集中精力处理某一具体技术问题,而无法持有项目整体的全局观,从而容易引起冲突。如临床科室认为自己对手术具有权威的决定权,而抵触日间手术管理委员会的安排。

5.管理程序上的冲突 来源于项目应如何管理的冲突,也就是项目经理的责任、权限,项目范围、运行的要求、实施的计划、与其他组织的协作以及管理支持程序等。

6.个性冲突 这种冲突经常集中于个人的价值观、判断事物的标准等个性差别上,这并非是技术上的问题。人际冲突的强度可能不高,但其解决极为困难,往往会被沟通问题和技术争端所掩盖。在卫生项目的跨专业合作中,来自不同领域的人员往往性格特质迥异,隐含着个性冲突的风险。

7.费用冲突 项目实施进程中,经常会由于工作所需费用的多少而产生冲突。

(二)项目冲突的分析

项目经理在识别了项目冲突的来源和冲突的强度的基础上,还需要分析项目冲突的深层根源和变动因素,明确项目不同生命阶段冲突的主要原因,才有可能避免或减少潜在冲突的害处。

1.项目冲突根源的分析 要重点了解团队间和人员间冲突的根源以及变动原因。

(1)团体冲突的根源:一般来说有任务相互依赖、对稀缺资源的依赖、管辖权的模糊、直线与参谋之间的关系四个方面的根源。①任务相互依赖包括集合依赖、顺序上的依赖、相互依赖。其中,集合依赖是指项目组织成员相对独立,但是为了项目总体目标作出努力。顺序上的依赖是指一方的产出是另一方的投入。这样的依赖容易导致进度冲突和优先权冲突。②对稀缺资源的依赖决定了冲突强度,在项目既定的资源条件下,当各个子团体的需要不能得到满足时,彼此发生冲突的可能性就会变大。依赖程度越高,冲突的程度越高。③管辖权的模糊使利益相关者对财产、资源等的管理权责不清,容易导致管理程序上的冲突发生。④直线与参谋之间的差异造成职权与技术之间的矛盾,在医学领域表现尤为明显。直线人员被授予决策和行动的权力,参谋人员被授予的是思考、筹划和建议的权力。医学专业分科越来越细化,知识与职权发生分离,参谋人员更注重技术与变革,职权人员更注重稳定与全局,因而可能存在冲突。

(2)人员冲突的根源:项目中的人是最重要的因素,也是冲突的主要根源。通过分析项目中人的利益、价值观、信息、权力、态度、动机来了解冲突的来源。在考虑人的因素时,可以通过追问以上这些冲突因素找到解决冲突的切入点。如在确定日间手术纳入病种时,有医生提出了要将部分不适合的手术也纳入日间手术的要求,其原因是日间手术的绩效激励较普通手术更高,医生受到了利益的驱动。

2.影响冲突程度的变动因素的分析 变动因素影响着冲突的强度,当以下情况发生时,冲突发生的可能性越高、强度越强。①项目成员的专业技术领域和能力差异越大。②项目经理对项目支持人员和组织部门管理、奖励的权力越低。③项目成员对项目目标越不理解。④项目成员对自身的角色越不明确。⑤项目与上级的目标越不一致。⑥项目成员认为项目的实施侵占了自身的传统角色的程度越高。⑦支持项目的组织单元间的相互依赖性越高。

3.项目生命周期各阶段冲突分析 为了进行有效的管理,使项目经理能够预见到冲突的出现,了解冲突的性质,从而了解冲突的负面影响,项目管理专家把项目冲突和项目的生命周期结合起来,在项目生命周期的不同阶段,各种来源的冲突的强度也不尽相同。有学者就项目生命周期每一阶段冲突的频率与冲突的重要程度进行了统计(图12-5)。

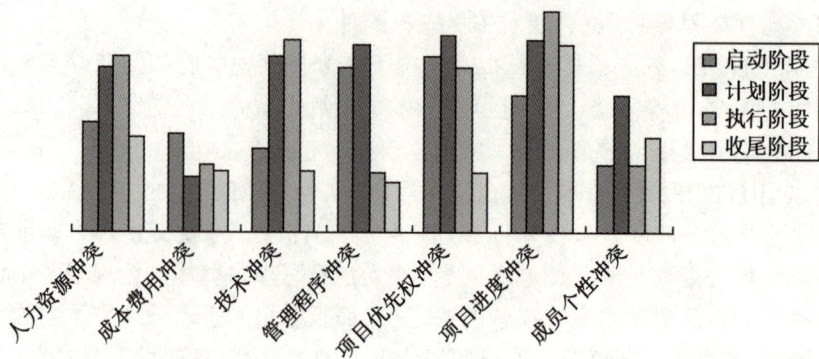

图 12-5　项目生命周期中各冲突强度的分布图

（三）项目冲突的解决

1. 冲突的意义　项目通常处于冲突的环境中，如果处理得当，能促进项目工作的完成。冲突能帮助项目团队尽早发现项目所存在的问题并引起有关人员的注意；冲突有利于项目团队的建设，能激发团队成员进行讨论，形成民主的工作氛围，从而促进项目团队的建设、实现项目的创新。例如，在制定日间手术项目目录的过程中遇到了冲突，各个临床科室希望凡是符合标准的手术都纳入日间手术项目目录中，但由于目录项目有限，各科室之间发生了竞争和冲突。为了解决冲突，日间手术管理委员会组织各临床科室的代表进行面对面协商，最终不但统一了思想，还促进了医生对跨专业、跨学科手术项目的了解，促进了不同科室人员的情感交流，有助于多个科室联合为患者更好地提供整合型日间手术服务。

2. 解决冲突的基本策略　冲突管理就是创造性地处理冲突的艺术。虽然导致冲突的因素多种多样，冲突在项目的不同阶段会呈现不同的性质，但有一些常用的冲突解决策略可以采用。按照冲突解决的目标是否满足了利益相关者的期待、冲突解决是否通过合作而进行分类，具体包含以下策略（图 12-6）。

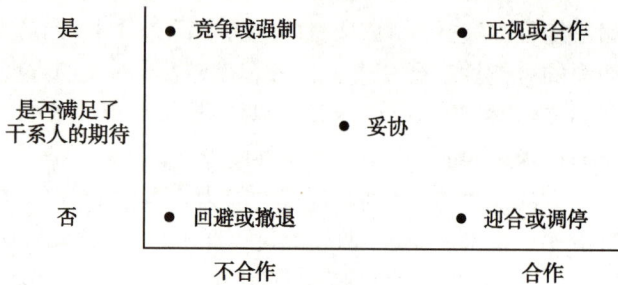

图 12-6　冲突解决方式

（1）回避或撤退：这种方法就是让卷入冲突的项目成员从这一状态中撤离出来，从而避免潜在的或实质的争端。这是一种合作程度弱、满足沟通需求程度低的方式，未触及冲突的根源，因此冲突依然存在并逐渐积累，可能在某些场景中加剧并突显。

（2）竞争或强制：这是一种满足需求程度高但是合作程度弱的方式，是一种积极的冲突解决方式，其实质是"非赢即输"，一方的获胜以另一方的失败为代价，获胜比勉强保持人际关系更为重要。这种方法也存在着可能导致团队成员间的怨恨，恶化工作环境的问题。

（3）妥协：这是一种通过协商使冲突双方在一定程度上获得满足的折中方法，以权衡和互让为特征。妥协是为了寻求一种解决方案，使得各方在离开时都能够得到一定程度的满足。妥协可能能够导致"双赢"或者"双败"的结果，因为任何一方都满足自己的期待。

（4）正视或合作：这是一种高合作程度、高满足程度的解决方式。在这种解决问题的方法中，冲突的各方直面冲突，尽力解决争端。它既要求有效地解决问题，又要求维持良好的人际关系。这是一种解决冲突的有效方式。

（5）迎合或调停：这是一种高合作程度、低满足程度的解决方式，其实质是"求同存异"，认为团队成员之间的关系比解决问题更为重要，通常的做法是忽视差异，在冲突中找出一致的方面。

尽管这一方式能缓和冲突，避免某些矛盾，但它并不利于问题的彻底解决。

（6）防范：这种方法的本质是防患于未然，项目经理在充分分析冲突源和冲突强度的基础上，最大可能地减少冲突的发生及其负面影响。

在以上六种冲突解决方式中，防范是项目经理经常采用的方法，正视或合作也比较常用，其后是妥协方式，然后是迎合或调停，最后是竞争和回避。

（四）项目中的冲突管理

1. 选择冲突　不是每个冲突都值得花时间和精力去解决的，要选择有解决价值的冲突进行处理。处理琐碎的冲突可能降低总体的管理成效，处理根源很深的冲突可能出现激烈的对抗。因此，项目主管需要审慎地选择战略，把精力留给那些有价值、有意义的事件。

2. 评估冲突源和冲突程度　项目经理需要识别项目冲突的来源。例如，项目冲突是项目进度冲突引起的？还是由项目的优先权不一致引起的？在项目不同阶段要关注不同的主要冲突源。同时，要评估冲突的严重程度，严重的冲突要优先解决。

3. 选择冲突解决的模式　项目经理需要根据冲突源、冲突程度和沟通目标选择冲突解决模式，包括回避、迁就、强制、妥协、合作等每一种方法都各有其优点和弱点，没有一种办法是放之四海而皆准的。项目经理应考虑冲突处理中的每一种工具，应该知道每一种工具能够做什么，以及在何时使用效果最好。

4. 人际沟通　要深入了解当事人存在的冲突因素，包括冲突双方各自的兴趣、固有的价值观、人格特点、情感需求、成就动机、个体资源、角色职能等。如果能站在冲突双方的角度上看待冲突情境，则成功处理冲突的可能性会大幅度提高。在日常工作、生活中创造出一种和谐、愉悦的项目文化氛围，培养出正确的工作态度与冲突理念，有助于利用冲突的有利面，抑制冲突的不利面，实现冲突的有效管理。

5. 组织沟通　组织中存在着水平和垂直方向的分化，这种结构上的分化导致了整合的困难，其经常造成的结果是冲突。不同个体在目标、决策变化、绩效标准和资源分配上意见不一致，往往并非由不良沟通或个人因素造成，而是植根于组织结构、管理流程等，那么就需要针对组织进行沟通与调整。

6. 原则性与灵活性相结合　虽然大多数项目经理都认为正视是最有效的解决冲突的办法，它不会为未来的工作生活留下太多"后遗症"。然而，现实中正视冲突并不易于操作，它需要项目经理掌握较多的沟通技巧和策略，讲求一些变通与灵活，将原则性与灵活性相结合。

7. 冷静面对冲突项目　冲突发生时，项目经理需要保持冷静，不可轻易卷入冲突，更不能冲动，甚至失去理智，随意压制冲突。冷静并不意味着沉默，冷静是为了让头脑在高度清醒状态下对冲突进行细致的调查和分析，抓住冲突的要害，从而提出有效的对策。

（张　皓）

思考题

1. 项目沟通计划应包含哪些内容？
2. 卫生项目中的有效沟通方法有哪些？
3. 为使会议有效，召开或主持会议的人在会前应采取哪些措施？
4. 项目经理在某项工作任务的技术问题上与成员小王发生了分歧，为尊重技术的专业性，项目经理采取回避的方式。你支持还是反对，为什么？

第十三章　卫生项目集成管理

　　2018 年，国家医疗保障局启动了医疗保障信息平台建设工程项目，平台涵盖公共服务、经办管理、智能监控、宏观决策四大类医保业务，包括异地就医结算、支付管理、价格招采、基金监管、基础信息与应用支撑等 14 个子系统。平台将实现标准全国统一、数据两级集中、平台分级部署、网络全面覆盖、系统安全可控，实现国家、省、市、县四级医保信息互联互通、数据有序共享，医保与多部门及医疗机构、药店等单位的信息共享，为各类医保业务提供强有力的支撑和引领。

　　医疗保障信息平台建设是一项十分复杂的项目。首先，项目建设任务量大且繁重，共需建设 14 个子系统。其次，时间紧迫，医疗保障信息平台建设工程基础云平台建设和集成采购项目要求在 2019 年 8 月中旬前完成云平台初验。此外，信息平台建设还面临着多重挑战，例如，彼时国家医疗保障局刚刚成立，组织建设尚不健全；国家医疗保障局成立前，职工医保、居民医保、新农合、医疗救助、价格管理和药品招采等分别由不同部门进行管理，相关信息系统也由各地、各部门自行建设，业务编码不统一，数据不互认，信息系统碎片化严重；各地政策规范不统一等。项目面临着信息平台开发的时间紧迫性、任务的多重性、标准的统一性、质量的高标准性与各地政策业务不统一、组织建设不健全、多目标协同等多重矛盾与冲突，对项目范围管理、时间管理、沟通管理、组织管理等提出了更高的要求。如何从整体上统筹管理医疗保障信息平台建设的任务范围、时间、成本、质量等，有序推进项目建设，是项目管理人员必然面临的关键问题。

第一节　概　　述

　　项目集成管理（project integration management）是项目管理中的一项系统性、整体性、综合性和全局性的管理活动，它是根据项目全过程各项活动、项目各专项管理和项目利益主体的要求与期望等方面的相互关系而展开的一项集成性的管理工作，是对项目的各个方面进行综合考虑和统筹安排的过程。在卫生项目的实施过程中，项目实施与管理活动之间存在着众多"明确"和"潜在"的相互关联与影响，要求在项目管理中必须充分、积极地开展集成管理。例如，在一个应对突发公共卫生事件的卫生应急项目中，突发公共卫生事件的规模与范围、应急处置方案、人员与药品资源配置等要素之间存在密切关联，需通过集成管理对卫生应急项目的各种管理活动与措施和目标进行协调与控制。

一、卫生项目集成管理概述

（一）卫生项目集成管理的概念

卫生项目集成管理（integration management for health project）是指为确保卫生项目总体目标的实现，对各项工作进行有机协调和配合所开展的综合性和全局性的管理工作。它包括为达到甚至超过项目各利益相关者的要求和期望，去协调各种相互冲突的项目目标，去选用最佳或满意的项目备选行动方案，以及集成控制项目的变更和持续改善项目工作与方法等方面的内容。卫生项目集成管理，本质上来说就是从全局的观点出发，以项目整体利益最大化作为目标，以项目各专项管理（进度管理、成本管理、质量管理等）的协调与整合为主要内容，所开展的综合性管理活动与过程。

（二）卫生项目集成管理的原理

根据卫生项目管理的目标要求，卫生项目在目标实现过程中要求项目整体价值最大化和项目价值分配合理化，例如：公平和效率往往是卫生项目管理需要兼顾的两大目标要素；另一方面，卫生项目各项活动之间以及项目的各要素之间存在着复杂的关联关系，而且环境、制度、文化、心理及行为等各种社会因素均会对卫生项目的实施产生影响。这两个方面既是开展卫生项目集成管理的基本依据，也是卫生项目集成管理的原理所在。

（三）卫生项目集成管理的特点

卫生项目集成管理的主要特点是由这种管理的综合性和全局性所决定的。卫生项目集成管理由于涉及项目各项活动、各要素、利益主体的各种诉求之间的协调与平衡，在管理的很多方面不同于某一专项管理。卫生项目集成管理的主要特点有以下几点。

1. 基于配置关系的协调管理　卫生项目集成管理是基于项目各方面特定配置关系的一种综合性和全局性的管理工作，这是其最为主要的特点。所谓的"配置关系"是指卫生项目的主体利益诉求与目标之间、目标与产出之间、各项活动之间、项目各要素之间、卫生资源配置之间等的相互匹配关系，这是一种客观存在的匹配关系。人们只有依此匹配关系去开展集成管理，才能实现各方面的协调，才能减少卫生项目的矛盾与冲突。例如，突发公共卫生事件应急管理项目，需要根据事件的类型、规模和范围，配置相应的卫生人力资源、物质资源。

2. 基于优化处理的系统管理　卫生项目活动是一种系统化的活动，这就要求项目的各个方面之间关联成一个有机整体，从而发挥出系统的力量。集成管理就是按照这样的要求开展的管理活动，其目标是要把卫生项目的各个方面集成为一个有机的系统整体。在集成管理过程中，要对项目系统的各个方面进行优化处理，以实现系统的整体优化。一个没有进行优化处理的项目系统，就不可能成为一个统一协调的系统。例如，突发公共卫生事件应急管理项目中，某个物资的短缺可能降低整体的应急能力和应对效果。所以说，卫生项目集成管理是一种基于全面优化的系统管理。

3. 基于内外统一的组织管理　卫生项目活动由于受到内外部因素的影响，它是一种复杂多变的活动。在这种错综复杂的环境中，如果没有一个强有力的项目组织对项目活动实施统一管理，就会造成各自为政和漏洞百出的局面，从而影响项目目标的实现，集成管理一个很重要的方面就是要防止这种局面的出现。例如，卫生应急管理项目往往需要实现对医疗、公共卫生、交通运输、公安、消防、社区、新闻媒体等多部门的统一管理和安排。卫生项目集成管理通过统一内外部关系、统一授权、统一计划与审批等实现组织的统一管理。如项目时间计划，只有经过集成，由项目组织统一发布后才能生效。

此外，卫生项目集成管理的重点在于项目的启动阶段。卫生项目通常都是解决问题型项目，因此，通过集成方法达成对目标的统一和对方法的选择，就显得尤其重要。在卫生项目的收尾阶段，卫生项目集成管理的重点在于对卫生项目的综合评价。很多卫生项目都有两个以上的子项目，而且这些子项目开展的时空都很可能不一样，所以卫生项目的集成还要求基于子项目相互协调的集成。例如，前文提到的卫生XI项目是由4个具体的子项目领域组成，为了保证项目总目标的实现，必须在子项目层面上进行系统集成。

二、卫生项目集成管理的主要内容

从整体来看，卫生项目集成管理主要体现在以下3个方面。

1. 卫生项目全过程活动的集成管理　这是人们按照卫生项目全过程各项活动的配置关系对它们所进行的集成管理，以防止项目活动缺少、脱节、乱序、错误，从而保证卫生项目目标的实现。例如，突发公共卫生事件应急管理项目中，应按照突发公共卫生事件应急处置流程对各项活动进行有效衔接与集成。

2. 卫生项目全部要素的集成管理　通常，在卫生资源有限的背景下，需要按照卫生项目各专项管理之间的配置关系，对所有项目要素进行整体的统筹优化与管理，以防止人们只考虑单方面的最优，防止出现"木桶短板"现象，使卫生项目整体利益实现最大化。例如上述卫XI项目中，需要对四个不同领域的资源配置进行总体的优化与安排。

3. 卫生项目全体相关利益主体要求与期望的集成管理　这是指对于卫生项目相关利益主体的不同要求和期望，按照项目价值最大化和项目价值分配合理化的基本原则所进行的集成管理。这可以防止由于卫生项目相关利益主体之间的利益和要求的冲突而造成项目的损失或失败。卫生项目往往涉及医疗机构、医保机构、医药器械厂商、药店、公众、医护人员等众多的利益相关者，对他们之间形成的复杂的利益诉求网络的集成管理是卫生项目顺利实施的关键。

从项目阶段看，不同阶段的卫生项目集成管理的重点是不一样的。在卫生项目启动阶段，集成管理的重点在于项目目标的集成，通过对风险与收益要素的集成确定项目的成果目标；在卫生项目计划阶段，集成管理的重点是项目各专项要素计划的集成；在卫生项目的实施阶段，项目集成管理的重点是项目要素变更后的集成，以及在实施过程各个方面管理的协调；在卫生项目的收尾阶段，项目集成管理的重点是产出物验收和档案方面的集成。

卫生项目集成管理的主要工作包括以下几点。

1. 卫生项目集成计划的制定　这是一项综合考虑卫生项目各种专项计划工作结果（如公平性、效率、可及性、服务能力、健康结果、费用控制、保障水平等），通过综合平衡编制出能够协调和综合各个专项计划的卫生项目集成计划（或叫综合计划）管理工作。

2. 卫生项目集成计划的实施与控制　这是将卫生项目集成计划付诸实施，保证卫生项目集成计划完成，保证项目整体目标实现，使计划转变成产出的管理工作和过程。这个工作是一项贯穿卫生项目全过程的综合性和全局性的项目实施与控制工作。

三、卫生项目集成管理的作用

卫生项目集成管理的作用主要有以下几个方面。

1. 保证卫生项目顺利进行　集成后的卫生项目计划将更加完善，按照集成计划实施卫生项目，计划将得到更好的执行。也就是说，一个好的计划是项目顺利进行的基础，而好的计划都是集成管理的结果。集成管理会减少项目实施过程中的矛盾和冲突，进而促使项目顺利进行。

2. 保证卫生项目结果最优　项目系统各个方面有机协调，是卫生项目结果最优的前提。集成管理就是从系统和全局的角度分析和解决问题，努力使卫生项目的各个方面协调配置与有机组合，从而保证结果最优。如果只进行项目的专项管理，不进行卫生项目的集成管理，可能会造成卫生项目的某一方面是成功的,而有的方面又会是有缺陷的,有缺陷的结果就不是最优的结果。

3.保证卫生项目总目标的实现 卫生项目活动总是多目标的,卫生项目的成功是指项目总目标的实现,而不是指单个目标的实现。项目的专项管理可以保证项目单个目标的实现,只有集成管理才能保证卫生项目总目标的实现。卫生项目集成管理,就是使项目各个方面的目标合理化,并保证项目各个方面目标的实现,从而促使项目总目标实现。无论是成果目标,还是约束目标,只要有其中某一方面的目标没有实现,项目工作组都不能认为项目成功。如果不进行卫生项目的集成管理,项目目标在实现过程中就会顾此失彼,也就很难保证总目标的实现。

案例13-1

某省深化医药卫生体制改革综合试点方案

为全面深化某省医药卫生体制改革,加快建立基本医疗卫生制度,保障人民健康水平不断提高,某省于2015年制定了深化医药卫生体制改革综合试点方案(简称"方案"),对卫生体制改革项目进行集成管理。

方案提出医药卫生体制改革的四项主要任务,包括:①以"强基层"为重点,合理配置医疗资源,科学制定区域医疗卫生规划,推进医疗资源结构优化和布局调整。②以"公益性"为主要目标,全面推进公立医院综合改革,加快建立现代医院管理制度。③以"保基本"为准则,统筹推进财政、医保、医药、卫生和价格等配套改革,实现各项改革相互衔接、相互促进,充分发挥政策叠加效应。④以"多元化"为导向,加快推进社会资本办医,满足人民群众多样化的医疗服务需求。

在明确主要任务基础上,方案将医药卫生体制改革划分为三个阶段:启动实施阶段(2014—2015年)、深化推进阶段(2016—2017年)、完善提升阶段(2018—2020年);并制定了强化组织领导、加大财政投入、鼓励先行先试、强化督查评估、营造良好环境等保障措施。该省通过对项目任务、实施进度以及资源保障等的集成管理,有序推进卫生体制改革。

第二节 卫生项目集成计划的制定

项目集成计划(project integration plan)也被称为项目主计划(main plan)或项目综合性计划,它是一个项目的全面集成性计划,是项目集成管理的依据和指导性文件。

一、卫生项目集成计划的定义和作用

在卫生项目管理中,计划工作是最为重要的一环。卫生项目管理中有很多计划工作,包括:进度计划、卫生资源配置计划、沟通计划等,其中,集成计划的制定是极为重要的计划管理工作。

(一)卫生项目集成计划的定义

卫生项目集成计划(integration plan for health project)是指使用项目的各种专项计划,运用集成和综合平衡的方法所制定出的,用于指导项目实施和管理的集成性、综合性、全局性、协调统一的集成计划文件。通常,卫生项目的实施是面向特定的人群,项目内外不同人群均存在不同的利益诉求,而且受到众多社会因素(尤其是心理行为因素)的影响,因此卫生项目集成计划也要比普通项目复杂得多。例如,某地区开展肺癌筛查项目,项目对高危人群具有明确的定义,但是部分非高危人群为了享受免费的检查而瞒报自己的吸烟情况,导致项目筛查人数增多,进而对项目的成本、进度、筛检质量都产生影响。卫生项目集成计划的编制需要多次反复优化和修订才能完成，其工作贯穿于项目规划阶段。

在实际工作中，卫生项目集成计划通常表现为制定的卫生项目管理方案、管理实施方案等，如《农村妇女"两癌"检查项目管理方案》《2009年妇幼卫生综合项目管理方案》《基本公共卫生服务项目工作计划及实施方案》《产前筛查项目实施方案》等。

（二）卫生项目集成计划的作用

1. 初始计划是专项计划制定的纲领 卫生项目集成的初始计划是根据卫生项目利益相关主体要求的优先序列和项目要素间的匹配关系，对项目专项计划的总体方面和相互关系进行的一种限定性的安排。它对卫生项目专项计划的编制要求和有关的总量范围进行了相应的规定，因此，初始计划对专项计划的制定有纲领性的作用。

2. 指导项目实施的依据 卫生项目集成计划是项目组织为了达到项目的整体目标，建立和健全项目的综合管理与控制系统，完善和提高项目组织的实施与管理功能，及时地发现项目工作中的偏差并采取纠偏措施，从而保证项目有效实施的根本依据之一。在所有的卫生项目实施依据文件中，初始计划是专项计划制定的纲领，集成计划是最主要的和第一位的管理依据性文件。

3. 度量项目绩效和进行项目控制的基准 卫生项目集成计划中最主要的内容是项目的目标和计划要求，其中计划要求指标是人们制定绩效考核和管理控制标准的出发点和基准。通常，项目控制工作都需要根据项目集成计划去建立各种控制和考核标准。这包括两个方面标准，其一是考核卫生项目工作本身的标准，其二是考核卫生项目产出的标准。卫生项目绩效度量与管理控制的标准主要涉及人群健康状况改善程度、医疗服务质量、医疗费用负担、卫生服务利用情况、可及性、公平性、效率等方面的标准。

案例13-2

《国家卫生健康委关于印发贯彻2021—2030年中国妇女儿童发展纲要实施方案的通知》中规定的考核标准

为贯彻落实《中国妇女发展纲要（2021—2030年）》和《中国儿童发展纲要（2021—2030年）》，国家卫生健康委于2022年4月制定了《国家卫生健康委关于贯彻2021—2030年中国妇女儿童发展纲要的实施方案》。提出到2030年，妇女儿童健康主要目标如下。

1. 全国孕产妇死亡率下降到12/10万以下，全国新生儿、婴儿和5岁以下儿童死亡率分别降至3.0‰、5.0‰和6.0‰以下，地区和城乡差距逐步缩小。

2. 提供生育全程基本医疗保健服务，孕产妇系统管理率达到90%以上，3岁以下儿童系统管理率和7岁以下儿童健康管理率保持在90%以上。

3. 预防和控制出生缺陷，婚前医学检查率达到70%，孕前优生健康检查目标人群覆盖率保持在80%以上，产前筛查率达到90%，新生儿遗传代谢病筛查率和新生儿听力障碍筛查率分别达到98%和90%以上。

4. 宫颈癌和乳腺癌综合防治能力不断增强。适龄妇女宫颈癌人群筛查率达到70%以上，乳腺癌人群筛查率逐步提高。

5. 减少艾滋病、梅毒和乙肝母婴传播，艾滋病母婴传播率下降到2%以下。

6. 儿童常见疾病和恶性肿瘤等严重危害儿童健康的疾病得到有效防治。

7. 适龄儿童免疫规划疫苗接种率以乡（镇、街道）为单位保持在90%以上。

8. 0～6岁儿童眼保健和视力检查覆盖率达到90%以上，12岁儿童龋患率控制在25%以内。

9. 改善妇女儿童营养健康状况。预防和减少孕产妇贫血。6 个月内婴儿纯母乳喂养率达到 50% 以上，5 岁以下儿童贫血率和生长迟缓率分别控制在 10% 和 5% 以下，儿童超重、肥胖上升趋势得到有效控制。

10. 妇女儿童心理健康水平得到提升。

11. 妇幼健康服务体系进一步健全。省、市、县三级均各设置 1 所政府举办、标准化的妇幼保健机构。每千名儿童拥有儿科执业（助理）医生达到 1.12 名、床位增至 3.17 张。

12. 健康知识和健康生活方式得到普及，妇女、儿童及其照护人健康素养水平不断提高。

4. 项目利益相关者之间沟通的基础　卫生项目集成计划也是项目利益相关者之间进行有效沟通的基础。因为在集成计划中给出了项目主要目标，给出了明确的利益分配方案以及利益相关者在信息获得和提供信息方面的权利与责任的规定和说明，从而使项目集成计划成为了全体项目相关利益者进行有效沟通的基础。利益相关者能够通过集成计划协调它们的利益，所以卫生项目集成计划使他们具备了开展沟通的基础和平台。因此，卫生项目集成计划的一项很重要的功能就是规定和协调项目利益相关者之间的利益和信息沟通工作，并作为整个项目全体利益相关者沟通的基础。例如，某县 2020 年免费产前筛查项目工作实施方案对经费分配原则进行了明确规定：产前筛查经费按照 130 元／人的标准执行，经费由县财政全额承担，其中 90 元用于产前筛查中心实验室检查、试剂成本、质量控制、培训督导、转诊服务、标本递送；15 元用于项目管理、业务培训、健康教育等；20 元用于采血点耗材和采样人员劳务；5 元用于各乡镇卫生院健康教育和随访经费；项目工作经费由县妇幼保健计划生育服务中心统一调配管理使用。

5. 统一和协调项目工作的指导文件　卫生项目集成计划还是对项目各个专项、项目各个部分或不同群体的工作进行协调、调配和统一的指导文件，是指导项目各个专项计划管理工作的纲领性文件。这一文件规定了协调和统一项目各个方面、各种工作的目标、任务、方法、范围、工作流程等内容，因此它可以用于指导对于项目各个专项和局部工作的协调和统一。例如，2009 年国家卫生健康委员会与全国妇联共同开展的农村妇女"两癌"检查项目中，制定了《农村妇女"两癌"检查项目管理方案》，对项目目标、范围和内容、组织实施（包括组织领导、机构职责、质量控制、经费管理等）、监督和评估等内容作出了统一规定。这种协调和统一十分有利于整个项目的实施与管理工作顺利进行，特别是有利于在项目实施过程中避免多头的、矛盾的指挥和命令，防止项目组织或项目团队不同群体或不同专项管理者的"各自为政"。

二、卫生项目集成计划的编制

卫生项目集成计划的编制工作是一项复杂而艰巨的工作，主要包括如下几个步骤。

（一）卫生项目初始集成计划的编制

卫生项目初始集成计划是根据项目起始阶段的相关信息，如项目章程和项目范围的初步说明等，结合利益相关主体对项目目标、进度、成本等的优先排序情况，利用要素间的匹配关系，对专项计划提出总体安排和编制要求的说明，是一种指导专项计划制定的方案。初始集成计划的主要内容包括专项计划要素排序的说明；首要要素目标的确定；各要素间配置关系的确立；各要素专项计划编制的方法和要求。

卫生项目初始集成计划制定的依据为卫生项目前期的相关文件信息和数据，主要包括：项目章程、项目范围、项目管理过程的方法和要求、相关历史项目的信息和数据、项目利益相关主体的要求和政策规定、项目的限制条件和假设条件等。

在进行卫生项目初始集成计划编制时，首先要根据主体的利益诉求，确定卫生项目的首要要素。所谓首要要素就是一定要优先保证实现的目标要素，如项目主体对健康结果有特别要求，则把健康结果作为首要要素，如对医疗费用控制有特别要求，则把医疗费用控制作为首要要素。首要要素在形成计划时，要进行目标量化和可视化，以便于其他要素计划的展开。在首要要素确定后，按照要素间的相互关系规律，确定要素的计划顺序，如：健康结果—医疗费用控制—卫生服务可及性—卫生资源配置—效率—公平性。至于要素间的配置关系，就是一个要素变化后引起另外要素的变化关系，这种关系是客观存在的，但要在计划中说明，提高卫生服务可及性对改善人群健康结果具有积极的作用。在以上关系确定的基础上再提出各专项计划内容和集成方法的要求，就可以进行专项计划的编制了。

（二）基于集成的卫生项目专项计划的编制

卫生项目初始集成计划是项目专项计划编制的指导性和限制性的文件，是项目专项计划编制的重要纲领，在卫生项目初始集成计划编制完成后，就要利用这个计划文件指导各专项计划的编制。

基于集成的卫生项目专项计划是指在经过集成后形成的要素目标基础上形成的专项计划，其编制的依据是卫生项目初始集成计划、前期与该专项有关的文件和信息。在编制专项计划时，对计划结果与其他要素目标要进行反复集成，直到计划结果符合各集成后要素计划目标要求。如在编制卫生服务可及性专项计划时，其计划结果要符合卫生费用的约束要求，又要符合在其之前形成的健康结果、卫生资源配置、公平性、效率等计划要求。总之，在编制要素的专项计划时，一定要在目标集成的条件下进行，每个专项计划都不能孤立展开，要与其他专项计划进行有机协调，只有这样形成的专项计划才能有效和顺利实施。

（三）卫生项目最终集成计划的编制

这是根据卫生项目专项计划的结果，运用项目集成计划的方法与工具，通过综合平衡和反复优化的过程，编制卫生项目最终集成计划，生成最终集成计划文件的卫生项目集成计划管理工作。这一工作需要运用项目管理者的计划技能和知识，使用各种项目集成计划的特定方法和工具，通过反复优化和综合平衡，最终编制出一个项目的集成计划及其相应的支持细节文件。卫生项目最终集成计划包括集成的综合计划与专项计划。

1. 卫生项目集成综合计划 卫生项目集成综合计划，又称卫生项目集成主计划，是卫生项目集成计划编制工作最主要的成果，它是一种正式的、并获得批准的项目计划文件，是用来管理和控制整个项目实施全过程的综合性、全局性的计划文件。一个卫生项目集成综合计划通常包括如下几方面的内容。

（1）卫生项目的批准与特许情况的说明。这是有关卫生项目何时、由何人或组织予以批准以及项目涉及的各种特许情况的描述与说明，是对于项目背景、条件和依据等方面最为重要的说明和描述。

（2）卫生项目集成管理方法与策略的说明。这是有关卫生项目集成计划编制、修订、更新和审批等管理办法以及项目集成管理策略与大政方针方面的说明与描述，有时还会包括一些关于项目集成计划的概略性描述。

（3）卫生项目范围的综述。这是有关整个卫生项目范围的综述，这包括对卫生项目产出的说明与描述，卫生项目各项目标的描述和说明，以及卫生项目整体范围的界定和描述。

（4）卫生项目重要里程碑与目标日期的描述和说明。这是有关项目阶段的划分和项目各阶段重要里程碑以及每个里程碑的具体目标日期的描述和说明。项目的重要里程碑是指一个项目阶段所要给出的标志性成果。

（5）卫生项目专项计划方面的描述和说明。包括：卫生项目范围计划、健康结果计划、卫生费用计划、卫生资源配置计划、卫生人力资源计划、公平与效率计划、进度计划、质量控制计划等专项计划的描述和说明。

2. 卫生项目集成专项计划　卫生项目集成专项计划指的是卫生项目各要素的具体计划,包括了有关卫生项目集成计划的支持细节信息和基准文件。这种支持性细节信息包括了项目的各种条件信息,相关的技术性文件,相关的政策文件和相关的标准文件。卫生项目专项计划的基准文件是一些要素总量按时间和工作基准进行分配的文件,它是一种指标性文件。

三、卫生项目要素集成的主要方法

卫生项目集成计划制定的关键是卫生项目要素的集成,无论是初始集成计划还是最终集成计划的编制都要进行项目要素的集成。项目要素集成的技术方法是现代项目管理研究的一个重要领域,至今尚未建立起适合项目集成管理所有应用领域的全套解决方案和有效的技术方法,甚至在很多方面还仅仅是原理和思想。常见的要素集成方法如下。

(一) 项目两要素集成方法

项目两要素集成法是分步对两两要素相互集成,最终确定项目要素范围的一种方法。在进行两要素集成时,首先要确定项目的首要确保要素,这个首要确保要素是根据项目利益相关主体的要求确定的,一般项目首要确保的要素为质量要素;第二步就是要进行项目质量与项目成本的集成;第三步是进行项目工期与成本的集成。

1. 项目质量与项目成本的集成计划方法　在项目质量与项目成本集成计划的方法中,首先要根据价值工程原理对项目质量进行价值分析。价值工程(value engineering, VE)是以提高产品(或作业)价值和有效利用资源为目的,通过有组织的创造性工作,寻求用最低的寿命周期成本,可靠地实现使用者所需功能的一种管理技术。我国的国家标准《价值工程基本术语和一般工作程序》(GB 8223-87)中是这样定义的:"价值工程是通过各相关领域的协作,对所研究对象的功能与费用进行系统分析,不断创新,旨在提高所研究对象价值的思想方法和管理技术。"价值工程中"工程"一词的概念与日常习惯上讲的土木工程等的"工程"概念不一样。这里"工程"的含义是指为实现提高价值的目标,所进行的一系列分析研究的活动。价值工程中所述的"价值"是指作为某种产品(或作业)所具有的功能与获得该功能的全部费用的比值。也可以这样说,是指某种产品(作业或服务)的功能与成本(或费用)的综合反映,是功能与成本的比值,它表明产品(作业或服务)中所含功能的数量(或可满足用户的程度)与支付费用之间的量值关系。它不是对象的使用价值,也不是对象的交换价值,而是对象的比较价值,是作为评价事物有效程度的一种尺度提出来的。

根据价值分析原理的公式: $V=F/C$ 可知,任何项目产出物的质量都可以用它的功能(即公式中用 F 表示部分)来表示,对于卫生项目而言,卫生项目的功能可能是人群健康状况的改善、医疗费用的控制、医疗服务能力的提升、健康危险因素的控制、卫生服务可及性的提高、公平性的改善或者效率的提高等。项目产出物价值(即公式中用 V 表示的部分)的增加,可以通过增加项目产出物的功能(F),和降低项目成本(公式中用 C 表示)这两种基本方式来实现。所以在项目集成计划过程中首先要应用价值工程的原理去综合考虑和安排项目质量与项目成本的集成计划安排,编制出项目质量与项目成本的集成计划。

2. 项目工期与成本的集成计划方法　在完成项目质量与项目成本的集成计划安排以后,接下来就是要需要进行项目工期与项目成本的计划集成。实际上,在确定了项目质量后,项目的工作范围也就能确定下来了。确定了工作范围,再按照成本的要求,就可以进行各项工作的方法确定。确定了工作方法,自然也就确定了工作时间,根据关键路径法则,就可以确定项目的合理工期。当然这里的工期和成本都要在约束条件的范围之内,否则就要重新进行调整。如果要进行工期调整,就要进行方法调整,在调整幅度不大的情况下,成本不一定会发生变化。如果工期调整的幅度很大,就要进行成本或质量的调整。

（二）项目的三要素集成法

项目的三要素集成，是指项目的质量、工期、成本在一个集成模型中进行综合集成。它是一种系统优化的集成方法，比两要素集成法更具有整体性。项目的三要素就如同三角形的三个边，其中角度关系就是相互间的匹配关系，三角形中的某一个边发生长度变化，其他两个边的长度都要发生变化。在两要素集成后形成了项目三要素三角形时，如果项目质量或者其他要素发生变化，就要利用这种三角形的关系进行其他要素的再次集成。

这种方法在应用时，一般采用先确定某一要素的计划指标值的变化情况，然后在三角形上大体确定其他两个要素变化的方向和大体增量，最后通过逐步试算和优化的办法，最终找到一个最优或满意的项目质量、工期和成本三要素集成计划方案。如图 13-1 所示：a 边表示质量，b 边表示成本，c 边表示工期，它们在经过两要素集成后形成了三角形 abc；现项目质量要提高，原来的 a 边变成了更长的 A 边，而且是首要保证的因素。如果原有的匹配关系不变，也就是相互间的角度关系不变，则原来的 b 边与 c 边变成了更长的 B 边与 C 边，且三角形 ABC 与三角形 abc 是相似三角形。

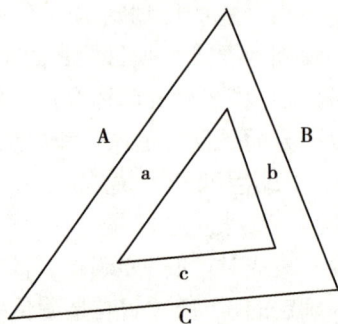

图 13-1　项目质量、工期与成本的关系三角形

（三）项目要素分步集成法

项目要素分步集成法就是先确定所需要集成的要素的顺序，然后按照要素间的配置关系分步按顺序关系对相关要素进行集成。这是一种最为重要的集成方法，可以用于三要素以上的集成。现以项目质量、范围、时间和成本四个要素的集成为例进行说明。

在四要素分步集成时，首先要确定的是集成的首要要素。一般来说，确定质量为集成的首要因素，因为项目质量在多数情况下是放在第一位的；然后根据项目质量要求确定项目范围，因为项目产出物和项目的工作范围都是根据项目质量确定的；进一步根据项目范围确定项目成本，因为项目成本是根据项目质量按价值工程法则确定的；进一步确定项目工期，因为项目工期是根据项目质量与成本所确定的工作方法所确定的；如果此时的项目对工期的需求要更短或更长，人们就要调整项目的范围；然后根据新的项目范围调整项目的质量，因为项目范围变动后需要重新调整项目质量；在新的项目质量基础上，按配置关系重新确认项目的成本与工期。如此反复，最终人们一定能找出项目全部要素的目标计划值，然后就可以根据要素目标计划进行计划的细化。

第三节　卫生项目集成计划的执行与控制管理

卫生项目集成计划的执行与控制是卫生项目实施的主要内容，它决定着项目产出物能不能很好实现。在这个过程中，人们要对卫生项目集成计划的实施实行全面管理，以保证集成计划的完成，主要包括集成计划的执行管理与控制管理。

一、卫生项目集成计划的执行管理

卫生项目集成计划的执行管理就是对卫生项目集成计划进行分解、落实，并保证各工作单位顺利完成各项目工作的过程。

（一）卫生项目集成计划的分解与落实

卫生项目集成计划是总体计划与专项计划的结合，它确定的是一种基准与范围。而计划的执行是由各作业单位完成的，因此，卫生项目集成计划必须分解为各作业单位的工作任务与工作计划。项目组首先要根据卫生项目集成计划要求确定各项目工作单位，并与项目工作单位签订项目工作合同；在项目工作合同的基础上，结合卫生项目集成计划的基准目标与要求，给项目工作单位下达项目工作任务书。项目工作任务书的内容主要为任务名称、工作范围、产出范围、成果验收标准、时间等专项目标要求；项目工作单位根据项目合同和任务书要求，结合各项工作的实际条件，编制项目工作的具体计划。各项目工作单位要严格根据项目工作的具体计划要求展开项目工作。例如，2009年《农村妇女"两癌"检查项目管理方案》（卫妇社发〔2009〕61号），对检查工作领导小组、全国妇联、各级卫生行政部门、各级妇幼保健机构、疾病预防控制机构、县级及以上医疗卫生机构、专家技术指导组等机构的职责任务作出了明确规定。

（二）工作单位计划执行的保障

在项目工作单位开始执行计划前，项目管理部门要做好相应的保障工作。如果相关的条件不能保证到位，则项目工作单位的工作计划就不能正常执行。通常，卫生项目计划执行的相关保障内容包括：领导与组织保障、制度保障、经费资源保障、信息保障以及相关前期基础工作保障等。例如，某县2020年免费产前筛查项目工作实施方案，为保证项目的顺利进行，在实施方案中制定了成立出生缺陷防治免费产前筛查项目领导组，并对其职责作出明确规定；建立和完善产前筛查管理制度；出生缺陷防治项目经费由县财政全额承担，产前筛查经费按照130元/人的标准等。

二、卫生项目集成计划的控制管理

控制是管理的重要方面，控制之道如同治病，最高明的莫过于防患于未然。卫生项目集成计划的控制是项目实施过程的一项重要管理工作，其目的是保证项目计划的顺利进行和各项目目标的实现。卫生项目集成计划的控制就是对各项目工作单位的计划执行实际情况进行跟踪检查，寻找实际执行结果与计划目标的偏差，并对偏差原因进行分析，最后进行偏差结果处理的活动过程。

（一）卫生项目执行情况的跟踪记录

卫生项目集成计划控制管理的首要工作任务就是对各项目工作单位的计划执行情况进行跟踪记录。"跟踪"就是利用人员及其相应的工具，对项目执行关键时点及关键成果情况进行及时跟进反映或检测。"记录"就是如实记载在卫生项目集成计划执行过程中每个项目阶段和每个项目活动的开始日期、工作进度和完工日期以及整个过程中的各种重要事件。卫生项目执行情况的跟踪与记录工作是项目计划控制的基础工作，一定要做到及时、准确、全面。与跟踪记录有关的控制点的确定也十分关键，控制点的设定不在于多，而是在于精准，要把那些关键工作环节、关键工作事件、与计划基准联系的关键方面设定为控制点，并且控制点的情况一定要是可衡量的和可记录的。

（二）卫生项目执行偏差的认定与分析

在很多时候，项目计划执行的结果与项目计划要求都有一定程度的偏差，所以，要把卫生项目执行过程的跟踪记录情况与项目计划进行比对，以便认定偏差。项目偏差的结果有三种情况，与计划要求一致、达不到计划要求、超出了计划要求。对于与计划要求不一致的这两种情况，都要进行原因分析。具体的要素计划执行偏差与原因分析的方法，在专项要素管理的章节中已经有所介绍，在这里就不再重复。

（三）卫生项目执行偏差的结果处理

对于项目执行偏差的认定和分析结果，无论是什么样的偏差情况都要向上级部门汇报和项目工作单位反馈,这个过程就是卫生项目执行偏差结果的报告过程。有关单位和部门在接到项目偏差的报告后,对各种类型的偏差结果要分别对待,并提出相应的措施。如果项目执行的结果与计划要求是一致的,则保持原计划方案不变。如果项目工作计划执行的结果要好于预期的,可以对原计划方案进行调整,或者是对资源等富余的部分进行调剂。如果项目执行的结果达不到计划要求,则要向项目的工作单位提出整改的措施,或者是调整原计划方案。项目工作单位对不达标的方面进行整改的过程就是项目偏差的纠正过程,也是项目计划控制的关键所在。对于那些项目工作单位在计划范围内已经没有办法校正的偏差,肯定会影响到整个卫生项目集成计划和相关的专项计划的执行,如果不进行计划方案的调整,就容易造成后续计划执行的混乱,针对这种情况的出现,项目组就要提出修订和更新项目的集成计划。

(康 正)

思考题

1. 卫生项目集成管理的本质是什么?
2. 请谈谈卫生项目集成管理主要解决的问题。
3. 实施卫生项目集成计划编制的准备工作有哪些?
4. 现代信息技术对卫生项目集成计划控制管理能发挥哪些作用?
5. 卫生项目集成管理追求的是"最优解",还是"满意解"?

第十四章　项目管理软件应用简介

监理公司用项目管理软件管理院门及道路改建项目

某医院新院区改扩建工程，经主管部门批准启动，经过招标，某建筑设计院设计方案中标，某建筑公司中标工程。院方委托第三方监理公司负责此项工程的监理工作，第三方监理公司根据要求采用项目管理软件管理该工程的进度计划。

根据安排，整个工程从 2016 年 6 月 1 日开始，2016 年 8 月 31 日完工，利用项目管理软件对该工程进行管理的过程分为计划和控制两个阶段。

计划阶段，监理公司首先进行编码系统规划，分别对工作分解结构（WBS）中的任务、不同资源进行编码，确定费用科目；然后定义工程日历，制定作业清单，将这些定义的内容都输入项目管理软件，在建立初始计划后，再对进度和资源分配进一步优化。

控制阶段，进入计划实施阶段后，采用项目管理软件进行动态控制的工作包括根据事先确定的现场数据反馈周期（即计划控制周期），按时收集现场进度数据和资源消耗数据，并将这些数据输入项目管理软件。其次，将实际进度与目标计划进行比较，并根据工程实施情况确定是否需要对目标计划进行调整；这个过程相当于 PDCA 循环，反复检查实施中的项目是否偏离计划需要调整，直至项目结束。

第一节　概　　述

一、项目管理软件的发展与现状

项目管理软件是指以项目的实施环节为核心，以时间进度控制为出发点，利用网络计划技术，对项目实施过程中的进度、费用、资源等进行综合管理的一类应用软件。

（一）项目管理技术发展的主要阶段

项目管理技术的发展可以划分为三个主要阶段：从 20 世纪 50 年代开始，大型机上运行的网络计划软件，主要运用于国防和土木建筑工程，当时的软件成本很高；20 世纪 60 年代中后期，网络分析程序已经成熟；20 世纪 70 年代研究的重点是完善和扩展网络模型分析软件的应用功能，如成本和资源的平衡优化，同时提出并开发了项目管理信息系统；到 20 世纪 70 年代末，项目管理软件的功能开发基本完成了第一阶段，即基本功能的开发，包括进度控制、质量管理、资源管理、费用控制、采购管理等。这些功能，是对基层工作流程的模拟，在一定程度上实现了数据共享，降低了基层项目管理人员的工作强度，具备这些功能的项目管理软件因而得到广泛应用。

20 世纪 80 年代中后期，随着微型计算机的出现，项目管理软件也得到蓬勃发展，大量优秀的多功能集成软件涌现，实现了可以同时对多个项目进行管理，价格随之大幅下降。这个阶段的项目管理软件在功能上具有两个特点：一是分析和预测功能，包括工期变动分析、不可预见事件分析（如恶劣气候、汇率变动、市场物价变动、分包商情况变动等）。数学模型的大量引入使得在分析基础上进行预测成为可能，主要包括进度预测、投资预测、资金需求预测等。二是计算机网络的使用和通信功能，主要是局域网上的多用户操作和多项目管理，以及借助因特网（internet）、内联网（intranet），电子邮件、电子信箱等先进的通信工具和手段，减少地域对项目管理方工作的限制。Primavera Project Planner（P3）及 Microsoft Project（MS Project）都是这一层次的产品。

到 20 世纪 90 年代中期，基于互联网的项目管理软件和模式开始出现，并迅速得到众多项目参与方的认可。项目管理业务与因特网结合，具有跨平台兼容、交互性和实时性，项目成员可以协同工作，实现在线文档管理、在线讨论、视频会议等。大多数软件支持开放的后台数据库，用户可根据需求选择适合自己的后台数据库，方便用户将软件与其他系统进行集成。

目前项目管理软件根据功能和价格水平被分为两个档次。一类软件以现代管理知识体系为基础，具有高度的灵活性和开放性，以"计划—协同—跟踪—控制—积累"为开发思路，供专业项目管理人士使用，功能强大，价格也较昂贵；另一类软件以 Microsoft Project（以下简称 Project）为代表，价格较便宜，可以满足要求不是很高的项目管理的需求，在中小型项目管理中发挥了重要作用，但在处理复杂项目的管理上仍存在一些明显的不足。

（二）国际常用软件功能简介

Project Scheduler 软件是一个基于 Windows 的项目管理软件包，具备传统项目管理软件的所有特征，图形界面友好，报表和制图功能强大。对多个项目及大型项目的操作处理比较简单，与外部数据库的连接流畅。该软件的缺点是联机帮助、文件编制以及电子邮件功能有限。

SureTrak Project Manager 是一个高视觉导向的程序，具有优异的放缩、压缩和托放功能，工作分析结构功能优异，重复活动处理简便，活动网络图可以分区段存储在磁盘里，并可以装入其他程序。

Primavera Project Panner（简称 P3，现已更新至 P6）系列工程项目管理软件用于工程计划进度、资源、成本控制，是国际上流行的高档项目管理软件，已成为项目管理的行业标准。它适用于任何工程项目，能有效控制大型复杂项目，并可同时管理多个工程。软件提供各种资源平衡技术，可以模拟实际资源消耗曲线、延时；支持工程各个部门之间通过局域网或 internet 进行信息交换。

MS Project 目前已经占领了通用项目管理软件包市场的大量份额。MS Project 的数据库中可保存有关项目的详细数据，便于用户利用这些信息计算和维护项目的进度、成本以及其他要素，并创建项目计划和对项目进行评估。

Asana 具有非常人性化的功能设计，比如设立私有项目，为敏感工作创造一个安全的空间；同时有非常详细的项目 / 任务记录，能查看完成任务的完整历史记录以及完成过程；支持多种语言；支持看板管理，让工作内容的所处阶段都一目了然；使用甘特图进行有序的项目规划，及时提醒避免项目延期；集成电子邮箱等 100 多种办公应用；便于查看团队成员的任务和优先级；Asana 的缺点在于不太符合国内用户的使用习惯，操作的流畅度和速度也会有影响，但这不影响它是一个好用的项目管理软件的事实。

Trello 拥有非常丰富的看板，几乎能够匹配任何的工作流程，满足各种项目的管理需求，比如它可以按业务团队（人力资源、销售、营销、设计等）、看板类型（项目、会议、头脑风暴等）、战略计划或其他任何内容分类；Trello 的本质是可视化的，可以一目了然地了解整个项目，具有一定的自动化能力，支持多种移动设备使用。

此外，还有专门为异地团队协作打造，适合于远程办公的项目管理软 Wrike，低代码项目管理软件 Monday，开源项目管理软件 Redmine，以及电子表格类的通用项目管理软件 Smartsheet 等等。

（三）国内常用软件功能简介

近年来市场上也出现了不少国内企业开发，得到较为广泛使用的项目管理软件，例如互联网敏捷项目管理平台 TAPD，面向互联网研发团队的项目管理工具 Coding；基于场景化的企业管理平台 Worktile 和 PingCode。TAPD、Worktile 和 PingCode 都是基于事务流的流程管理工具，具备较好的流程化管理策略，能够在团队间、项目间进行协同。TAPD 是典型的互联网需求管理和缺陷管理工具，适用于互联网产品经理和测试经理；Worktile 工具中集成了不少企业管理思想，例如目标管理、团队协同、企业计划等，具备更为强大的项目管理能力，适合于传统行业项目管理，并能够快速地应用于各类办公流程；Coding 工具针对 DevOps（研发运维一体化）需求进行优化，很好地集成了流水线、持续集成、持续交付、持续部署的代码工具，能够更好地实现研发人员的自动化管理需求，对于互联网研发团队较为友好；PingCode 是 Worktile 的升级版，是偏向于互联网研发团队的工具，既体现了流程管理的规范性，又较好地对接了各类代码管理工具，能够为互联网研发提供规范化工具。这里简单介绍四种软件工具包的特点和适用场景。

TAPD 提供了敏捷化需求管理、缺陷管理、迭代、故事墙以及看板等功能，协助企业提升需求分析的效率和开发进度。看板是 TAPD 敏捷开发的重要工具，看板和在线文档支持团队工作协同，并能够和企业微信对接，方便开展实时的沟通和问题处理。可视化的看板工具，便于项目经理和团队成员创建，调整项目任务，并进行比较和核对，在团队之间快速共享任务进度和当前瓶颈，指导团队成员更好地协作和沟通，同时提供了基础的思维导图功能，产品经理和项目经理都能够更好地梳理和分享想法和思路，减少后续修改工作。TAPD 最重要的两个工具是需求管理工具和缺陷跟踪工具：对于需求的追踪一步到位，效果明确、清晰；缺陷管理工具能有效协助用户进行缺陷收集、缺陷处理、缺陷验证等流程化管理。TAPD 主要的优势是能够协助企业快速建立起基于敏捷开发的流程化平台，加强企业项目管理的规范。但是，由于平台更新不足，较难承担一些重量级的研发管理任务，比如自动化测试、代码库管理。

Worktile 是更侧重于项目经理的管理工具，以其易用性获得大量好评。Worktile 中作为工具的任务看板，可视化每个项目 / 任务所处阶段。Worktile 中不限量不限速的网盘，便于管理团队内部文件。Worktile 比较适合传统团队的管理，包含了内容丰富的模板功能，自定义能力非常强，便于各种业务团队快速上手，可以搭建适合团队的项目模板和管理流程。Worktile 中的工作流按项目到任务展开，并且根据项目经理的偏好，增加了甘特图和表格的功能，方便分解和查看各个项目子团队的工作。Worktile 中的集成目标与关键成果（objectives and key results，OKR）管理，协助团队更好地落地 OKR，实现管理变革。由于 Worktile 开箱即用，上手简单，与 MS Project 相比，在中小团队项目管理中体现出价格和学习成本的优势。Worktile 的缺点在于没有按照需求和缺陷的维度进行展开，基于敏捷开发的需求管理和缺陷管理，只是整个 Worktile 的一部分。Worktile 在一个平台上集成了功能，如目标管理、日历、网盘、简报、审批、公告、通讯录等，不仅适用于项目管理团队使用，也给企业管理部门提供了许多好用的流程及工具，有助于提升传统企业电子化办公的速度和效率。与 TAPD 相比，Worktile 具备了主要的研发项目管理功能，但其易用性和交互性比前者稍弱。

对于研发人员来说，现代化的研发运维一体化系统（DevOps）要求更快的交付速度，所以必须改造原有的业务流程，将现代化的研发流程改造成工业化的流水线形式，加快部署和实施。Coding 很好地回应了这类需求。代码库可以无缝对接 GitHub 代码仓库，提供全方位的可靠代码管理能力，还提供了丰富的代码管理工具，满足各种不同场景的代码管理，快速恢复问题，实现完善的制品库；通过可视化流水线，和大量的自动化工具，大大地提升了持续集成的速度和效率，其持续集成工具，支持 Python、Java、Go、NET 等各种开发语言和框架的编译和实现；支持通过 Docker 镜像和 Jar、APK 等各类软件包的构建；Coding 持续部署支持多种方式，包括 Docker 镜像、Helm 包、git 文件等丰富制品类型，可进行全流程集成，支持丰富的构建目标，支持多种运行环境。

PingCode 是在 Worktile 基础上推出的面向研发的流程平台。在传统的流程管理之外，也提供了大量的代码管理工具和迭代集成工具；其制品库，可以对接 GitHub、GitLab、SVN、Jenkins 等多种配置管理工具和代码工具，提高研发效率；Ping Coding 有着敏捷开发、测试管理、知识库、项目集以及目标管理等多个工具；有着丰富的扩展功能，支持多级需求体系；能够通过图形化的方式跟踪迭代进度；用户故事与测试用例相关联，能够及时看到每个用户故事对应的测试用例执行情况；可视化度量工时；具备完善的测试化管理工具 TestHub，能够管理测试用例和测试计划，并自动生成测试报告；它把通用的项目流程工具，针对研发项目进行改造，使之能够适应于研发团队的应用和构建；与更适用于传统企业的 Worktile 相比，PingCode 可以支持传统企业管理流程的互联网转型。

项目管理软件发展至今，有了适用于各种工作场景、满足不同需求的各种软件，但软件提升项目工作效率的内在逻辑始终没有改变，项目团队需要根据自己的需求和项目性质，选择和使用适合自己的项目管理软件。

二、项目管理软件的应用

项目管理软件一般包括 5 个主要的功能模块：进度计划管理功能、资源管理功能、费用管理功能、报告生成与输出功能、辅助功能（主要指与其他软件的接口、二次开发、数据保密等）。

我国对项目管理软件的使用始于 20 世纪 80 年代初期，最早引进 P3 的项目是山西潞安煤矿。随着项目管理领域日益与国际接轨，项目管理软件在各行各业得到了广泛的应用，同时也积累了先进项目管理软件的大量学习和实践经验。由于行业与项目范围的差异，各项目与软件结合的深度和广度都有着较大的差异，总体上，过去我们使用项目管理软件的情况可以分为以下几种。

1. 编排进度计划　在项目投标和工程开工之初都能用软件来编制计划。编制计划的工作已渐渐从最初被动的局面逐渐转变为主动积极的状态，说明在使用项目管理软件编制计划的过程中，项目管理者们已经逐渐认识项目管理软件且从中受益，进而接受使用软件来编制计划。

2. 分析资源的总量与使用安排是否满足要求　很多企业和项目通过结合使用项目管理软件的进度管理和资源管理功能，不仅体验了项目管理软件的资源分析和成本管理的功能，还充分享受到合理配置资源的便利，意识到项目管理软件的合理应用使进度计划变得更具柔性，更为合理。

3. 基于动态监测的敏捷管理　要保证项目的顺利实施和完工，仅有编制好的项目计划与合理的资源配置是远远不够的，还需要在项目实施过程中，通过动态的监测和控制，加上与项目各方之间的有效沟通，才能保证按照计划进度执行。

4. 数据共享，提高管理效率　通过项目管理软件的接口功能与原有的管理信息系统连接，适用于企业项目管理系统，该应用并不适用于非超长工期型项目，相对成本高于长期项目。

5. 通过 internet 和 intranet 对远程项目进行控制　跨国公司分散在全球各地的分公司或项目工地上的工程数据通过 internet 和 intranet 传递到总部，进行汇总和统一安排，并将指令通过邮件下发给分公司或工地。该应用适用于企业和战线偏长的项目。

随着软件集成化程度的提高，以及项目管理软件与互联网的深度融合，项目管理软件的应用场景早已超越了过去单个企业单个项目，其功能也已扩展到多用途。不仅可以显著提升项目的效率，也能按照团队、任务、需求实现快速的数据收集和分析，支持管理、销售甚至研发团队的需求，在优化流程、提升部门间甚至与客户间的沟通效率等方面也都发挥了积极的作用。

第二节 Project 简介

与大型工程类项目不同,卫生项目中工程建设所占比重偏低,往往侧重于技术开发和能力提升,所以在卫生项目中使用的项目管理软件多为功能较为简单的软件,诸如 Timeline 和 Project 之类,但就其应用结果来看,这些软件也能很好地满足卫生项目的需求,在实践中发挥了重要作用。

Project 是以进度计划为核心的项目管理软件,可以帮助项目管理人员编制进度计划,管理资源分配,生成费用预算,也可以绘制多种图表,形成图文并茂的报告。

Project 最初于 1984 年发布给 DOS 系统使用,1990 年,第一个 Windows 的 Project 发布,进入 21 世纪以来,伴随着 Windows 的升级更新,不同的 Windows 系统适用于不同版本的 Project,XP 系统适合 Project 2010,Win7 适合 Project 2016,Win10 适合 Project 2019。Project 操作界面和操作风格与 Microsoft Office 软件中的 Word、Excel 等软件保持高度的一致性;对中国用户来说,它是所有引进的国外项目管理软件中,唯一实现了从内到外完全汉化的,包括帮助计划的整体汉化。

一、Project 的主要功能

Project 是一个强有力的计划、分析和管理工具,能够创建对具体任务要求较高的项目管理解决方案。通过把一个项目分解为若干易于管理的活动,Project 可对较为复杂的计划进行可视化分析,从而直观地表现任务间的联系,这对于制定全面的计划非常关键。

此外,Project 具有强大的扩展能力,用户可以依靠 Project 与 Office 家族其他软件的紧密联系,将项目数据输出到 Word 中生成项目文档报告,输出到 Excel 中生成电子表格文件或图表,输出到 PowerPoint 中生成项目演示文件,还可以将 Project 的项目文件直接存为 Access 数据库文件,实现与项目管理信息系统的直接对接。

Project 加上其他辅助工具,可以满足一般要求不是很高的项目管理的需求。但面对比较复杂,或对项目管理的要求很高的项目,Project 可能很难让人满意,主要的不足体现在一些比较复杂的管理功能上,例如资源层次划分上的不足,费用管理方面的功能太弱等,但就其市场定位和低廉的价格来说,Project 是一款不错的项目管理软件。其典型功能特点如下:

1. 进度计划管理 Project 为项目的进度计划管理提供了完备的工具,用户可以根据习惯自上而下地安排项目计划,也可根据项目的具体要求采用自下而上的方式安排整个项目。

2. 资源管理 Project 为项目资源管理提供的工具方便用户定义和输入资源,并且可以采用软件提供的各种手段观察资源的基本情况和使用状况,包括报表和各种视图,同时在解决资源冲突的手段方面提供多种选择。

3. 费用管理 Project 提供了简单的费用管理工具,可以帮助用户实现简单的费用管理。

二、Project 使用者界面概览

项目经理可以使用项目管理软件辅助项目决策、控制和沟通过程。在每一个环节,首先要考虑的是技术问题以及怎样手动地实施这项技术;其次,需要明白怎样自动化使用软件,以及软件如何对许多混淆的细节进行跟踪。

本章对界面和视图的简介,基于 Project 2010,尽管不同版本的 Project 有差异,但主界面元

素都是大致相同的(图14-1)。①主菜单栏和快捷菜单提供 Project 指令。②工具栏提供对常见任务的快速访问,大多数工具栏按钮对应于某一菜单栏命令。③项目计划窗口包含活动的项目计划(Project 要处理的文件类型称为项目计划,而不是文件或进度表)的视图,活动视图的名称会显示在视图左边缘上。④"键入需要帮助的问题"框用于快速查找在 Project 中执行常见操作的命令。只需输入问题,按 Enter 键即可。

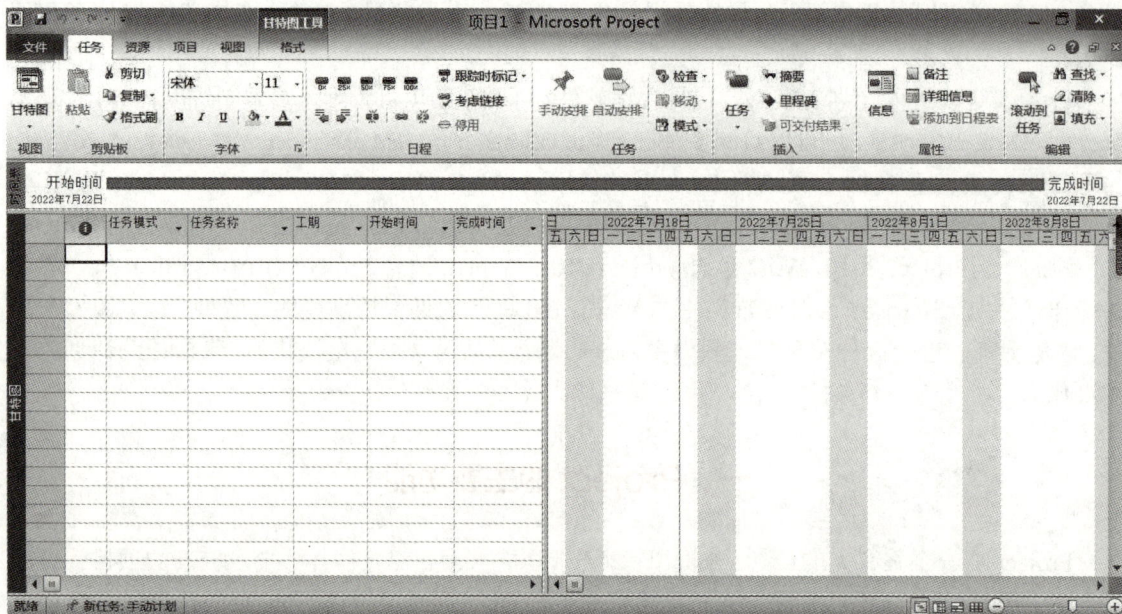

图14-1 Project 主界面

这里对 Project 的主要使用者界面作简要介绍。

(一) 建立新项目任务

在"文件"菜单中单击"新建",会出现"新建项目"窗格;Project 2007 可在"模板"下单击"计算机上的模板",显示"模板"对话框,"项目模板"中有一些预置模板,到了 Project 2010,屏幕如图 14-2 所示,可将自己常用的项目设为自己熟悉的模板反复使用。线上资源更提供了多种供选择的工作模板,如果恰好有适合将要开展的项目的模板,以此为起点可以节约不少精力,建议多花些时间浏览这些模板,并根据其中之一创建项目计划。

(二) 主要视图

Project 中的工作区称为视图,视图通常着重显示任务或资源的详细信息。视图以特定的格式显示 Project 输入信息的子集,该信息子集存储在 Project 中,并且能够在任何调用该信息子集的视图中显示,通过视图可以展现项目信息的各个维度。

视图主要分为任务类视图和资源类视图,常用的任务类视图有"甘特图"视图、"网络图"视图、"日历"视图、"任务分配状况"视图等;常用的资源视图有"资源工作表"视图、"资源图表"视图、"资源使用状况"视图等。

1."甘特图"视图 是 Project 的默认视图,用于显示项目的进度信息(图14-3)。左侧用工作表显示任务的详细数据,例如任务的工期,开始时间和结束时间,以及分配任务的资源等。视图的右侧用条形图显示任务的信息,每一个条形图代表一项任务,通过条形图可以清楚地表示出任务的开始和结束时间,各条形图之间的位置则表明任务之间的承接关系,是一个接一个进行的,还是相互重叠的。

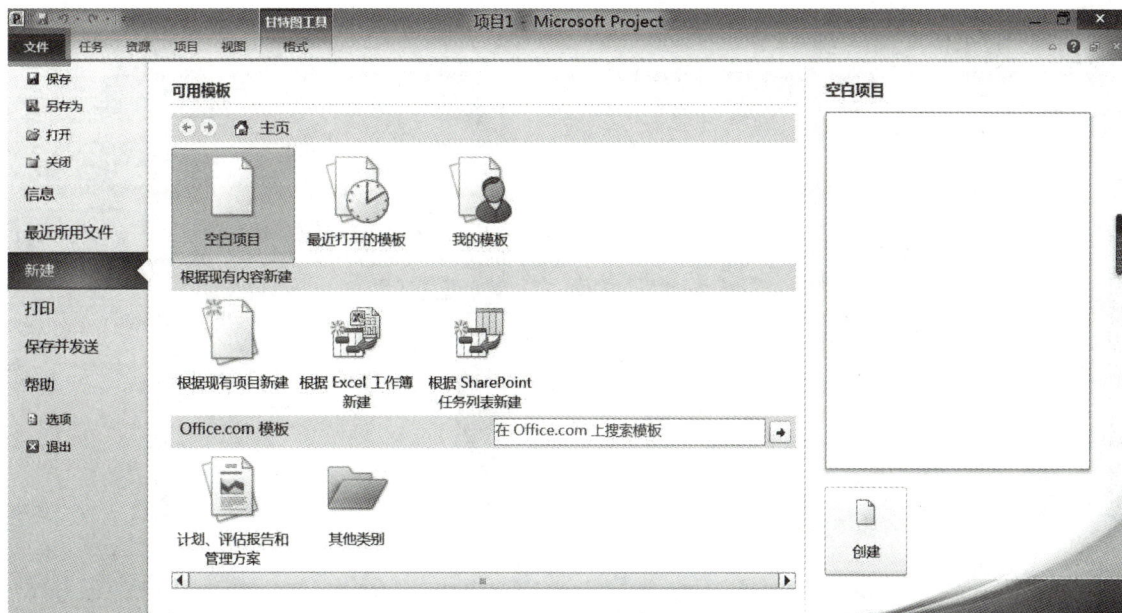

图 14-2 Project 项目模板

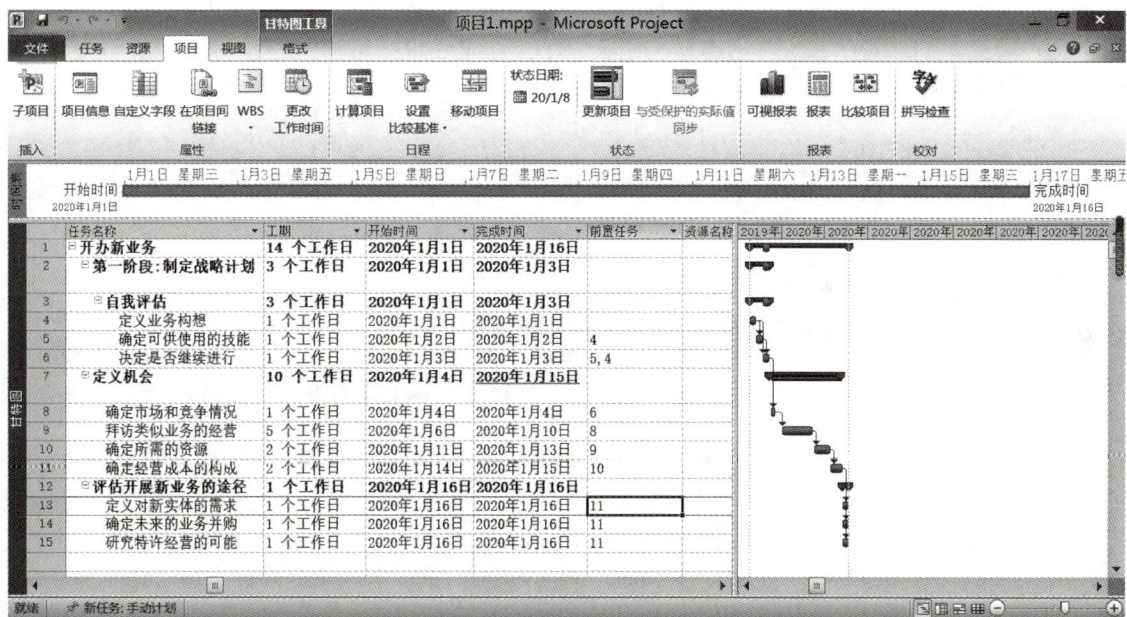

图 14-3 "甘特图"视图

2."跟踪甘特图"视图 对于每项任务,"跟踪甘特图"视图(图 14-4)通常用两种颜色显示两种任务条形图,一个条形图形在另一个条形图形的上方。下方的条形图显示任务的比较基准,上方条形图形显示任务的当前进度。当计划发生变化时,就可以通过比较基准任务与实际任务来分析项目偏移原始估计的程度。

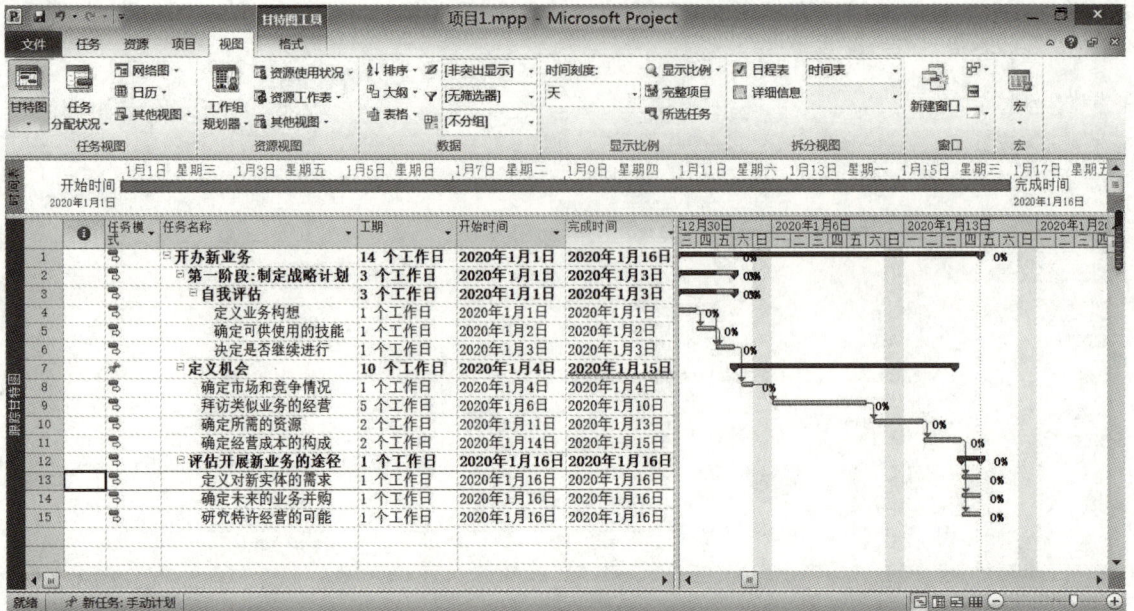

图14-4 "跟踪甘特图"视图

3. "任务分配状况"视图 "任务分配状况"视图(图14-5)给出了每项任务所分配的资源以及每项资源在各个时间段内(每天、每周、每月或其他时间间隔)所需要的工时、成本等信息,从而便于合理地调整资源在任务上的分配。

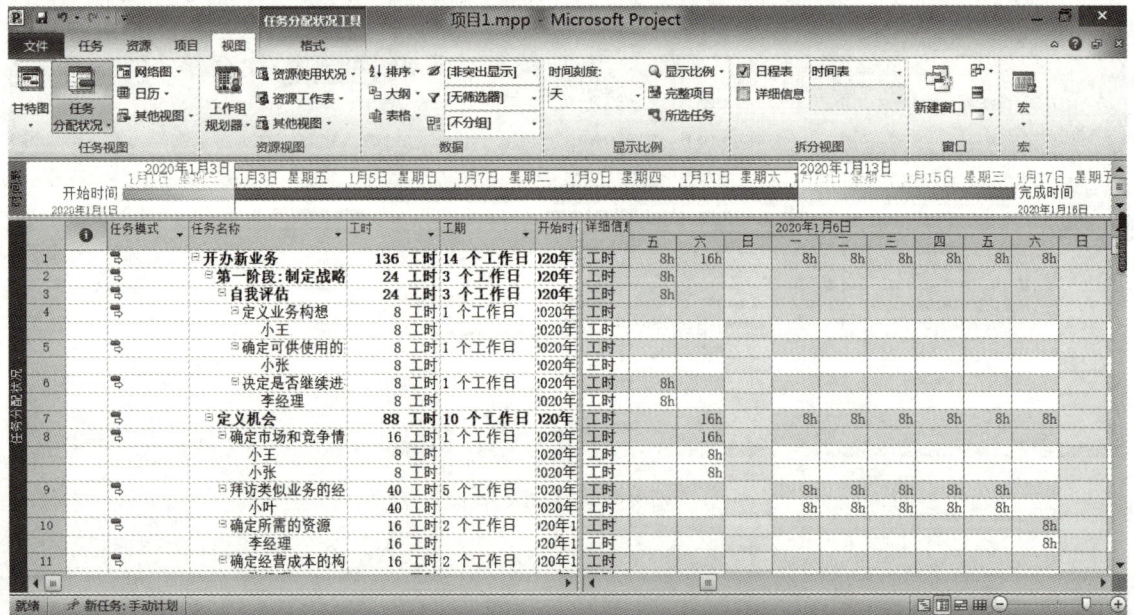

图14-5 "任务分配状况"视图

4. "日历"视图 "日历"视图是以月为时间刻度单位的日历格式显示项目信息(图14-6)。任务条形图将跨越任务日程排定的天或星期。使用这种视图格式,可以快速地查看在特定的时间内排定了哪些任务。

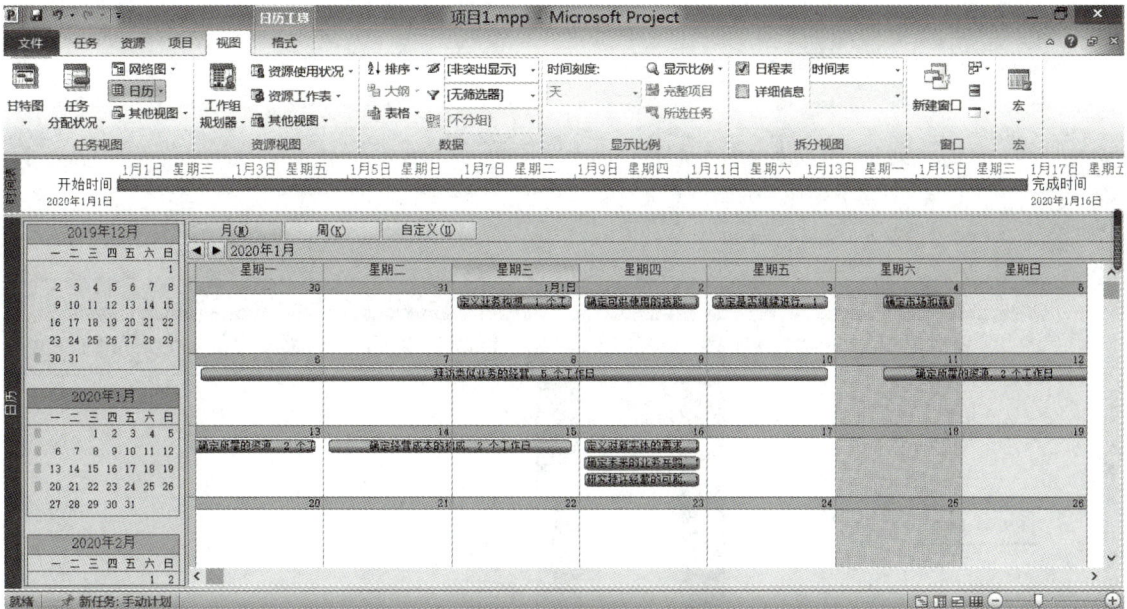

图 14-6　"日历"视图

5．"网络图"视图　"网络图"视图以流程图的方式来显示任务及其相关性。一个框代表一个任务，框与框之间的连线代表任务间的相关性。默认情况下，进行中的任务显示为一条斜线，已完成的任务框中显示为两条交叉斜线。

6．"资源工作表"视图　"资源工作表"视图以电子表格的形式显示每种资源的相关信息（图 14-7），比如支付工资率、分配工作小时数、比较基准和实际成本等。

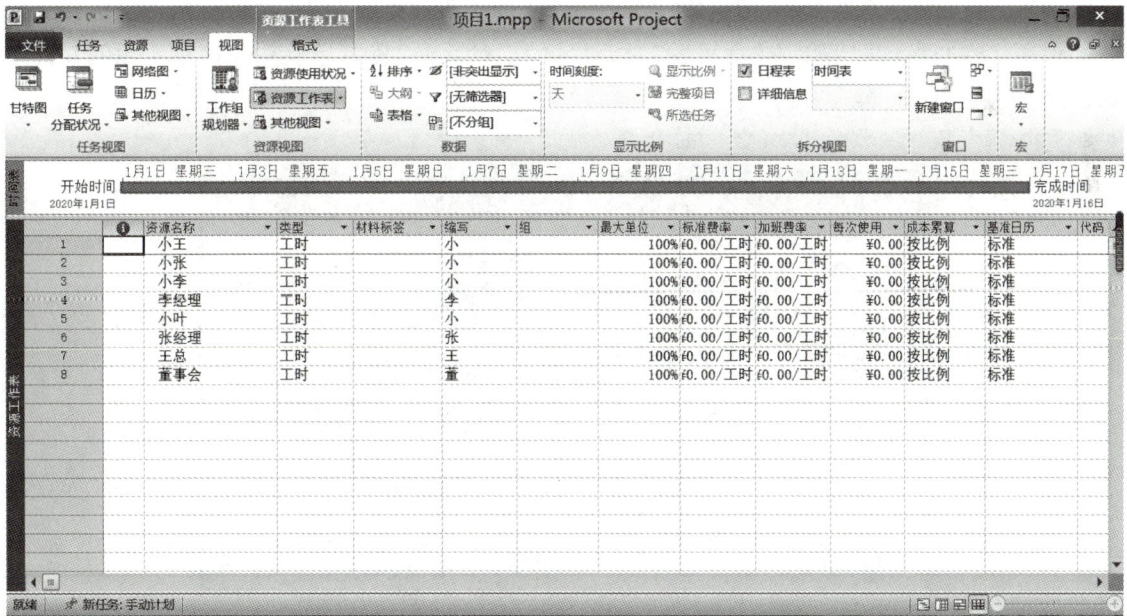

图 14-7　"资源工作表"视图

7．"资源使用状况"视图　"资源使用状况"视图用于显示项目资源的使用状况，分配给这些资源的任务组合在资源的下方。

8．"资源图表"视图　"资源图表"视图以图表方式按时间显示分配、工时或资源成本的有关信息（图 14-8）。每次可以审阅一个资源的有关信息，或选定资源的有关信息，也可以同时审阅单个资源和选定资源的有关信息。如果同时显示会出现两幅图表：一幅显示单个资源，一幅显示选定资源，以便对二者进行比较。

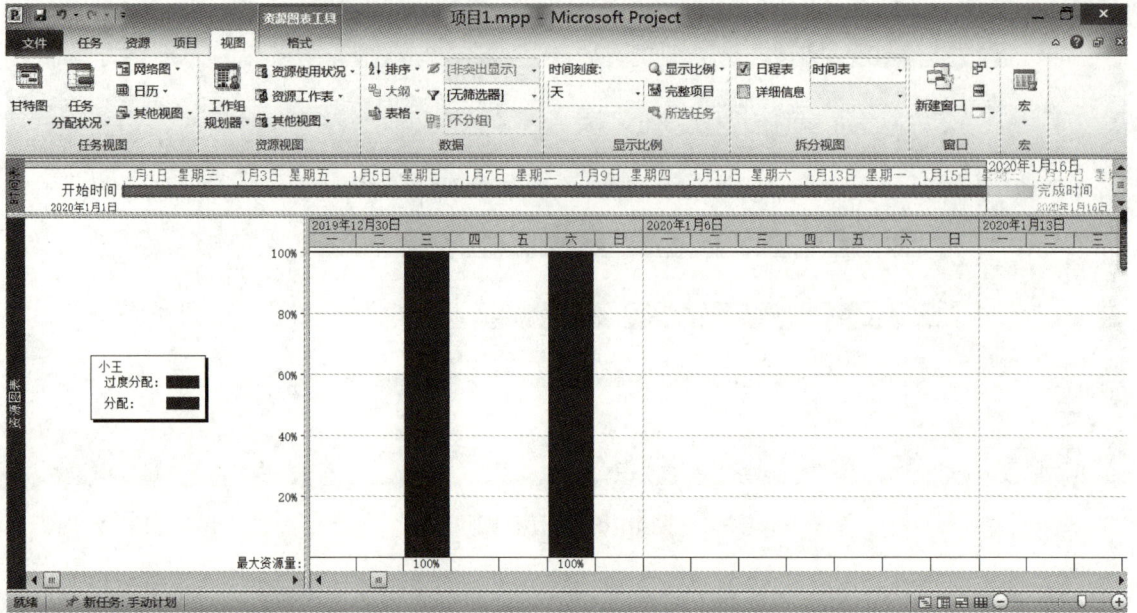

图14-8 "资源图表"视图

（三）主要报表

项目包含两种类型的报表：表格报表用于打印；可视报表用于将 Project 数据输出到 Excel。可以直接将数据输入报表。Project 包括数个预定义的任务和资源报表，可以使用它们来获得想要的信息。单击"报表"菜单中的"报表"，显示"报表"对话框，其中显示 Project 中可用的 6 大报表种类（图14-9）。

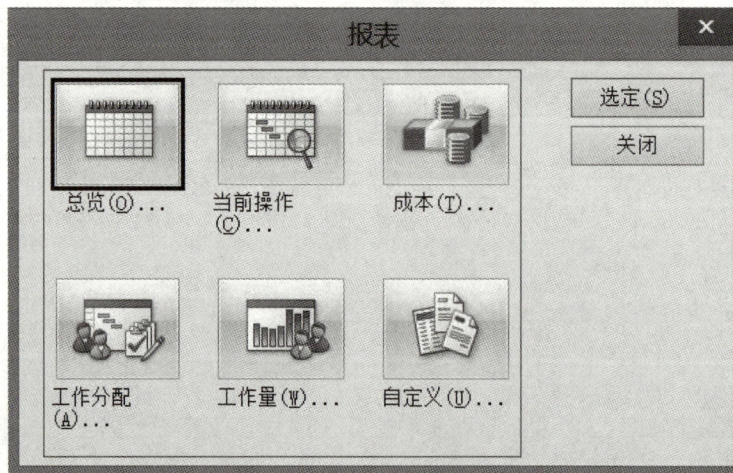

图14-9 "报表"对话框

"自定义报表"对话框列出了 Project 中所有预定义的报表和所有已加入的自定义报表。在"报表"列表中，单击"资源（工时）"，然后单击"预览"按钮。Project 在"打印预览"窗口中显示"资源（工时）"报表（图14-10）。

	1/1	1/2	1/3	1/4	1/5	1/6	1/7	1/8	1/9	1/10	1/11	1/12	1/13	1/14	1/
小王	5工时	5工时		5工时		5工时	5工时	5工时	5工时	5工时					
定义业务结构	5工时														
确定可供使用的技能		5工时													
确定市场的竞争情况				5工时											
拜访类似业务的经营						5工时	5工时	5工时	5工时	5工时					
小张		5工时		5工时											
确定可供使用的技能		5工时													
确定市场的竞争情况				5工时											
小李															
李经理				5工时							5工时		5工时		
决定是否继续进行				5工时											
确定所需的资源定												5工时			
义对新实体的需求														5工时	
小叶						5工时	5工时	5工时	5工时	5工时					
拜访类似业务的经营						5工时	5工时	5工时	5工时	5工时					
张经理													5工时		
确定经营成本的构成														5工时	
王总															
确定未来的业务并购															
董事会															
研究特许经营的可能															

谁在何时做什么打印于××××年××月××日　项目1-1.mpp

图14-10　预览"资源（工时）"报表

此报表为项目计划中可用资源的完整列表，类似于"资源工作表"视图。在此基础上创建可视报表以便仔细查看总的资源工作量及其在项目生命周期中的可用性。

每一个新的版本 Project，在一些界面和视图上都有一些调整，相比 Project 2007，Project 2010 用 Office Fluent 用户界面取代了菜单和工具栏，从而更便于查找常用命令；还对复制和粘贴功能做了改进，现在，当向 Project 中粘贴项目符号列表时，将保留原有的层次结构和格式。添加了名为"用户控制计划"（user-controlled scheduling）的新功能，将控制过程和易用性集成在一起，使用者可以完全控制计划，在 Project 2010 中，既可以自动安排任务，也可以手动安排任务（使用新增的用户控制计划功能）。自动安排任务的行为方式与早期版本中的任务完全相同。除非明确说明，否则手动安排的任务（用图钉图标表示）将不运行。此外，还添加了一个名为工作组规划器（team planner）的新视图，通过该视图可以轻松查看工作组的工作进展情况，快速找出问题并通过拖放来解决这些问题。

第三节　使用 Project 管理项目

一、建立项目计划

使用 Project 管理项目，首先就要创建项目计划，用户可以通过多种方法来创建项目计划，并对其进行日常的管理操作。新建项目计划有 3 种方法：新建空白项目计划、新建基于模板的项目计划和新建基于现有项目的项目计划。

新建项目计划后，还需要定义项目有关的多项链接，包括定义项目的开始时间、工作时间及其属性等。除此之外，每个项目还包含一组特有的组件：项目目标、特定的任务以及工作人员等。Project 可以记录这些重要的详细信息，便于交流或在需要时查阅。

二、创建任务和工作分解结构

创建一个新项目计划后，紧接着就要为项目创建任务。任务是项目中最基础的元素，任何项目的实施都是通过完成一系列的任务来实现的。

1. 输入和编辑任务　首先在视图中输入任务，Project 的多种视图中都可以输入和编辑任务，操作方式大致相同。手动输入任务的过程比较烦琐，若已有使用 Excel 制作的任务表格，可将其直接导入到 Project 中。

编辑任务包括插入新的任务，删除多余的任务，或者调整任务顺序等。

创建任务后，默认状态下所有的任务都处于同一级别，没有差异。为了方便查询和管理，可以对其进行分级。同时根据任务在项目大纲中的层次将相应的 WBS 代码分配给任务。

2. 设置任务工期和里程碑　创建和编辑任务完成后，还需要设置任务的工期和里程碑，合理安排和利用时间，以提高工作效率。Project 中允许输入的工期单位有月、星期、工作日、小时和分钟，不包括非工作时间。在输入任务名称后，Project 会对该任务设置一个默认的工期：1 个工作日。用户可根据实际情况估计并具体设定任务的工期，输入任务工期时，如果不能准确确定该任务的工期，可在工期后加一个"？"。里程碑用于标识日程中的重要事项，工期为 0。要将某任务设置为里程碑，只需将该任务的工期设置为 0 即可。此时，在甘特图中该任务的开始日期处将显示菱形的里程碑符号。可以将里程碑作为一个参考点，以监视项目的进行。

3. 添加任务链接和其他信息　在默认情况下，任务工期的开始时间是同一天，但事实上，有些任务需要在某些任务完成之后进行，为了表示任务之间这种时间的先后依赖关系，需要用任务链接将任务连接起来。为了能更好说明任务的状况，还可以为任务添加备注信息或超级链接等其他信息。

本章将根据绪论的"某社区卫生服务中心项目"的案例演示 Project 的基本功能。根据该项目的实际要求，我们在 Project 上新建"社区卫生服务中心项目"并输入项目基本信息，对任务、进度、资源等定义后看到下面的视图（图 14-11）：

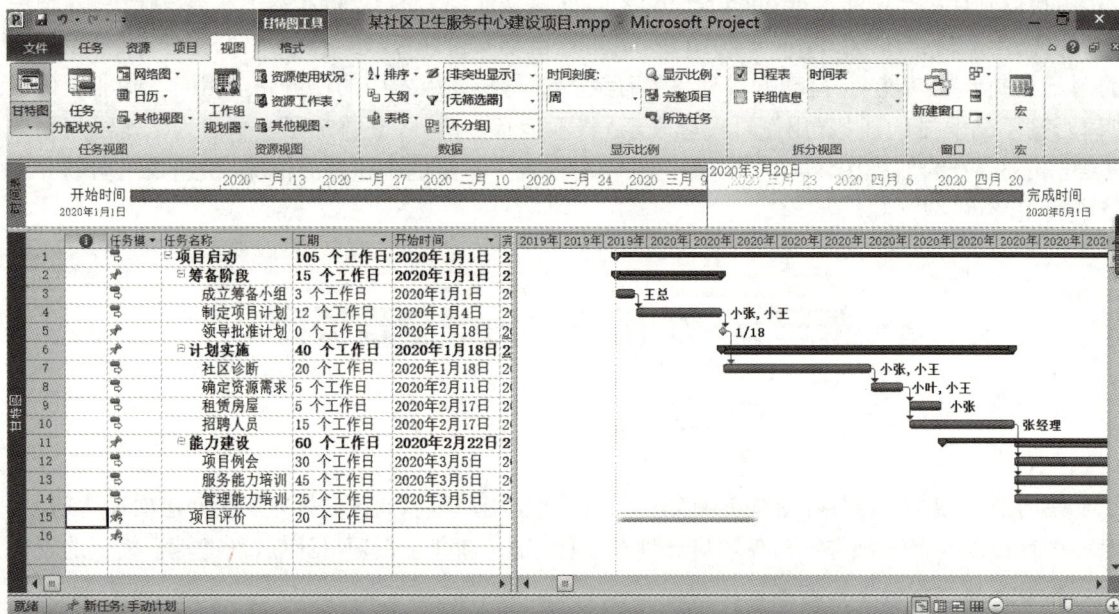

图 14-11　Project 2010 某卫生服务中心项目任务视图

项目分为几个关键阶段：项目筹划、实施和评价阶段，在每个阶段有各阶段的任务，任务间的时间依赖关系不同，在甘特图上都有所体现，对于每周五的项目例会，以周期性任务得以呈现。

三、分　配　资　源

项目的资源是指用于完成项目的人、设备和材料。其中有些是现成的，有些需要临时调用，有些是全职或专用的，有些是兼职或与别的项目共用的。资源的获取和投入是影响项目工期的关键因素，因而有必要在项目启动时，创建一个覆盖所有基本资源信息的资源库。将所有资源输入其中，然后再为每个任务分配资源。随着项目的实施执行，还要统计和调整资源的利用率、工时和成本等。

在 Project 中资源分为三类，一类是工时资源，指的是用工时计算投入的人力和设备资源，通常需要按照工作时间来支付报酬或是费用，均以其投入项目工作的时间（工时或工作日）来计算；一类是材料资源，指可消耗的材料或供应品等物质；一类是成本资源，指收取固定的费用而不是收取（或附加收取）随时间变动的费用，例如每次使用特定的短途运输服务，固定的运输费用为10 元，此费用将在每次使用该服务时支付，可以将该资源设置为成本资源。

将资源输入或导入到资源库后，资源的可用性表示资源什么时候可以用以及有多少资源可安排给所分配的工作。可用性由这些因素决定：项目日历和资源日历、资源的开始日期和完成日期，或资源可用于工作的程度（通常用百分比表示）。在给任务分配资源时，Project 可以根据资源的可用性自动计算任务的进度。

定义资源信息完成后，就可以为项目中的任务分配资源了。合理地分配资源是顺利完成任务的重要因素之一。一种资源可以同时在多个任务上工作，而一个任务也可以由多种资源共同完成。

如果项目中使用的资源较少，可使用"甘特图"视图来分配资源。如果项目中使用的资源较多，就要使用"任务信息"对话框来分配资源。如果资源库中列出了所有的资源，可以使用"分配资源"对话框同时对若干任务进行多个资源的分配。

项目规模越大，任务越多，资源也就越多，为了方便有效地对资源信息进行查询，需要对资源进行排序、筛选、替换等操作。在项目实施过程中，由于人员变动，或某种资源不足需要使用其他资源对该资源进行替换。在 Project 中，使用"分配资源"对话框可以随时查阅资源的状态，以便更加合理有效地使用资源，对人员进行更合理的工作分配。

按照某社区卫生中心项目对资源的需求，我们将人力资源输入到 Project 资源图表中，并根据任务进行分配，在资源视图上看到结果（图 14-12）。

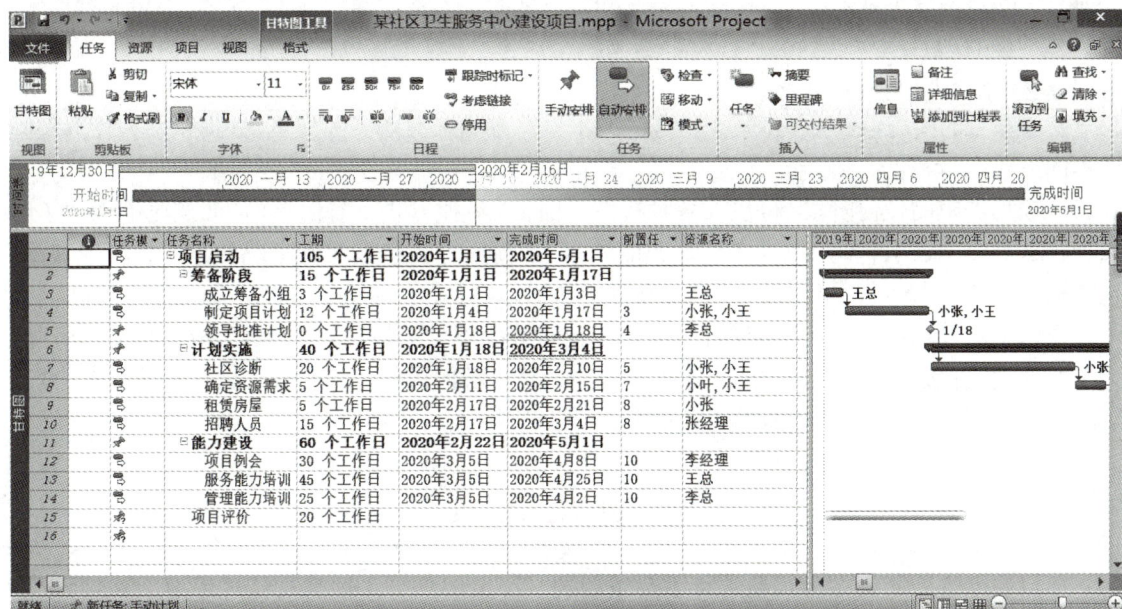

图14-12　Project 2010 某卫生服务中心项目资源分配截图

除了对资源进行分配，我们还可在报表视图里，调取每一种资源的分配和实际使用情况进行分析，观察资源有无过度分配的现象，并根据需要进行调整。例如，我们可以观察小张在项目中的时间分配（图 14-13）。

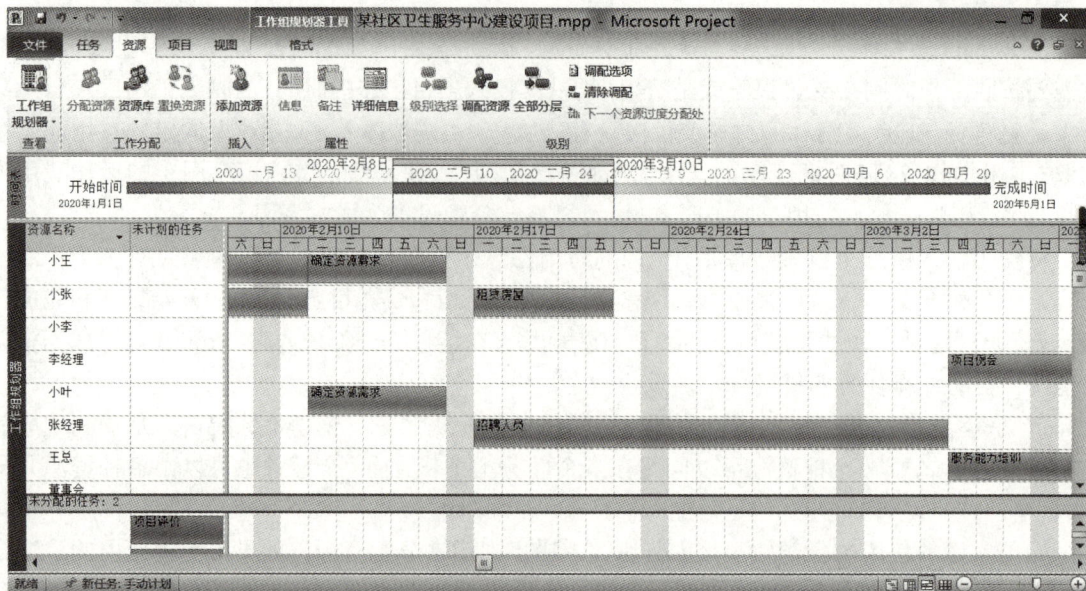

图 14-13　Project 2010 某卫生服务中心项目资源管理截图

四、成 本 管 理

对于许多项目管理者来说，评价一个项目成功与否往往更关注完成项目的最终成本是否和预算或相比较的基准计划成本相符。

用 Project 可以初步实现项目的成本管理。成本管理的初始阶段包括创建成本、定义成本构成、设置资源费率、为任务设置固定成本等操作。

一个项目的成本分为两大类：资源成本和固定成本。通过设置资源的标准费率和加班费率，可以更加准确地管理项目成本。任务的固定成本设定后，无论任务工期或资源完成任务的工时如何改变，任务的成本都保持不变。

随着项目的实施，Project 将基于任务的成本累算方式来更新实际成本，并提供两种计算实际成本的方式：自动和人工。

在项目实施的任何阶段，可以在各种视图界面，以多种方式查看信息，从而及时准确地了解每项任务的成本，估计单个以及多个资源的成本，以便用更加接近实际情况的方式来管理项目，包括查看任务成本信息、资源成本信息、项目成本信息等。

资源使用过程中，时常会出现过度分配或使用效率不足等情况，从而增加成本超支的风险。为了有效地控制成本，就必须对资源进行调整。调整资源的操作包括查找超出预算的成本、调整工时资源的工时、调整材料资源的消耗量等。

五、进 度 管 理

项目进度管理是大多数项目管理中最重要的一个组成部分。项目实施过程中，有多种因素影响任务完成的结果，因此需要跟踪和监控项目的实际运行状态，具体到 Project 的操作，包括设置比较基准、更新进度、显示进度线和查看项目进度等。

开始跟踪进度之前，需要设置比较基准计划，比较基准就是在项目中输入任务、资源、工作分配和成本信息后，保存的初始计划的参照点。比较基准的功能主要表现为项目进行过程中，可以随时与实际中输入的任务、资源、工作分配和成本的更新信息进行详细的比较。

随着项目的实施，为了进一步跟踪项目进度情况，需要不断地更新项目的日程。例如，任务的实际开始日期和完成日期，任务完成百分比或实际工时。跟踪这些实际值可以让用户了解所作的更改如何影响其他任务并最终影响项目的完成日期。开始更新日程时，可能需要定期地设置中期计划。中期计划只保存项目文档中的开始时间或完成时间，不保存工时或成本，通过中期计划与实际值比较，可跟踪项目的进度。

Project 能够根据输入的实际值重排项目的其他部分，也可使用该信息监视任务进度，管理成本以及制定项目人员的计划，并搜集项目的历史数据以进行总结，便于更有效地计划将来的项目。

项目更新包括任务的更新和资源的更新，都是基于项目当前的实际数据，Project 提供了两种方式来确定每个任务完成的百分比。其一是按日程比例设定任务的完成百分比更新进度；其二是将进度未全部完成的任务完成百分比设为0。

更新任务包括更新任务实际开始时间和完成时间、已完成任务的百分比、实际工期和剩余工期等。

实际工作中，如果项目计划发生了改变，还需要对已保存的资源计划中的资源信息进行更新。

项目管理人员可以通过进度线和项目信息的统计数据实时跟踪和检查进度。进度线是反映进度状况的一条状态线，它是根据设定的日期构造的一条直线。进度线与每个任务的进度相连，如果任务完成的进展线的重点在进度线的左边，说明进度落后；如果任务完成的进展线的重点在进度线的右边，说明进度超前。

所有这些检查的目的都是发现项目实施偏离项目计划的情况，并根据项目任务的具体情况进行分析，及时采取措施，调整项目工作。用 Project 检查某社区项目的跟踪甘特图截图如图 14-14 所示。

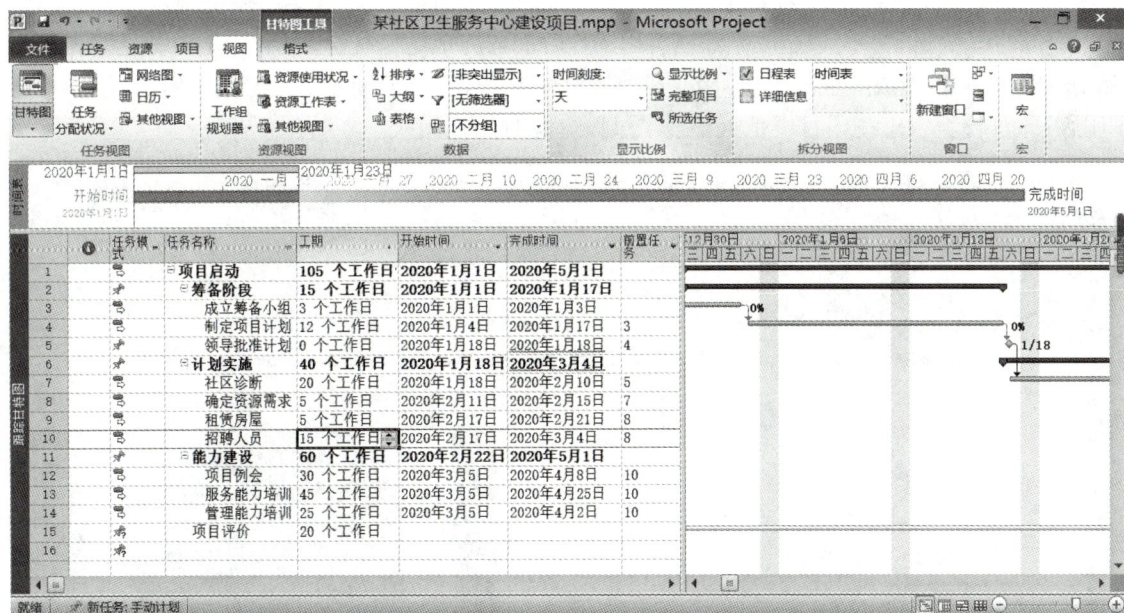

图14-14　Project 2010 某卫生服务中心项目跟踪进度截图

视图中黑色条框显示的是实际进度，灰色条框显示了作为比较基准的计划进度，只要项目实施过程中，所有资源投入信息和任务完成情况都及时准确地录入，Project 就可以自动生成这样的跟踪界面，从而让我们及时掌握项目完成的情况。

六、优 化 管 理

以上五个部分，是 Project 最常用的功能，它还有另一个重要的功能——对项目的优化。

项目实施过程中，常常会出现许多问题，例如项目完成时间变动，或者成本超出了预算等。为了确保项目能按照计划有条不紊地进行，项目管理者需要对项目不断地调整、优化。

在项目任务实施过程中，可以根据需求对任务进行延迟、重叠、中断等操作，以调整、优化任务。

实际工作中，前置任务完成后，后续任务常常需要延迟一段时间，不会马上开始，这就需要设置任务的延迟；有时候为了缩短工期，降低成本，需要对任务进行重叠的操作，这类任务一般是无须等到前置任务完成后再开始，可以在前置任务开始一段时间后开始；而对一些意外造成任务中断的，就不应该为其计算成本，需要进行拆分任务处理。

在项目计划中，对基本的日程安排进行初步设置后，在某些方面不可避免地存在错误以及时间安排上的不足，因此，需要根据实际情况优化日程，使其更加合理有效。日程优化的方法包括使用投入比导向安排日程、使用 PERT 分析估计任务工期以及缩短工期的安排等。

将新的工时资源分配给任务或从任务中删除工时资源时，Project 将根据为任务分配的资源数量，延长或缩短任务工期，但不会更改任务的总工时。这种日程排定方式称为投入比导向日程控制方法，它是 Project 用于多个资源分配的默认的日程排定方式。通过更改默认的投入比导向日程控制方法，可以更改 Project 排定日程的方式。

在项目计划中，不可能对所有任务和资源的分配有详尽而准确的规划，项目进入实施阶段后，在某些情况下很容易导致资源的过度分配。例如，让一个人在同一时间去执行两个完全不同的任务，从而导致其根本无法完成，从而影响整个项目的工期。为了避免这类情况的发生，需要对资源进行调整。调整资源的操作包括查找过度分配的资源、解决资源的过度分配。

资源所分配的工时大于排定工作时间内所能完成的工时量时，就会出现资源过度分配的情况。资源的过度分配不仅会造成无法在可用工作时间内完成这些任务，而且由于资源直接和成本有关，还会对项目造成严重的影响，因此在项目管理中要十分重视资源过度分配的问题。图 14-15 即用 Project 检查小王在项目中是否出现了过度分配时的视图：

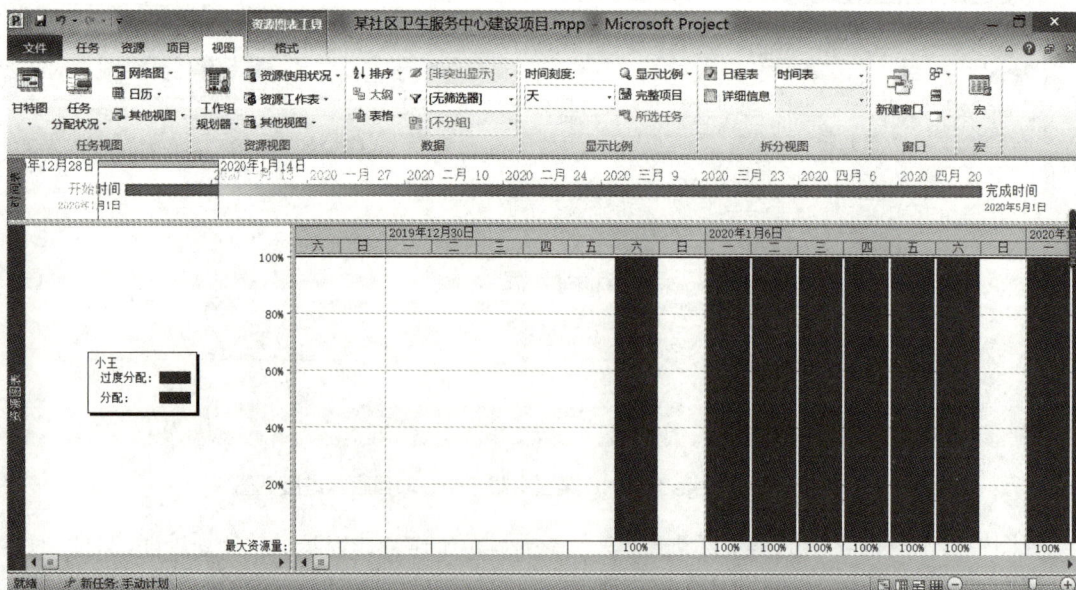

图 14-15　Project 2010 某卫生服务中心项目资源查看截图

Project 提供了在资源分析的基础上,自动进行资源调配的功能,可以对过度分配的资源进行调配(图 14-16),也可以通过手动更改资源工作时间、延迟任务开始时间等方式来解决。

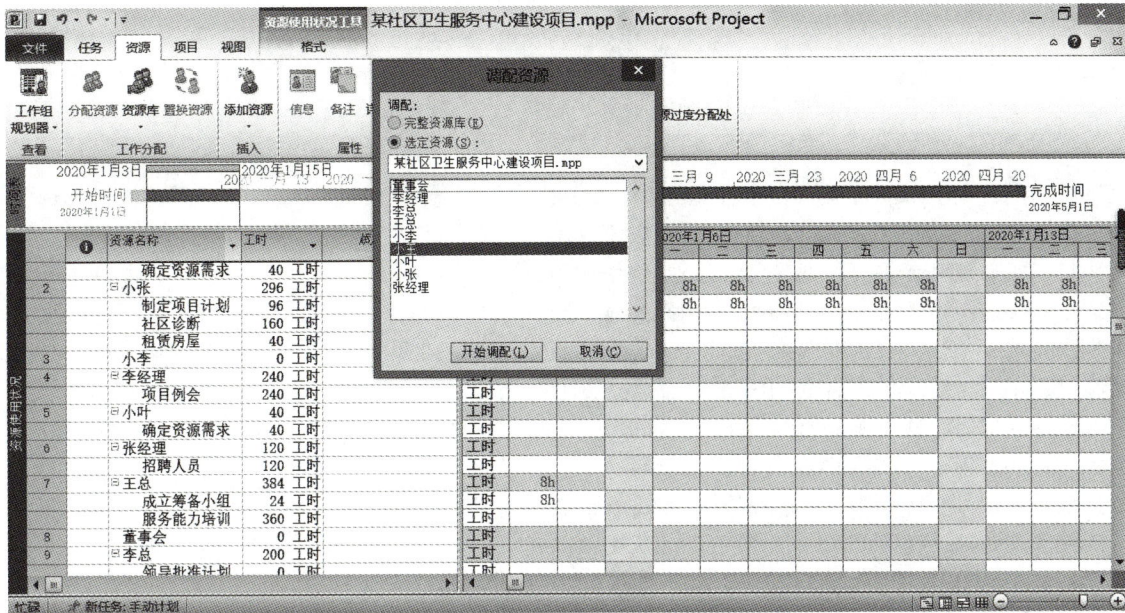

图 14-16　Project 2010 某卫生服务中心项目资源调配截图

(岳　琳)

思考题

1. Project 中资源分为哪三类?
2. 用 Project 实现项目的成本管理初始阶段包括哪些操作?
3. 项目管理软件发展过程的三个阶段各有什么特点?
4. 结合已经做过的卫生项目或者设想的项目,讨论 Project 与自己项目可能的结合点以及结合方式。

推 荐 阅 读

[1] 张朝阳. 国际卫生项目管理. 北京：人民卫生出版社，2016.

[2] 杨小平，余力. 项目管理教程. 北京：清华大学出版社，2012.

[3] 刘常宝. 项目管理理论与实务. 北京：机械工业出版社，2012.

[4] 郭云涛. 项目范围管理. 北京：中国电力出版社，2014.

[5] 朱迪思•德维尔. 卫生与社区服务项目管理. 申雅君，译. 北京：人民卫生出版社，2016.

[6] 杨侃. 项目设计与范围管理. 北京：电子工业出版社，2011.

[7] 王丽珍. 项目时间管理. 北京：中国电力出版社，2014.

[8] 陈倩. 项目时间管理. 大连：东软电子出版社，2015

[9] 戚安邦，张边营. 项目管理概论. 北京：清华大学出版社，2008.

[10] 牟文，徐玖平. 项目成本管理. 北京：经济管理出版社，2008.

[11] 周贺来，连卫民. 软件项目管理实用教程. 北京：机械工业出版社，2009.

[12] 潘文安，瞿焱. 项目管理理论与实务. 济南：山东人民出版社，2009.

[13] 孙慧. 项目成本管理. 北京：机械工业出版社，2010.

[14] 池仁勇. 项目管理. 北京：清华大学出版社，2004.

[15] 曾赛星. 项目管理. 北京：北京师范大学出版社，2007.

[16] 张朝阳. 中国农村卫生发展项目创新案例集. 北京：中国协和医科大学出版社，2014.

[17] 王祖和. 项目质量管理. 2版. 北京：机械工业出版社，2018.

[18] （美）项目管理协会. 项目管理知识体系指南. 王勇，张斌，译. 4版. 北京：电子工业出版社，2009.

[19] 沈建明. 项目风险管理. 2版. 北京：机械工业出版社，2010.

[20] 马旭晨. 项目管理工具箱. 北京：机械工业出版社，2011.

[21] 毕星，瞿丽. 项目管理. 上海：复旦大学出版社，2000.

[22] 刘晓红，徐玖平. 项目风险管理. 北京：经济管理出版社，2008.

[23] 孟庆彪. 建设项目全过程管理：高效沟通＋冲突管理＋文化建设. 北京：化学工业出版社，2020.

[24] 杰森•斯科特. 项目管理5.0：领先全球的项目管理技术. 北京：中国青年出版社，2020.

[25] 孙新波. 项目管理. 北京：机械工业出版社，2010.

[26] 卢向南. 项目计划与控制. 北京：机械工业出版社，2004.

[27] 陈池波，崔元峰. 项目管理. 武汉：武汉大学出版社，2006.

[28] 布鲁克斯. 人月神话. 汪颖，译. 北京：清华大学出版社，2002.

[29] BERKUN S. 项目管理之美. 李桂杰，黄明军，译. 北京：机械工业出版社，2009.

[30] HARTLEY S. Project management：principles，processes and practice. 2nd ed. NSW：Pearson Education Australia，2009.

中英文名词对照索引